기적의 천사봉

자기장 셀프근막치료법

이유미(특허발명가)

생명체의 본질은 단연 '생존'이다. 그런데 아이러니하게도 이 시대는 생명체인 인간이 본질인 생존을 잃어버리고, 삶의 부스러기들과 허망한 껍데기들을 찾아 헤매다가 병들어 죽어간다. 의식하지 못하는 자살처럼….

성공하기 위해 남을 넘어서는 것을 '최선'이라고 하며, 내 건강을 좀 먹는 무리함을 '노력'이라고 부르고 그것을 열심히 사는 것이라 착각하면서, 사회적 집단주의에 세뇌되어 대다수의 사람들이 그릇된 삶의 목표를 향하여 가고 있다. 심지어 부모가 사랑하는 자녀에게 그릇된 가치관을 부추기는 현상은 이미 우리 사회가 낭떠러지 끝에 도달했다는 생각마저 든다.

한마디로 '돈'이 가치관이 되어버린 한국사회에서 돈을 위해서라면 먹거리도 독이 되고, 생명을 살려야 하는 의료도 죽임이 되고, 사랑과 효와 윤리와 도덕도 헌신짝처럼 버려진다. 뭐가 어디에서부터 잘못된 건지 생각하려 들지도 않는다. 그저 시류에 따라 흘러가고 있지만 누군가는 안 된다고 막아서고 가야 할 방향을 제시해야 하지 않겠는가!

자칫 위험할 수 있는 독성 약물 대신 좋은 먹거리가 약이 되고, 더 나아가 불균형한 신체의 균형을 회복하는 길이야말로 질병예방과 건강장수를 위해 절대적으로 필요하다. 생명살림에 대한 사명감에 나는 50대 중반에 공인이 되었다. 우리 국민의 건강은 우리 손으로 지키고자 했던 '솔표 조선무약' 창립자 시아버님 기념사업의 일환으로 농업재단을 운영하고 '바른 몸 관리'를 위한 셀프근막건강법 유미테라피를 창안하여 교육하고 있다.

나를 건강하게 만들고 나를 살리는 최고의 의사는 멀리 있지 않고 내 곁에 있다. 다름 아닌 바로 '내 몸'이 바로 의사다. 어떤 의사나 어떤 건강법도 '내몸의사'만큼 나를 잘 치유할 수는 없는 노릇이다. 내몸의사가 나를 잘 치유할 수 있도록 돕는 스스로 건강법 '셀프근막건강법 유미테라피'를 하늘의 사명을 받들어 세상에 내어놓는다. 응당 의사도 보조자일 뿐 내 건강과 생명은 내가 지켜야 하는 것이란 사실부터 깨달아야 생명을 죽이는 가치관 혼돈 세상에서 살아남을 수 있다.

무상으로 주어지고 흔한 햇빛과 공기, 물과 흙, 자기장. 이것이야말로 세상에서 가장 소중한 생존조건들인데 이 중 무엇 하나 온전하지 않은 불행한 시대가 되어, 공기는 오염되고 마실만한 물은 점점 줄어들고 오염된 토양에서 오염된 먹거리가 생산된다. 생체자기장은 전자파에 교란되고 뿌연 하늘 아래 살면서 건강하기가 쉽지 않다. 게다가 경쟁이 심화된 사회에서 만병의 근원이 되는 스트레스는 산업이 발달한 사회일수록 사람들을 더 병들게 만든다. 그렇다고 포기해서는 안 될 일이 바로 생명을 지키는 일이다.

생명의 원리는 원래 단순한 회오리 현상이기 때문에 우리는 골리앗을 이긴 다윗처럼 돌팔매질 하나로 질병을 해결할 수가 있다는 유미테라피 생명원리와 관리방식만 이해하고 실천하면 누구라도 스스로가 최고의 에너지 치료사가 될 수 있는 희망찬 건강법이다. 믿지 않고 실천하지 않으니 보물을 앞에 두고도 돌멩이 보듯 하는 것이다.

셀프근막건강법 유미테라피는 전기체인 인체의 생명 에너지를 마사지 도구인 '천사봉'을 이용하여 단순히 문지르는 물리적 운동에 의하여 자기회오리 파동을 극대화시켜 주는 건강법이다. 인체 전체에 걸쳐 그물처럼 연결되어 있는 전기흐름의 망(Network) '근막'의 왜곡만 제자리로 돌려주면 혈액순환, 신경계 순환, 림프순환과 함께 생체전기 순환이 전체적으로 회복되어 인체의 생명에너지를 즉각 회복시켜 준다.

말장난에 그치는 '카더라' 건강법이 아니다. 유미테라피는 7년에 걸쳐 절박한 사람들에 의해 임상과 체험으로 증명되었다.

하나밖에 없는 생명을 위태롭게 하는 위험한 건강법은 더더욱 아니다. 진짜 안전하고 단순하고 쉬운 건강법이지만 효과를 증명하는 데 시간이 오래 걸리지 않는 초스피드 건강법이다. 필요할 때는 당연히 의사를 찾아야 하지만, 평소에 건강관리와 질병예방은 의사가 아닌 나 자신의 몫이고 엄마의 몫이다. 하루라도 빨리 셀프근막건강법 '유미테라피'를 만나 실천하기를 바란다. 세상에서 건강과 바꿀 가치는 아무것도 없으며 생명은 오직 하나뿐이다.

유미테라피가 셀프건강법으로 가정에서 사용될 뿐 아니라 치과, 내과, 한의원 등의 의료현장과 피부미용샵, 두피관리실과 물리치료 현장에서도 다양하게 적용되어 있어 점차 그 활용범위가 확대되어 가고 있다. 좁은 편견을 버리고 마음을 열어 적극적으로 임상으로 함께 해주신 다양한 분야의 전문가들께 이 자리를 빌어 감사의 말씀을 전한다.

특히 유미테라피를 만나고부터 쉬지 않고 5년간 의료현장에서 유미테라피를 적용하여 환자를 치료하고 소중한 임상을 공유해 주신 김태훈 상생한의원 원장님께 깊은 감사를 드리고, 현대의학의 내과 전문의로서 본인의 고통을 통해 유미테라피를 직접 검증하고 많은 환자들에게 적극적으로 유미테라피를 적용하고 손잡고 유미테라피의 미래를 함께할 임희정 내과 전문의께도 진심으로 감사드린다.

임희정(신장내과 전문의)

2021년 2월 말 의사로서 모든 것이 순조로웠던 시기 나에게 큰 이변이 일어났습니다. 이명과 함께 돌발성 현기증으로 쓰러져서 응급실에 실려 가 많은 검사를 했지만, 특별한 원인을 찾지 못했습니다. 그후 나름 건강관리를 하였지만, 결국 여름휴가를 다녀온 다음 날 2022년 8월 1일 갑자기 왼쪽 얼굴에 마비가 왔습니다. 너무 심해서 침을 질질 흘리며 씹지도 못하는 상태가 되었습니다.

20년 경력의 내과 의사로서 가능한 모든 치료와 한방 치료까지 다 해보았지만 호전되지 않아서 의사도 어쩔 수 없구나 하는 자괴감으로 낙담하여 인터넷을 찾다가, 2022년 11월 어느 날 '자석치료'와 '근막치료'라는 도구 천사봉과 셀프근막건강법 유미테라피를 운명적으로 만나게 됩니다.

"섭생상태가 좋고 운동도 열심히 해도 병이 오는 것은 스트레스, 과로, 사고, 습관으로 인해 이미 생체전기 흐름에 장애가 생겼기 때문입니다. 인체에서 가장 넓게 분포되고 생명현상에 가장 직접적인 영향을 미치는 장기, '근막'의 왜곡을 풀지 않고서는 질병의 원인 해결이 어렵습니다."

저는 의사로 '근막'에 대해 알고는 있었지만 피상적으로만 알고 있었을 뿐, 부끄럽게도 얼마나 중요한 분야인가를 이때 제대로 이해하게 되었지요. 내 근육과 근막의 뒤틀림이 생체전기 흐름을 막아서 안면마비가 발병한 것이라는 걸 이해하게 되었습니다.

20여 년간 의료현장에서 환자들을 치료했던 과거를 돌아보니, 열심히 노력해도 치료의 한계가 많아 좌절하고 실망했던 일들이 주마등처럼 스쳐 지나갔습니다. 좋은 물과 먹거리는 중요한지 알면서도, 건강과 생명에 이토록 중요한 근막에 대하여 너무 무지했구나, 그것도 모르고 환자들을 치료해 왔다는 걸 반성했습니다.

'안면마비'라는 고난을 통해 유미테라피와 만나게 한 하나님께 감사합니다. 유미테라피 하면서 심각했던 안면마비 증상도 이제 많이 호전되었고, 이런 계기를 통해 만난 유미테라피를 이제 내과의로서 임상에 적극 적용하면서 유미테라피를 세상에 널리 알리고 생명 살리는 데 활용하게 되어 매우 기쁩니다.

제가 의사이긴 하지만 유미테라피가 제 가정에서는 수호천사이자 주치의입니다. 아이들이 의사인 엄마보다 유미테라피를 더 신뢰하고 가까이하거든요. 수험생인 큰딸, 초등학생 작은딸은 어디가 조금이라도 불편하면 먼저 천사봉을 찾아 스스로 마사지합니다. 때로는 엄마의 도움도 필요하지만요. 유미테라피는 근육과 동시에 근막까지 관리할 수 있는 셀프건강법이니, 앞으로 코로나 이후 시대에 가정마다 건강관리와 질병예방을 위해 정말 필요한 대안이라는 생각이 듭니다.

질병회복에 너무도 중요한 '생체에너지'를 회복시켜 주는 유미테라피가 질병으로 고통받는 분들에게 정말 큰 도움이 될 거라 믿으며, 유미테라피를 세상에 나오게 해주신 많은 분들과 특히 이유미 대표님께 진심으로 감사드립니다.

김태훈(서울 관악구 상생한의원장)

龍仙 이유미 이사장님의 유미테라피에 대한 체계적인 교육법 문서화 작업에 대한 강력한 의지와 추진력으로 드디어 유미테라피 책이 출간하게 되었습니다. 유미테라피를 공부하고 임상에 응용하고 있는 임상가로서 함께 하게 되어 매우 기쁘게 생각하며, 질병의 예방과 치료의 한 분야로서 보배로운 가치를 지닌 하나의 치료 분야로 거듭나서 보다 많은 사람들이 유미테라피를 알게 되고 천사봉을 사용하게 되길 기원합니다.

임상을 통해 기적적 효과와 빠른 회복을 확인한 저로서는 근육통 등의 가벼운 질병부터 파킨슨병이나 암까지 유미테라피의 응용범위는 넓습니다. 세상 곳곳에 난치병으로 신음하고 있는 환우들과 그 가족들에게 희망을 주고 전력을 다하고 있는 임상가들에게 귀한 참고자료가 될 것이라 기대합니다.

유미테라피는 자석을 이용한 괄사요법으로 전통적으로 내려오는 괄사요법에 더해서 이유미 이사장님께서 창안하신 NS쌍극자석을 이용한 자기장(磁氣場)을 이용한 신체 활성화 요법입니다.

전 세계에 유미테라피를 전파시키겠다는 포부를 지니고 시골 강진까지 내려오셔서 유미테라피에 대하여 열성석으로 말씀하셨던 장면이 아직도 머릿속에 선합니다.

인체에는 미세한 전류가 흐르고 있고, 전자기장이 몸을 둘러싸서 외부의 환경과 맞물려 조화되어 살아가고 있습니다. 규칙을 지니고 흐르고 있는 미세한 전류의 흐름에 이상(異常)이 발생하면 이는 신체 전자기장(電磁氣場)에 영향을 미치게 되어 질병이 발생하게 됩니다.

누구나 천사봉을 지니고 있으면 이상이 생긴 부위 주변을 괄사하여 신체의 이상을 극복할 수 있는 훌륭한 치료법에 대한 구체적인 방법과 원리, 그리고 소중한 치료후기가 이 책에 담겨 있어 너무 소중한 자료가 되리라 자신합니다.

이 책을 보고 바로 임상에 활용하는 사람이 널리 퍼져서 濟世救民 (제세구민) 하는 데 도움이 되리라 확신하며 유미테라피로 생명살림의 물꼬를 터주셔서 활기차게 천사봉을 들고 생명살림을 함께 할 수 있게 되어 참으로 기쁩니다.

추천사

공윤수(미보치과 원장)

지인을 통해 이유미 대표님을 소개받을 때는 반신반의했습니다. 좋다 하기에 마사지하는 셈 치고 하면 나쁘진 않겠지 하는 생각과 소개한 지인의 성의를 무시할 수가 없어서 천사봉을 구입하게 되었습니다.

이유미 대표님과의 만남이 있는 날, 속으로 내가 치과의사이고 그래도 의학박사인데 '자기가 알면 얼마나 알겠어?' 하는 의심이 있었습니다. 정형외과와 한의원에서 여러 번 진료 받고 치료했는데도 안 되는데 이게 되겠나 싶었죠. 여러 원리와 이야기를 해주시는데, 귀에 들어오지도 않고 바빠서 빨리 끝냈으면 하는데 사용법을 가르쳐 준다는 거예요.

한번 해보자 싶어 테라피를 받았는데, 천사봉이 움직일 때마다 아파 죽는 줄 알았습니다. 평소 아픈 건 정말 잘 참는데 최고로 아팠습니다. 신기하게 천사봉을 떼면 하나도 아프지 않고요. 한 시간 반을 받으면서 참 여러 생각이 들었습니다. 내가 이걸 왜 받지? 구태여 아프게 해야 하나부터 시작해서 나 죽을 것 같다, 괜히 한다고 그랬다 등등…. 그런데 엄청 아픈데 뭔가 다르다는 느낌이 들었습니다. 받으면서 신기한 느낌이었습니다. 문지르고 나면 뜨거워야 하는데 찬바람이 쏴 하고 나오고, 몇 번 문지르니 그때부터 따뜻해졌습니다. 참 신기하다. 그래서 죽으면 죽으리라 '더해주세요' 했지요.

처음 받을 때는 속으로 '독하다' '야속하다' 이유미 대표님을 원망하기도 했습니다. 아프다 하면 조금 살살 해주시지 변함없이 끝까지 하시니까요. 지옥 같은 시간이 지나고 나니 올라가지 않던 팔이 올라가고, 아파서 너무 힘든 엘보 부위와 어깨가 아프지 않았습니다. 우와 최고다! 귀한 체험을 하게 되었습니다.

또 한 가지 느낀 건 명색이 의학박사인 나보다 뼈, 관절, 근육, 생리현상 작용을 더 상세하고 정확하게 알고 계신다는 점이었습니다. 역시 대단하시다. 한 분야의 전문가는 다르다는 걸 절감했습니다. 그다음부터는 사무실로 직접 찾아가서 테라피를 받았고, 이제 거의 좋아져서 몇 년 지난 지금까지 건강하게 잘 지내고 있습니다.

그 이후에도 지금까지 집과 치과에는 천사봉이 늘 손 닿는 곳에 놓여있습니다. 스트레스를 받거나 많이 피곤해서 목이 뻐근하거나 힘들 때면 천사봉을 잡고 열심히 문지르게 되고, 2~3분 정도만 문지르면 편안해지는 것을 느낍니다.

지금까지 평생 연구하신 원리와 테라피를 통해 축적된 좋은 회복의 원리들을 책으로 출판하신다고 하셔서 천사봉과의 처음 만남부터 지금까지의 저의 경험으로 간략하게 추천사를 적게 되었습니다. 많은 분들에게 천사봉이 소개되길 바라고, 천사봉을 통해 저와 같이 좋은 효과를 얻으시길 기원합니다.

Alex Wang(王慶全, 유미테라피 대만지부)

저는 대만 치과의사 Alex Wang(王慶全)입니다. 나이는 72세이고 44년 동안 치과를 운영해 왔습니다. 2023년 하반기 대만여성기업가협회 부회장인 Sue를 통해 유미 선생님을 소개받았습니다.

그날 선생님의 유미테라피 근육과 근막을 통한 내 몸의 진단을 통해 선생님의 통찰력과 유미테라피에 큰 관심을 갖게 되었고, 유미 선생님에게 더 많은 것을 배우고 싶었습니다. 그 후 몇 달간 저는 천사봉을 사용하여 건강관리에 힘썼고, 선생님의 지도와 도움으로 팔다리, 가슴, 후두부, 목, 경동맥이 잘 치료되고 호전되었습니다. 수년 동안 심장 문제를 겪었는데, 이제 심장약 복용을 중단했습니다. 나는 이 일이 있기 전에 거의 6년 동안 약을 복용해 왔습니다.

대만에서는 현재 30명이 넘는 회원들이 유미테라피를 실천하기 위해 열심히 노력하고 있으며, 더 많은 생명을 돕기 위해 의료 서비스에 적극적으로 활용할 예정입니다. 이번에 유미테라피 이론에 관한 책이 출간되어 모두가 배움의 기초를 가질 수 있게 된 것을 회원으로서 매우 기쁘고 감사하게 생각하며, 앞으로도 유미테라피가 전 세계적으로 더 많은 사람들에게 알려졌으면 좋겠습니다. 건강하면 주변의 친구들도 더 많아지고 모두가 건강하고 오래 살 수 있게 됩니다.

我是一位台灣牙醫師，今年72歲，經營醫療服務長達44年。我是2023年下半年透過台灣女企業家協會副會長Sue介紹認識yoomi老師的！當天yoomi老師透過youmetherapy的肌肉和筋膜對我身體的診斷，讓我對yoomi老師的洞察力以及youmetherapy產生濃厚的興趣並想跟老師多多學習。

接下來的幾個月裡，我用「天使棒」努力的照顧自己的健康，在老師的指導與幫助下，四肢、胸部、枕部以及頸部以及頸動脈，得到良好的治療，並改善了我多年的心臟毛病，並停止服用治療心臟病的藥物。在這之前我已經服用了將近六年的藥物！

在台灣，目前已有30多位會員在努力實踐Youmetherapy，並將積極運用於醫療服務，幫助更多生命。 身為會員，我很高興也很感謝這次有一本關於youmetherapy理論的書出版，能讓大家都有學習的依據，希望未來Youmetherapy能被全世界更多的人所熟知，並幫助他們管理自己的健康，也能幫助周邊更多的朋友，讓大家都能健康長壽。

박기환(태백산수음료 대표)

저는 30년간 약산샘물을 생산하는 태백산수음료 대표 박기환입니다. 국민건강에 유익한 좋은 생수를 공급한다는 자부심 하나로 살고 있습니다. 물은 건강과 생명에 너무도 중요하기 때문이죠. 제가 자부심을 느끼는 이유는, 13억 거대인구의 중국 대륙의 물과 견주어 이겨 중국의 국빈관에도 입성하였고, 예전 김대중 대통령이 당뇨치료를 위해 주치의 권유로 마신 물이 약산샘물이었으며, 현재 윤석열 대통령께서 해외순방 시에도 꼭 챙기는 프리미엄 생수니까요!

그러나 좋은 물을 마시니 언제까지 건강할 줄 알았던 제가 지속적 경영 스트레스로 어릴 때 지병이던 심장병이 도져 2019년 봄에 급히 심장개복수술을 받게 되었습니다. 같은 날 현대아산병원에서 같은 심장판막수술을 받은 4명 중 3명은 합병증으로 6개월 내에 모두 사망하고 저에게도 당시 다리의 혈관을 떼어내 심장수술에 이용하여서 다리로 패혈증이 왔습니다. 통증도 통증이지만 항생제를 아무리 바꿔도 나아지지 않고, 다리가 썩어 들어갈 것 같아서 나도 이러다 죽는 것인가 두려움이 엄습했습니다.

그런데 수술 직후 후유증으로 목소리가 제대로 나오지 않았는데, 이

유미 이사장께서 나를 찬찬히 보시더니 개복 후 가슴뼈를 잘못 연결하여 기도가 비틀어져 그런 것이라면서, 가슴 부위와 목의 근막왜곡을 천사봉으로 마사지해서 기적적으로 목소리가 제대로 나왔던 기억이 났습니다. 코끼리 다리처럼 퉁퉁 부어올라 걷지도 못하던 내 발을 천사봉으로 살살 문질러주는데 얼마나 아프던지요. 남자가 아니라면 펑펑 울었을 겁니다. 그런데 이게 웬일입니까? 통증이 잦아들더니 일주일 후엔 완전히 정상 발로 가라앉았습니다.

구리 코일 속에서 자석을 돌리면 전기가 만들어진다고 아는데, 천사봉으로 몸을 마사지하면 생체전기가 만들어져서 여러 증상에 도움이 되는 것이니 놀라운 의과학이다 싶어 감탄하게 됩니다. 저는 그 이후 천사봉을 내 생명지킴이로 항상 심장 옆 주머니에 넣고 다니면서 과로와 스트레스와 아직 조금 남아있는 수술 부위 통증까지 겹치면 얼른 어디서든 옷 위로 문질문질 해줍니다. 저는 이제 많이 회복되었지만 생활 속 스트레스가 찾아올 때마다 한 번씩 이사장님께 도움을 받곤 합니다.

올해 약산샘물이 창업 30주년을 맞아 생명 살리는 의미 있는 날로 1월 19일(119)에 감사한 분들을 초대해서 조촐한 행사를 할 때 천사봉을 참가자 전원에게 선물하기도 했습니다.

좋은 물과 좋은 소금, 그리고 천사봉이 생명을 살린다는 유미테라피 이유미 원장님의 말씀을 생사의 갈림길에서 직접 체험하면서 항상 감사하며 살고 있습니다. 너무 쉽고 너무 아프기도 한 평범해 보이는 마사지가 놀랍게 생명을 살리는 '유미테라피'. 이 책이 유미테라피를 온 세상에 널리 알리는 데 도화선이 되기를 진심으로 바랍니다.

조성철

(現 한국생명운동연대 상임대표, 前 17대 · 18대 사회복지사협회장)

우리가 일상에서 건강한 상태를 유지하는 것은 삶을 더 풍요롭고 만족스럽게 합니다. 하지만 현대사회에서는 여러 환경적인 요소로 인해 온전한 건강을 유지하는 데 많은 어려움에 직면하고 있습니다. 과거에는 건강을 '질병이 없거나 허약하지 않은 상태'라고 흔히 생각했습니다. 그러나 질병과 허약의 원인이 의학적으로 발견되기도 하지만, 때로는 모호할 때도 있습니다. 따라서 질병이 발견되지 않았다고 해서 건강하다고 할 수 없으며, 현재 건강하다고 판단된 사람에게도 의학기술이 발전하면 이상이 발견될 수 있습니다.

건강을 달성하고 유지하는 것은 지속적으로 이루어져야 합니다. 건강은 오랜 전통으로부터 내려오는 관행과 건강관리 지식의 발전뿐만 아니라, 건강을 유지하기 위한 개인적, 체계적인 전략에 의해서도 형성되기 때문입니다.

이런 측면에서 유미테라피는 개인 스스로 건강을 관리할 수 있도록 창시된 건강운동법입니다. 자력을 이용하여 불균형한 신체의 균형을 되찾게 해주고 이를 통해 건강한 체형을 유지하고, 질병을 예방하도록 돕습니다. 유미테라피를 창시한 이유미 선생은 이번에 유미테라피의 기초원리와 이론, 생명에 영향을 미치는 자기장, 자연과 조화되는 건강, 유미테라피를 이용한 건강관리법 등의 내용을 담고 있는 이 책을 발간하게 되었습니다.

건강은 우리가 가질 수 있는 가장 큰 선물입니다. 건강이 없다면 모든 것이 의미가 없어지기 때문입니다. 건강한 삶을 위해서는 건강에 대한 관심과 노력이 필요합니다. 꾸준한 운동과 건강한 식습관을 유지하고, 충분한 휴식을 취하며, 스트레스를 관리하고 정신적으로 안정적인 상태를 유지하며, 필요한 경우에는 전문가의 도움을 받아야 합니다. 이 책은 건강을 유지하기 위한 오랜 경험과 실천 지식을 담고 있어 읽는 이 모두의 건강을 몇 배는 업그레이드 시켜줄 것입니다.

건강은 우리가 가진 지식과 함께할 때 비로소 그 가치를 발휘합니다. 건강에 대한 더 많은 지식을 습득하고 더 건강한 삶을 살 수 있도록 미리미리 책을 읽고 지식을 쌓아두기를 권유해 드립니다. 무엇보다, 건강할 때 지킬 수 있는 건강한 생활습관을 형성하는 것이 매우 중요합니다.

CHAPTER 2 유미테라피 방법

CHAPTER 3 유미테라피 임상과 사례

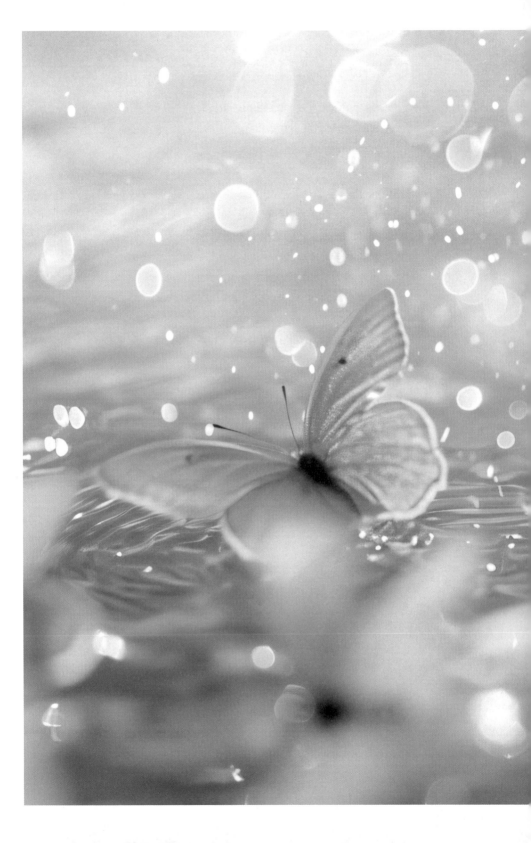

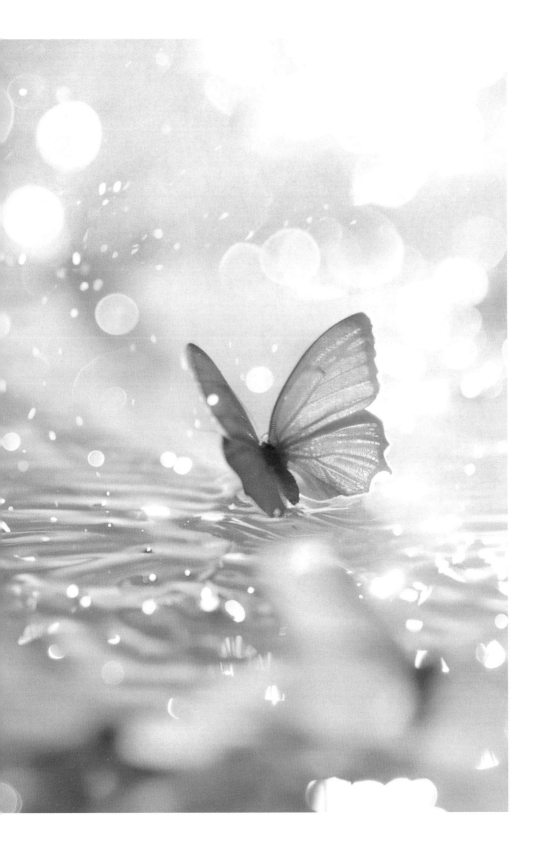

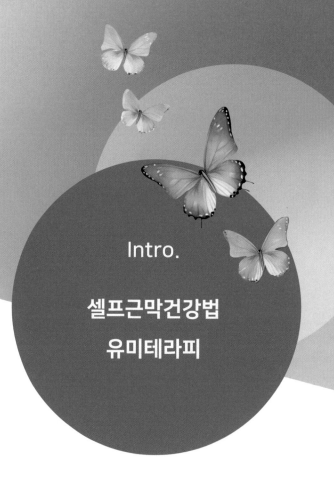

Intro.

셀프근막건강법

유미테라피

1. 유미테라피의 탄생

세상엔 병명도 많다.

하지만 엄마 손처럼

우리를 치료하는

지자기의 손길이 있어

염려할 바 없다.

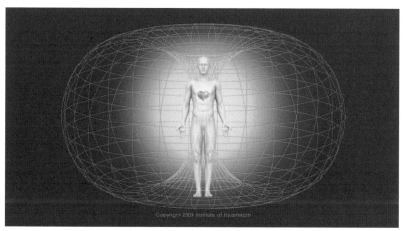

생체자기장

나는 어릴 때 자주 배가 아팠다. 엄마가 아픈 배를 문지르면 통증이 가라앉으면서 이내 잠들곤 했는데, 엄마 손이 아픈 배를 문지르면 생체 복사열이 발생하면서 치유가 된다는 것을 나중에서야 알게 되었다.

철새가 먼 곳까지 날아갔다가 다시 돌아오는 이유가 몸속의 자기장으로 기록된 내비게이션이 있기 때문인데, 간혹 천재지변이라도 발생하면 자기장 교란으로 헤매다 죽기도 한다.

나침반이 움직이는 원리는 북쪽에 S극의 지자기가 존재하기 때문에 나침반의 N극이 북쪽을 향하게 되는 것이다. 그런데 지자기는 나침반만 움직이는 게 아니다. 인간을 포함한 모든 살아있는 생명체는 지구의 자기장과 연동되어 만들어진 몸속 생체자기장으로 인해 생존한다. 마치 리모컨으로 무선 연결되어 전자제품들이 작동되듯이 생명체는 생체자기가 있기에 살아가는 생체자기 로봇이다.

엄마 없이 아기가 태어날 수 없듯이 생명은 엄마인 지구의 숨결을 따라 탄생하고 살아가는 것이다. 그런데 집 떠난 탕아처럼 인간들은 자연에서 멀어지면서 질병으로 고통받는다. 철근콘크리트 구조물 속에 살고, 자동차, 가전제품, 핸드폰 등 지자기를 교란하고 약화시켜 현대인들의 주요 질병 원인이 된다.

자연에서 멀어진다는 것은 결국 지자기에서 멀어진다는 의미다. 과거에는 전쟁과 굶주림, 전염병으로 고통받고 죽어갔지만, 현대인들은 자연의 지자기에서 멀어져 병들어 간다. 그렇다고 고인돌 시대로 돌아갈 수는 없으니 자연의 에너지를 가져다 사용하려고 유미테라피가 탄생하게 되었다.

유미테라피는 자석의 자화 원리를 이용하여 단순히 비비는 운동에너지만으로 폭발적인 전자에너지를 세포에 공급하여 생명현상인 세포 물질교환을 활발하게 해준다. 전기 배터리가 방전되면 전기 로봇이 작동되지 않는 것처럼 인체 세포막 안팎의 전기값 차이(세포막전위차)가 정상치에 미달하면 세포는 정상적 세포의 물질교환을 못 하고 세포는 점점 병들어 가는데 세포 자체에서 스스로 전자에너지가 발생하면서 세포를 순간에 되살리는 놀라운 힘이 있다.

지금까지 누구도 경험하지 못했던 이런 놀라운 생명파동의 공로자는 다름 아닌 바로 자석이다. 자석(磁石)은 엄마처럼 자애로운 돌로 어떤 파동보다 강력한 힘이 있지만 가장 안전하다. 자석의 파동은 바로 생명체를 잉태하고 살리는 엄마 지구의 손길로 잘만 사용하면 병들고 고통당하는 사람에게 이보다 더 좋은 치유법은 없다.

2. 유미테라피의 기초원리

장수시대에 가장 큰 성공은

나와 가족의 건강이다.

내 병 내가 고치는 '스스로 건강법'

유미테라피가

건강장수시대를 약속한다.

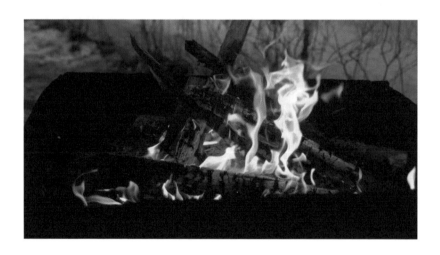

현시대는 바야흐로 전자의 시대이다. 인공심장박동기로 시작하여 다양한 전자약도 탄생했다. 이제 비로소 인체를 전기체로 보게 되는 안목이 생긴 것이다. 최고의 전자약은 다름 아닌 인체 생체자기력 균형을 되찾아 주는 유미테라피라고 자신 있게 말할 수 있다.

내 몸은 내가 가장 잘 안다. 그래서 스스로 질병이 오기 전에 미리미리 예방하고 질병 초기에 잘 관리해야 한다. 유미테라피는 자신의 질병을 스스로 고치는 자병자치의 파트너로 목전에 다가온 장수 시대를 건강하고 행복하게 맞이하도록 도와준다.

원리1_ 질병을 제대로 예방 관리하기 위해 인체를 전기체로 보는 인식이 가장 먼저 필요하다. 그래야 인체의 전기적 흐름의 장기인 '근막'을 건강관리의 가장 시급한 원초적 문제로 보고 왜곡된 근막을 정상화시켜 건강을 회복시키는 셀프근막건강법이 유미테라피다.

원리2_ 유미테라피는 또한 자력을 이용한 건강법으로 지금까지 존재했던 자석건강법과는 추구하는 목표와 사용 방식이 다르다. 기존의 자석건강법들은 예를 들어 북반구에서는 N극을 남반구에서는 S극을 아시혈에 부착한다거나, 자력을 이용하여 침술요법의 침 형태로 혈자리를 찔러 자극을 준다거나, 중국의 오래된 괄사요법처럼 피부 표면을 강하게 긁어 면역체를 모이게 하거나 림프 슬러지를 배출시켰다. 이러한 종래의 방식에서 벗어나 자석의 N극과 S극을 동시에 이용하여 피부를 문질러서 자화시키고 강력한 자기폭풍 회오리(볼텍스)를 일으키도록 만들어진 건강법이다.

원리3_ 자기폭풍을 강력하게 일으키기 위해 특별히 고안된 유미테라피의 도구 '천사봉'을 이용하여 전기나 외부의 별도 동력이 없이 단지 인체의 운동에너지를 이용하여 가장 안전하게 세포를 자화시키고 강력한 볼텍스 운동에너지를 만들어서 순환장애 부위의 생체전기를 순간에 극대화시킨다.

원리4_ 순환장애로 인해 생체전기값이 떨어지고, 체온이 떨어지고, 석회화와 섬유화가 진행되었던 근육에 천사봉을 이용하여 운동에너지로 시동을 걸어준다. 그러면 세포의 자화로 인해 '운동성이 약화되어 있던 수소이온'에 다이너마이트의 뇌관을 자극하듯 순간 에너지를 공급하여 외부에서 에너지를 조달하는 방식이 아닌 자체 에너지 폭발을 일으켜 정상치에서 떨어져 있던 세포막전위차가 순식간에 높아지면서 세포의 물질교환이 활발해지고 열에너지가 발생한다. 이렇게 발생한 열에너지는 반나절에서 하루 이상 지속되는 강력한 온열 효과까지 가져온다.

원리5_ 질병 상태로 인해 세포의 ①전기값이 떨어지고 ②석회화·섬유화되고 ③정상체온을 유지하지 못하며, ④순환장애가 오며 ⑤산화철로 인해 노화가 빨라졌던 세포들을 어떤 건강법보다 빠르고 효과적으로 회복시키고 재생시킨다.

원리6_ 유미테라피는 심장의 펌프 기능은 마중물 정도로 본다. 오히려 동방결절인 작은 근육 옹이에서 번개를 쳐서 혈액 속 '적혈구가 자화'되는 것을 심장의 주요 기능으로 본다. 그 결과 혈액은 음전하인 시알산으로 코팅되어 혈관을 마치 자기부상열차가 달리듯 엄청난 속도로 저항 없이 이동할 수 있다.

여러 요인에 의해 혈액의 전자에너지가 약화되면서 혈액순환 장애가 발생하는데, 이때 유미테라피로 강력한 자기폭풍을 일으켜 세포의 생명력을 강화시키면 혈액순환이 재빨리 정상화된다.

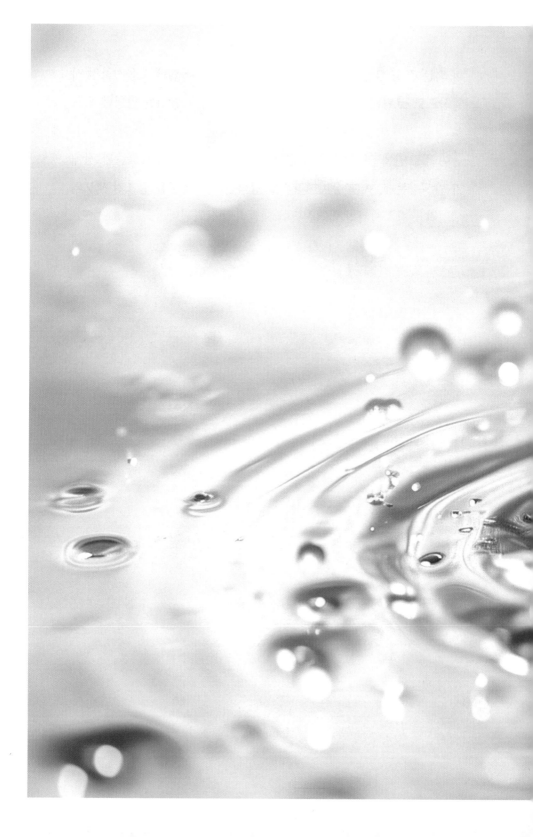

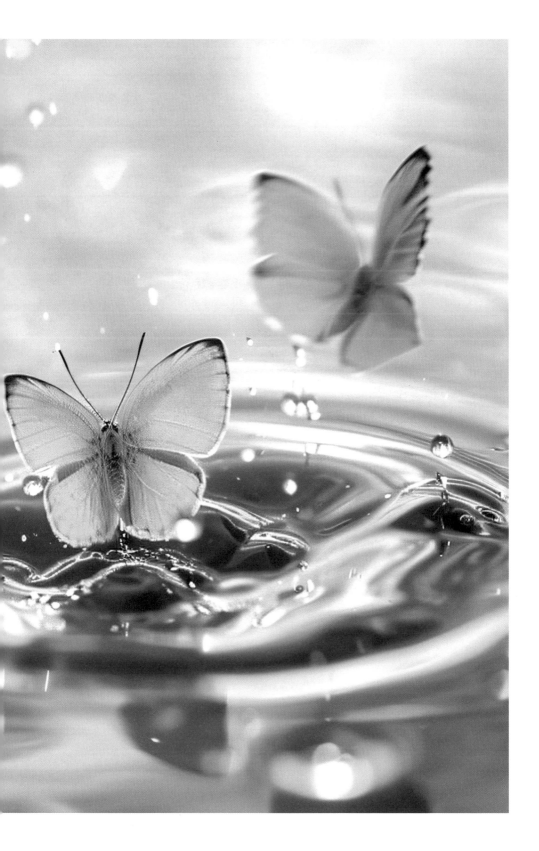

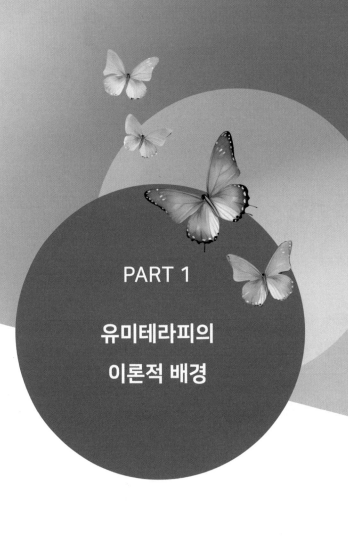

PART 1

유미테라피의
이론적 배경

유미테라피가 탄생하게 된 이론적 배경에 대한 여러 글들을 모았다. 이 글들은 유미테라피의 작용원리에 대한 이해를 돕는다. 전문가를 위한 글이 아니니 이론이 빈약하다고 실망할 필요도 없고, 익히 알고 있던 기존 지식과 상반된다고 거부할 것도 없이, 편안하고 가볍게 읽고 유미테라피를 이해하면 충분하다.

새로운 길은 항상 몰이해와 상충으로 힘든 길이지만, 그럼에도 불구하고 기존의 틀을 벗어나는 일은 흥미진진하고 인류가 성장을 위해 도전해 왔던 끊임없는 역사가 아닌가! 성장통을 두려워해서는 발전은 없다.

생명 탄생의 위대함 속에 숨어있는 지구 엄마의 손길 '지자기'

내가 지금까지 질병을 예방관리하고, 건강한 몸으로 오래 살기 위해서 탐구하다가 발견한 것은 지금까지의 건강과 관련한 현대의학과 현대영양학에 심각한 오류가 있다는 것이다. 지금까지 음식을 고를 때 어떤 성분을 먹을 것인가를 고민하고, 건강을 위해 신체적 운동을 얼마나 해야 하는가를 고민하고 몸이 아플 때 어떤 약이 안전하고 효과적인지를 고민해 왔던 생활 전반에 대한 아주 기본적인 면에서부터 잘못되었다는 것을 이해하기 시작하면서 새로운 건강법을 향한 나의 여행이 시작되었다.

온몸으로 피를 보내는 심장이 실은 혈액 속 적혈구의 자화라는 기능이 더 중요한데, 우리는 그런 것을 배운 적도 없고 의사들조차 관심을 두지 않는다. 그래서 나는 스스로 필요한 것을 찾아가면서 내 방식으로 인체를 이해하고 새로운 건강법을 창안하게 되었다.

내가 생체자기력에 관심을 갖게 되면서 세상만물이 온통 전자에너지에서 시작하여 전자에너지로 끝나며 생명현상이 놀랍고도 단순한 원리로 작동된다는 데 깜짝 놀랐다. 전자에너지가 바로 생명현상의 중심이고 모든 지구상의 생명체는 지자기장 속에 연동된 하나의 큰 생명의 파동임을 깨닫게 되면, 우리가 너와 나로 둘이라는 분리 의식부터 버려야 한다. 하나로 열려있는 공간 에너지 속에서 생존하던 인간이 언젠가부터 철근콘크리트 집을 짓고 들어앉아 살면서부터 불행은 시작되었다.

지자기와 공명하여 떨고 있는 인체 내의 생체자기력은 생명현상의 본질로 질병을 예방치료하고, 건강장수하기 위한 가장 핵심이다. 이제부터 인체가 생체자기력을 회복하여 건강하게 살 수 있도록 왜 유미테라피를 창시하게 되었으며, 자석을 이용하여 만든 특허 마사지 도구인 '천사봉'과 근막 셀프건강법 '유미테라피'가 미리미리 질병을 예방하고 통증관리를 통해 삶의 질을 높여주고, 신체균형을 회복시켜서 건강장수의 길로 이끌어주는지를 스스로 이해하게 될 것이라 믿는다.

CHAPTER 1

생명과 전기

1. 인체 상온핵융합

생체전기가 어떻게 유기적으로 생명체 속에서 생명현상을 유지하게되는가에 대한 나의 통찰이다.

1) 심장은 '혈액자화(磁化)기'다

심장이 모든 혈액을 펌프질하여 온몸에 쉴 새 없이 산소와 영양분을 피를 통해 계속 공급해야 살 수 있는데, 그러다가는 과부하에 걸려 심장엔진은 서버리고 말 것이다.

심장의 핵심은 혈액을 자화시키는 자화기의 역할이란 사실을 난 깨달았다. 혈액은 우심방의 동방결절이란 독특한 근육옹이에서 번개를 쳐서 혈액 속 적혈구에 강하게 자화되어 전자적 반발력으로 무장된다.

과학자들은 왜 심장 동방결절이 저절로 움직여 전기적 신호를 만드는지 알아내지 못했다. 동방결절은 혈액의 헤모(자철광 성분)를 전기작용으로 자화(磁化)시킨다. 만약 동방결절의 번개가 충분하지 못하면 혈액이 충분히 자화되지 못하여 폐로 들어간 혈액이 허파꽈리에서 헤모글로빈의 산소 탑재에 지장을 초래하여, 세포의 산소 부족 상태를 유발하고, 혈액순환도 원활치 못하게 된다.

2) 혈액은 자기부상열차를 타고 달린다

혈액 주성분이 물인데, 물은 반자성(反磁性)의 성질을 가지고 있다. 반자성이란 자력이 가해지면 반발력으로 밀어내는 성질을 말한다.

그래서 동방결절의 작은 근육 옹기에서 번개를 쳐서 혈액이 자화되어 음전하를 띤 피가 서로 엉겨 붙지 않고 밀어내면서 자기부상열차를 타듯 저항을 최소화하여 온몸을 빨리 흘러 다니게 되는 것이다. 만약 동방결절에서 번개 현상이 왜곡되면 피가 이산화탄소를 떼어내고 산소를 싣기 어려운 지경이 되어버린다. 동방결절의 기능이 결국 생명력과 밀접한 관련이 있으며, 정상 역할을 하지 못하면 생명에 치명적인 결과를 초래한다.

3) 인체 세포는 상온핵융합 가속기, 가속기의 핵심 '수소'

원소기호 1번 수소는 원소 중 가장 가벼운 원소로 전자가 1개만 있다. 태풍이 불어오면 강력한 회오리 현상으로 나무가 부러지고 나뭇잎이 빙글빙글 도는 풍경을 보게 된다. 마치 그런 회오리 현상처럼 수소이온은 우리 몸속에서 상온핵융합 가속기 속에서 돌면서 빛의 속도까지 가속되면서 전자가 빠져나가 다른 원소와 합해져 생물학적 형질변경이 가능한 상태가 된다.

인체에서 상온핵융합이 가능하다는 것은 이미 미국, 영국, 캐나다, 일본 등에서 실제 실험으로 확인되었고 더 이상 비주류가 아닌 사실로 받아들여지고 있는 인체 과학 현상이다. 단지 일반적 관심이 없어 몰랐을 뿐이다. 수소와 산소의 상온핵융합 발전이 바로 미토콘드리아 에너지 생산과정의 핵심이다.

4) 수력발전에서 화력발전으로 편중되어 인체는 점점 병든다

이런 신비의 연금술이 우리 몸에서 매 순간 일어나고 있는 건 생명체가 필요로 하는 물질을 스스로 만들어내는 능력이 생명의 본질이기 때문이라고 나는 생각한다.

식물만이 햇빛 에너지를 광합성으로 가두어 영양분을 만드는 게 아니라, 동물 역시 필요한 원소를 다른 원소를 이용하여 스스로 만들어 사용하여 생존할 수 있다. 결국 인체가 생존을 위해 세포막전위차로 세포의 물질교환을 하는 건 운동에너지로 발생하는 수력발전으로 전기를 얻고 있다는 것을 전혀 고려하지 않고, 음식물을 먹어 태운 화력에너지로 생존하는 생존방식에 너무 의존해서는 인간이 질병과 죽음에서 해방될 수 없다고 생각한다.

화력발전의 부산물들이 몸에 독이 되어 인체는 병들고 노화된다. 몸에 인슐린이 모자란다고 해서 당뇨환자에게 직접 주입해 주면 차차 인체 내 인슐린생산 기능이 망가지는 것처럼 스스로 만드는 능력이 퇴화되어 결국에는 사라지게 될 것이다.

5) 양날의 칼, 미토콘드리아

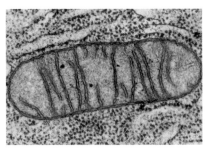
미토콘드리아

몸속 화력발전소 미토콘드리아는 포도당과 산소 그리고 수소가 필요하다. 수소의 전자를 산소가 받아주면서 물이 되는 과정에서 에너지가 만들어진다. 이때 미토콘드리아를 만족시키기 위해서는 계속 인체는 음식물을 넣어줘야 하고 음식물쓰레기는 독소를 만들어 몸을 오염시키고 산소는 활성산소가 되어 우리를 공격한다. 결국 미토콘드리아 에너지시스템의 종말은 질병과 사망이란 결론에 도달한다.

6) 생명력의 핵심 '상온핵융합'을 위한 적정 '세포막전위차' '생체자기'

몸속 생명현상을 바라보면 바로 '전자의 이동과 역할'이 중요하다. 전자의 이동은 인체 원자로 속에서 전자를 내어주는 수소에서 시작된다는 걸 이해하게 되었다.

몸속 상온핵융합을 위한 원자로 가속기를 돌려 수소의 전자이동을 가능하게 하는 힘이 바로 생체자기이며, 생명력의 핵심은 화력발전소인 미토콘드리아가 아닌 상온핵융합과 수력발전 에너지로 얻은 세포막전위차란 사실이다.

세포막전위차가 떨어지면 세포막 안팎 이온 이동이 잘 안 되는데, 이런 세포의 물질교환이 바로 세포의 생명력이다. 핵을 중심으로 전자가 도는 건 밥을 먹어 만드는 에너지가 아니라, 지구자기장에 감응하여 자체 생성된 생체자기력의 힘이다.

7) 현대인의 주요 질병 원인

결국 생명의 핵심인 생체자기가 약화되고 교란되면 우리는 미토콘드리아 역할에 집착하게 된다. 우리의 입은 점점 더 탐욕스러워지고 간사한 혀에 놀아날수록 우리 몸은 더 더럽혀져 질병의 고통에서 헤어나지 못하게 되는 악순환의 고리에 갇혀버리는 것이다.

8) 질병의 진짜 원인

유미테라피는 현대인들이 가장 큰 질병의 원인을 '근육의 지속적 긴장과 왜곡'으로 보고, 근육의 지속적 긴장 왜곡을 해소시켜 대부분의 질병을 스스로 해결할 수 있다는 것을 증명하였다. 질병의 원인을 '세균'이나 '잘못된 먹거리'나 '운동부족'으로 바라보는 진부하고 어리석은 착각을 버리고 전기체인 인체의 '근막'을 정상화하면 병적 증상들을 통쾌하게 개선시킬 수 있다.

9) 현대영양학과 현대의학의 심각한 오류

질문에 대한 Yes or No가 분명하지 않고 온갖 이야기와 변명을 늘어놓는 건 두 가지 이유이다. 하나는 답을 모르거나 또 다른 하나는 상대를 속이기 위해서다. 질병에 대한 명쾌한 해답이 없으니 온갖 걸 다 처방하는 게 한계에 도달한 현대의학의 웃픈 현실이다.

핵심을 찾지 못한 현대영양학도 다를 바 없이 똑같다. 사악한 먹거리 산업과 결탁해 인간을 더욱 병들게 하고 주머니를 턴다. 이제 생명의 본질을 깨닫고 인체 본질을 되찾아야 할 때이다. 생명현상의 본질은 우주 만물의 균형과 상생이고 생명체를 잉태하고 살리는 엄마 '지구자기장', 근막관리를 통해 생명 살리기에 집중해야 할 때다.

10) 참 영양학이 필요하다

몸속 미생물과 인간의 상생을 깨뜨리는 항생제·방부제·화학합성물질이 없는 건강한 식품으로 적당히 소식하고, 저염식의 어리석음에서 벗어나는 건강장수시대를 위한 참 영양학이 절실히 필요한 시대다.

11) 미래 의학은 전자에너지 의학

질병을 멀리하고 건강장수를 가능하게 만드는 미래 의학은 약화되고 교란된 인체 생체자기력을 회복하는 것이다. 굶주림·전쟁·전염병의 시대는 갔는데도, 계속 사람들을 기만하고 돈과 생명을 약탈하는 현재 기존 의학은 응급의학 분야를 중심으로 특화하고 축소되어야 한다. 생활습관병이나 신체 불균형으로 오는 질병까지 약과 수술을 들이대는 오류와 폭행은 중단되어야 한다.

진실이 빛나면 거짓은 사라진다. 생체자기력을 회복하는 일은 자연에서 건강하게 자란 식품을 미생물이 분해흡수 잘하는 요리법으로 만들어 섭취하고, 좋은 소금과 좋은 물로 자연과 더불어 살아가면서 셀프건강법 '유미테라피'를 실천하면서 생체전기를 정상화하면 순환장애는 저절로 개선되고 자연치유력이 강화된다.

12) 질병 시대의 수호천사 '천사봉(Angel Stick)'

자력의 원리로 만들어진 건강의 수호천사 '천사봉'으로 문지르기만 해도 강력한 자기장의 소용돌이로 약화된 생체자기력을 순식간에 회복시켜 세포막전위차를 정상으로 올리면서 생명현상이 활발해지고 세포가 빠르게 재생된다.

질병예방과 퇴치, 건강장수를 위해서는 수억의 돈이 필요치 않다. 화타, 편작 같은 명의도 필요 없다. 줄기세포, 산삼, 기사회생약도 필요 없다. 생명 원리에 역행하는 지나친 다이어트, 현대식 근육운동, 저염식도 심각한 오류다. 그저 자연의 이치를 따르는 소박한 밥상과 자연과 더불어 살아가면서 셀프근막건강법 유미테라피로 미리미리 예방 관리하자.

2. 침의 비밀

내가 어릴 때 우리 집엔 강아지와 고양이가 많았다. 생명을 사랑하는 엄마 때문에 항상 강아지와 고양이가 새끼를 낳고 작은 마당엔 꽃이 철 따라 피어나고 불쌍한 사람들까지 작은 집에서 함께 살아서 우리 집은 항상 생명력으로 가득했다.

암컷이 새끼를 낳는 날이면 우리 형제자매는 눈도 뜨지 않은 새끼들을 안고 기뻐했다. 어미 개는 자기 새끼를 일일이 핥아주었다. 어릴 때 보았던 그 모습이 지금도 생생한데, 신생아는 물로 씻기지만 강아지는 혀로 핥아준다. 고양이는 매일 자기의 손발과 몸을 핥는데, 그것이 우리가 샤워하는 것보다 더 건강한 '침 샤워'란 걸 나중에야 알았다.

남녀가 사랑에 빠지면 키스한다. 키스는 결국 침을 섞는 행위이다. 엄마들은 어린 자녀에게 음식을 잘 씹어 먹이곤 했다. 엄마가 나와 동생들에게 입에 들었던 음식을 내어주어도 더럽다는 생각 없이 받아먹던 시절도 있었다. 엄마처럼 나도 자녀에게 침 섞인 음식물을 준 적이 있지만, 이제는 슬프게도 그것이 비위생적이라 치부되는 시대가 되어 버렸다.

도인술에도 침을 모았다가 삼키는 건강법이 있으며, 우리말에 '침 발라 놓는다'는 말이 있다. 내가 현미경으로 미세한 세상을 보게 되면서 얼마나 많고 다양한 미생물들이 우리 몸과 세상에 존재하는지를 알고 많이 놀라고 경이로웠다. 그 수많은 미생물이 서로 조화롭게 상생하는 곳이 바로 생명체이다.

1) 침의 시알산은 음전하 물질

침! 침의 신비를 전자(電子)로 풀면서 나에게 새로운 세계가 열렸다. 제3의 눈이라는 송과체는 전자에너지로 밤낮을 가려 멜라토닌과 세로토닌 호르몬 분비를 조절하고, 코에서 냄새를 맡고 혀에서 맛을 감지할 때도 전자에너지로 신경을 통해 전달하여 뇌를 통해 감지한다.

심장의 혈액 자화기 핵심인 동방결절 심근에서는 전자에너지로 피를 코팅한다. 그래서 온몸을 돌고 온 피가 심장에서 다시 음전하로 코팅되고 폐로 들어가 산소까지 장착하면 비로소 다시 세포에 배달하러먼 길을 떠나게 되는 것이다.

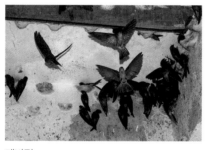
제비집

값비싼 요리인 제비집 요리는 바다제비가 지은 둥지로 만드는데 해초와 생선 뼈 등을 자신의 융모에 침을 섞어 만든다. 제비의 침을 먹는 꼴이고, 천연 꿀도 벌이 충분한 시간을 두고 계속 입에서 벌의 침과 섞어 뱉어내, 발효 꿀 또는 숙성 꿀이라고 하는데, 벌의 침이 제대로 안 섞인 상태에서 꺼내어 판매되는 최근의 꿀은 엄밀히 말해 진짜 꿀이 아니다.

백일 갓 넘은 아이는 계속 침을 흘려 손수건으로 연신 닦아줘야 하는데, 나이 들면 침도 줄고 입맛도 줄어든다. 물론 소화력도 약해진다.
서서히 노화가 되는 것이다. 돌도 소화 시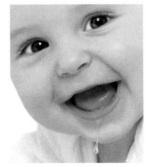
킨다는 건 침의 강력한 능력을 빗댄 이야기
로 생명력과 관련이 있다. 침 속엔 전자에
너지인 시알산이 가득 들어있다. 결국 전자
에너지 속에 생명력의 근원이 숨어있다.

아기 침

2) 해독의 비밀

순진하고 어린 백설 공주는 교활한 왕비의 꾐에 여러 번 속아 일곱
난쟁이의 도움으로 살아났다가 그만 변장한 왕비가 건넨 독 사과를 한
입 깨물고 쓰러져 영원한 잠에 빠지게 된다. 이 이야기 속에는 우리가
모르는 해독의 비밀 이야기가 숨어있다.

이야기를 각색해 본다. 독 사과를 먹고 영원히 잠에서 깨어나지 않
았다면 비극이었을 테지만, 백설 공주처럼 순진해서 의심하지 않는 백
성들은 교활한 악의 무리에 의해 여러 차례 살해위협을 당하다가 결국
스스로 독주사를 맞고 쓰러져 버릴 상황이 왔지만, 백마 탄 왕자가 나
타나듯 음전하를 쏟아내는 천사봉 유미테라피로 해독해서 살아나게
되는 희극이 되기를 바라는 마음이다.

음전하 덩어리인 '침'으로 쓰러진 백설 공주를 살려냈듯이, 백성을
구할 해독법을 갖고 나타나 음전하물질인 시알산과 같은 음전하 파동
요법으로 백성을 구한다는 생각을 자주 해보게 된다.

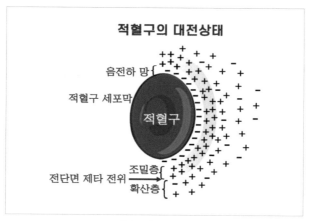

적혈구의 대전상태

    침은 전자물질로 가득 차 있는 전기로 볼 수 있다. 적혈구가 서로 달라붙지 않고 혈관 속을 빠른 속도로 다닐 수 있는 원동력은 바로 적혈구의 전기적 대전 상태로, 적혈구 하나 겨우 지나갈 수 있는 작은 공간인 모세혈관에서도 혈액이 잘 소통할 수 있는 원동력 또한 음전하 코팅 상태이기 때문이다.

    해독 또한 다르지 않은데, 음식물 속의 많은 독성이 침에 의해 해독되고, 침이 점점 줄어들면서 병들고 노화하게 되는 것이다. 침샘에 염증이 생겨 침이 잘 안 나오면 쉽게 병들게 된다. 혈액순환장애도 전자적 균형이 깨져서 오고, 해독도 전자적 균형을 회복하면 해결된다.

3) 면역력 강화시키는 모유의 시알릴락토스

    양수 속에서 보호받다가 출생한 아기는 외부 환경에 대처할 면역이 아직 형성되지 않은 상태로 외부 바이러스가 침투하지 못하게 방어하는데, 모유의 시알릴락토스가 그 역할을 담당한다. 눈치채신 것처럼 바로 시알릴락토스는 강력한 음전하 물질로 바이러스가 세포에 침투하지 못하도록 방어해 주는 것이다.

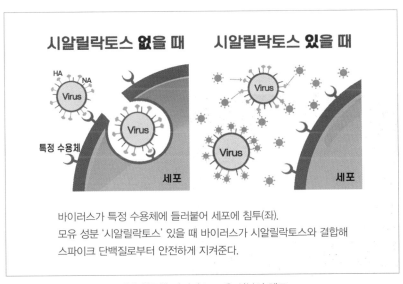

바이러스가 특정 수용체에 들러붙어 세포에 침투(좌).
모유 성분 '시알릴락토스' 있을 때 바이러스가 시알릴락토스와 결합해
스파이크 단백질로부터 안전하게 지켜준다.

체내 침투한 바이러스, 모유 성분이 체포

3. 킬리안(Kirlian) 사진과
생체전기에너지

1) 킬리안 사진의 발견과 발전

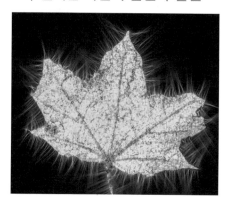

나뭇잎의 킬리안 사진

킬리안 장치는 아주 우연하게 발견되었다. 1939년 크림반도의 크라스노다르에 살던 전기기사 세미온 킬리안(Semyin D. Kilian)이 우연히 고전압 전극에 몸을 가까이하니 빛이 발생하는 현상을 발견했고, 여러 번 반복하여 필름으로 촬영이 가능한 장치를 고안한 것이 촬영의 시초가 되었다.

킬리안은 독감에 걸린 상태의 킬리안 사진이 평소와 다른 점을 발견하기도 하였는데, 1953년 레닌그라드의 의사 가이킨(Mikhail Kuzmich Gaikin)이 킬리안 사진이 동양의 경락과 관련 있다면서 세계의 주목을 끌었다.

인간뿐 아니라 동물, 식물과 희귀금속에서 방출되는 에너지를 찍을 수 있는데, 결국 기(氣)란 생체전기로 생명의 근원이다. 대체의학자 디팩 초프라(Deepak Chopra) 박사는 "정신과 육체는 하나의 에너지장에 존재한다"고 언급했는데, 결국 정신과 육체가 하나로 연결되는 것은 양자파동으로 이해할 수가 있다.

이후 킬리안 사진을 건강진단에 활용하기 시작한 것은 루마니아의 의사 드미트리스쿠(I. F. Dumitrescu)로 500여 명의 광산노동자 사진을 촬영하여 90여 명에게 이상이 있다는 사실을 발견했다. 그 90명 중 40여 명은 아직 자각증상이 없는 단계로 정밀진단 결과로 건강 이상을 확인하게 된 것이다.

2) 킬리안 사진기의 원리

킬리안 사진기의 원리는 전도성 물체와 전극 사이에 필름을 두고 고주파/고전압을 가하면 물체 주변에 일어나는 방전현상이다. 원리는 단순하지만 습도와 온도 등 주위 환경에 따라 달

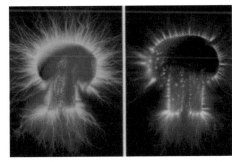

야생버섯과 재배된 버섯의 킬리안 사진 비교

라지기도 하고, 사람의 생각, 신체 건강상태에 따라서도 달라지기 때문에 잘 활용하면 건강진단에 도움이 되기도 한다.

기와 파동에너지가 전기에너지로 눈에는 보이지 않지만, 에너지의 장(energy field)은 생명체의 일부가 잘려져 나가도 곧바로 사라지지 않는다. 이런 사실은 나뭇잎을 잘라낸 후에도 킬리안 사진으로 없어진 부위의 나뭇잎의 상(象)이 찍히는 유상효과(phantom effect) 때문인데, 물체는 사라져도 에너지장은 상당 시간 존재하는 것이다.

3) 현대의 자기장 교란과 생체자기장의 변화

지구는 커다란 자석으로 우리가 일반적으로 생각하는 것과는 반대로 북극 쪽이 S극이 존재하여 나침판의 N극이 향하게 되는데, 결국 우리의 선조들이 수면을 취할 때 방향을 중시한 것도 자기장에 감응하는 인체를 고려했다는 것을 알 수 있다.

눈에 보이지 않지만, 생체전기체인 인간의 건강한 삶을 위해서는 반드시 지자기 환경에 대한 고려가 필요하다. 인체에 경락과 음양오행도 각각의 장기와 부위별 생체전기가 다르고, 생체전기가 흐르는 방향과 길이 있다는 것을 일찍 간파한 선조들의 지혜가 놀랍기만 하다.

인간의 생체자기장은 지구의 자기장과 연동되는데, 지자기가 현대인들이 거주하는 건물과 이동수단인 차량이나 지하철, 사용하는 전자전기 제품들로 인해 교란되고 흡수되어 인체의 생체자기가 약화되고 교란된다.

킬리안 사진기로 전자파에 노출 후 촬영해 보면 인체 주변의 전기장이 깨져있는 것을 확인할 수가 있다. 우리가 먹는 음식을 걱정하지만, 눈에 보이지 않는 파동에 대해서는 더욱 무지하고 대처하기가 힘든 면이 많지만, 더욱 관심과 주의를 기울여야 한다.

이미 유럽 여러 국가에서는 휴대폰과 와이파이의 전자파에 대한 위험경고 조치를 취하는 실정이지만 아직 한국에는 없다. 질병과 전자파 노출에 대한 연관성은 특히 만성질환의 경우 절반 가까운 사람들이 전자파 장애가 주요 원인으로 주목되기에 이르렀다.

4) 치앙 칸젠의 생체자기장 연구가 말해주는 것

인체에서는 아주 미약한 3~13Hz 정도의 생체자기 파동이 나온다. 이 미약한 자기파동 속에 생명체의 기본정보들이 간직되어 있고, 인체에 가해지는 외부 환경의 전기에너지는 인간 세포에 나쁜 영향을 미치게 된다.

생체자기는 인간 오감으로는 못 느끼는 아주 미약한 에너지이지만, 미약 전기가 교란되었을 때의 영향은 엄청난 것이다. 중국에서 태어나 문화혁명 때 러시아로 망명한 치앙 칸젠(Chiang Kanzhen)은 생체자기장을 연구하여 다양한 연구 결과로 세상을 놀라게 했다. 30년 연구를 보면 모든 생명체는 적외선 경계대역에 가까운 초고주파의 파동을 지니고 있으며, 이 파동이 중요한 이유는 생체 내부와 다른 생명체 간의 상호교류를 하는 파동이라는 점이다. 말하자면 무선 리모콘을 떠올리면 되는데, 보이지는 않지만, 무선으로 연결되어 세포 생명현상의 컨트롤타워 역할을 한다는 것이다.

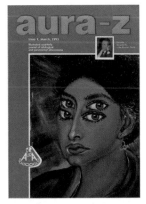

치앙 칸젠이 유전정보의 전자적 전이에 대한 연구결과 발표한 1993년 러시아 〈Aura Z〉 잡지

부화시킬 달걀에 오리의 생체자기장을 전사하자, 부화되어 나온 병아리에서 오리의 형질이 나타났으며, 싹이 튼 밀의 생체자기장을 옥수수에 전사시키자 밀 이삭처럼 여러 가닥이 생산되는 옥수수로 자라나 일반 옥수수에 비해 2배의 수확을 얻은 것이다. 이렇게 획득된 형질은 차세대에 유전되는 것을 확인했다. 결국 생체자기장 속에 생명체 의 유전정보가

담겨 있으며, 이것이 유전자의 변화로까지 이어진다는 사실이다.

그가 80세인 자신의 아버지에게 젊은 사람의 생체전자기파를 쪼이자, 이명과 악성 종양 등 20~30년 된 질병이 사라졌고 6개월 후에는 검은 머리카락이 다시 나기 시작했으며 20년 전 이가 빠졌던 자리에 새로운 이가 돋아나왔다.

원숭이는 집단무의식으로 연결되어 한 마리 원숭이가 교육받거나 변화되면 다른 무리에게서도 같은 현상이 나타나게 된다. 이는 생체자기장 때문으로 치앙 칸젠은 DNA는 유전정보가 기록된 카세트테이프 같은 도구일 뿐이고 유전정보는 생체전자기적 신호로 저장된다고 설명했다.

5) 약화, 교란되는 자기력과 잘못된 자석요법

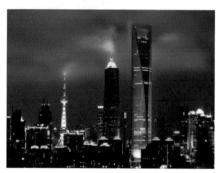

과거 자석요를 판매한 다단계 사건을 기억하는 사람들이 있을 것이다. 자석은 전자적 반발력이 아주 큰 물질을 말하는데, 전자적 반발력이 크다는 것은 전자에너지가 강하다는 이야기다. 이 자석을 제

도시의 빌딩숲도 인체 자기력을 교란, 약화시킨다

대로 이용하지 않으면 오히려 인체의 미약한 자기장에 문제를 일으킬 수가 있는데 그 대표적인 것이 바로 '자석요'이다. 자기파동을 잘 활용하면 인체 생체자기력 회복에 큰 도움이 되고 자석을 통증 부위에 얹으면 통증 완화가 되는데, 넘치면 부족한 것보다 나쁜 것이다. 자기력

의 균형이 가장 중요하다.

6) 유미테리피와 생체자기 복원

세상에는 수많은 질병과 치료법이 존재하지만, 여전히 사람들은 병들고 고통받고 있다. 더구나 수많은 어리석은 사람들이 사이비 의료에 속아 돈을 탕진하고 건강까지 해치고 심하면 생명까지 잃고 있다.

인체는 지구와 지구상에 존재하는 모든 생명체와 연동하는 존재이다. 생체자기를 복원하기 위해서는 자신의 틀어진 신체균형을 정상화시켜야 한다. 천사봉 유미테라피를 활용하여 근육의 지속적 긴장으로 인해 왜곡된 부위를 마사지하면 근육의 긴장띠 '타우트밴드'의 전기저항을 해소해 주면서 근막 왜곡이 해소된다. 근막이 정상화되면 림프청소로 순환을 막고 있는 노폐물들을 처리하면서 본래의 생체전기값을 빠르게 회복시킨다.

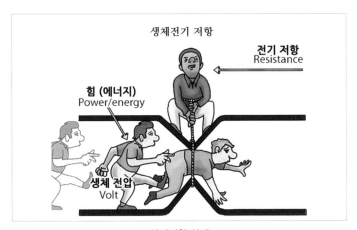

전기저항 상태

유미테라피는 천사봉으로 문지르기만 하면 자화(磁化, magnetization) 과정을 통해 근막회복을 통해 다양한 효과를 가져오는 신비하고 단순한 건강법이다.

유미테라피는 인체 자기력의 부조화를 바로잡는 데 간편하고 효과적이다. 자석을 활용한 건강법은 아주 오랜 역사를 가지지만, 유미테라피는 자기파동을 활용하여 근막을 관리하도록 창안된 새로운 근막관리건강법이다.

천사봉을 이용하여 긴장되었던 근육을 문지르면 근육이 이완되면서 근막 사이사이에 존재하던 모세혈관, 신경들, 림프기관들이 정상화되어 약화되고 교란된 생체자기력을 복원시키고, 효과적인 림프 청소와 온열까지 가능하다는 사실을 확인했다.

질병 대부분은 생활의 결과물로 자기 생활을 되돌려야 고칠 수 있다. 미리 예방하고 스스로 관리하고 엄마가 가족 주치의가 되는 자병자치 건강법이야말로 최고의 건강법이다. 자신의 먹거리와 생활환경과 생활습관을 되돌려 건강하고 행복한 인생을 살게 되는 날을 꿈꾸어 본다.

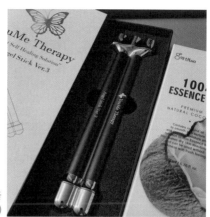

천사봉(자화와 함께 강력한 회오리 현상을
유도하도록 고안된 유미테라피 마사지 도구)

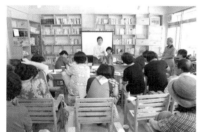
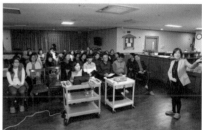
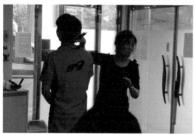
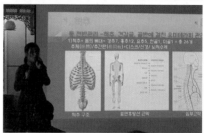

유미테라피 교육 실시(2019년부터 시작한 바른몸관리지도사 과정(문체부 등록 민간자격증)이
있다. 요양보호사와 물리치료사를 위한 교육, 119구조대원들을 위한 교육, 치매예방강사 교육,
사회 전반에 걸쳐 다양한 곳에 유미테라피 교육이 실시되고 있다.)

4. 미래의학은 파동의학

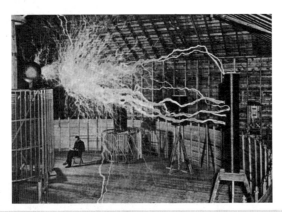

테슬라 코일(니콜라 테슬라는 라디오, 리모컨, 형광등, 발전기, 전자레인지 등 800여 개의 독창적 아이디어 전기전자제품의 발명특허권을 보유한 천재 과학자로, '테슬라 코일'은 그의 무한동력을 확인시켜 준 실험이다. 공간에너지와 무한동력장치를 이용하여 무선으로 전 세계인에게 전력을 값싸게 공급하려던 테슬라는 그 꿈을 이루지 못하고 사망했다.)

1) 생명현상은 '전자의 춤'이다

전자는 생명체 속에서 멈추지 않고 돌면서 춤을 춘다. 이름하여 전자의 춤은 곧 생명의 파동이다. 생체전기(生體電氣, bioelectricity)로 작동되는 로봇 '인간'은 지구상에 둘도 없는 효율적인 전기생산 기계라고 볼 수도 있다.

2) 생체전기의 균형이 건강이다

활동에 필요한 전기는 넘쳐도 모자라도 안 된다. 인간은 어릴 때

5~6V의 전기를 스스로 생산하다가 늙어가면서 생산량이 절반 정도로 줄어든다. 특히 세포가 사멸하고 새 세포가 만들어질 때 생체전기는 평소보다 3배 정도 필요한데, 생체전기가 부족하면 질병에 걸린다. 또 순환장애가 발생하면 저항이 커져서 전기값이 떨어져도 질병에 걸린다.

3) 화학 시대는 가고 파동의 시대로

이제부터 의학은 화학이 아니라 파동과 전기의 시대이다. 만약 아직도 화학성분을 열거하려 한다면 슈퍼컴퓨터 시대에 도스 컴퓨터를 작동하려는 어리석음과 다를 것이 없다.

애초에 과학이 걸음마를 시작하면서 본질을 모를 때는 장님이 코끼리 만지기처럼 의학과 과학은 인체와 생명의 본질에 제대로 접근하지 못하였다. 전기체인 인간, 지구자기장에 감응하여 함께 떨고 있는 큰 세계로 보면 하나의 공간 속에 존재하며 영향을 주고받는 존재로 보지 못했다.

5. 모든 인체 순환 시스템은
전자의 순환이다

앞에서 누차 언급했듯이 우리 몸은 전기로 움직인다. 쉽게 표현하여 생존을 위해 몸과 소통하는 전화 메시지는 뇌와 중추를 통해 말초신경으로 연결된 신경 시스템으로 소통하고, POWER(전원)의 ON/OFF는 근막을 통해 전신에서 입체그물망처럼 흐르는 복합시스템으로 전깃줄로 연결된 집안의 전기연결과는 사뭇 다른 형태다.

전기는 곧 전자의 흐름으로, 결국 인체는 전자흐름 시스템으로 생존하며 이 전자흐름이 원활하지 못하면 병들고 사망에까지 이르게 된다는 말이다. 인체 내 순환 시스템을 요약하면 다음과 같다

1) 혈액순환

체내로 유입되는 통로는 공기, 음식, 물 등의 이온 유입이다. 중금속, 가공식품, 과식, 약물 등이 혈관을 통해 체내로 들어와 이온화되어 혈액을 따라 몸을 순환하면서 건강에 문제를 일으킨다. 폐는 외부에서 흡입한 공기를 통해, 위장과 내장은 음식물과 물에서 체내로 유입된 자성물질에 의해 자화되어 자기장을 발생시켜 생명을 유지하고 있다.

인체가 생명을 유지하기 위해, 숨 쉬고 먹고 마시는 과정을 어떻게 제어하느냐에 따라 혈액순환은 변화될 수 있지만, 혈액을 자화시키고

순환시키는 기초가 되는 심장은 폐와 위장관과는 달리 자체 전기 생산 시스템으로 작동된다.

심장근육의 작은 근육 옹이인 동방결절에서 번개를 일으켜 전기를 생산한다. 연속하여 방실결절로 연결되어 태어나서 죽는 순간까지 스스로 움직이는 전자전기 시스템인 심장은 그래서 타고난 상태가 건강과 직결될 수밖에 없다. 심장은 곧 근육 덩어리로 '심포'라는 심장 보자기인 근막에 쌓여있어서 심장이야말로 근육 관리가 매우 중요한 구조라고 볼 수 있다.

심장은 '혈액순환을 위한 펌프'라기보다 혈액 속 적혈구를 번개로 때려 자화시켜 주는 무한동력 엔진으로 적혈구의 헤모 성분을 전기적으로 전환시켜, 프라즈마 현상을 만들고 반자성을 띠게 하여 마치 자기부상열차가 빠른 속도로 질주하듯 온몸을 놀라운 속도로 돌 수 있게 만드는 원동력이 된다.

2) 뇌척수액 순환

뇌척수액 순환은 매우 폐쇄적 이온 흐름으로 신경 시스템을 통한 신경순환을 원활하게 하기 위한 순환으로 뇌와 몸의 메시지 전달 시스템을 위한 전자의 흐름이다. 뇌는 생명이 만들어질 때 인체에서 가장 많은 철분을 포함한 송과체에서 강력한 자력에 의해 뇌와 신경의 전자적 흐름이 제어된다.

뇌는 메인 통로인 중추신경이 있는 척추 라인을 통해 천골(선골)과 두개골 사이의 '두개천골리듬'에 의해 제어되는데, 이때 척추 사이사이에 존재하는 근육들이 긴장 왜곡되면 제대로 신경전달이 안 된다.

그래서 척추의 주변 근육의 긴장을 이완시켜 주어야 뇌신경의 전자전달 순환이 원활하게 순환된다.

뇌척수액은 외부에서 유입되는 유해물질을 방어하는 시스템인 혈액뇌장벽(Blood-Brain Barrier)이 존재하여, 함부로 유해한 성분들, 즉 세균이나 독성물질이 혈액을 타고 뇌 안으로 유입되지 않도록 폐쇄적으로 운영되고 있다.

혈액뇌장벽이 없어 경계가 느슨한 뇌하수체를 통해 뇌로 독성물질, 약물, 세균이 침입하게 되면 뇌는 독성물질에 공격당하게 되어 몸은 매우 위험한 지경에 빠지게 된다. 이 혈액뇌장벽은 혈액이 전혀 못 들어가는 구조는 아니고, 마치 여권을 확인하고 적정한 사람만 들여보내는 공항이나 국경 지역의 보안시스템처럼 선택적 장벽의 성격을 지니고 있다.

하지만 뇌의 림프 시스템은 수면 중에 노폐물을 배출하게 되어있다. 수면의 시간과 질이 너무 떨어지거나 과로나 스트레스로 인해 뇌 림프 순환 부위(귀-흉쇄유돌근-쇄골, 비인두 림프절)로 근육긴장이 장기화되어 뇌 활동으로 만들어진 림프 노폐물이 충분히 배출되지 못하게 된다. 또한 약물중독, 비만 등에 의해서도 혈액뇌장벽이 무너질 수 있다.

3) 림프순환

림프는 심장-동맥-모세혈관-정맥으로 연결되는 혈액순환에서 혈관으로 다시 되돌려 보내지 못하는 노폐물들을 따로 처리하는 노폐물 처리순환 시스템이다. 여기저기 외부에서 침입한 세균과 싸워 죽은 백혈구, 수명이 다한 적혈구, 단백질대사 후 버려야 할 대사물질 등 입자가 크고 독성이 강한 물질들을 위주로 혈액순환과는 비교되지 않게 천천히 림프절로 이동시켜 림프의 최종 목적지인 비장으로 보내진다. 비장에서 버릴 건 배출시키고 사용 가능한 재원은 재활용 처리하는 시스템이다.

림프순환에서의 가장 큰 문제는 과도하게 림프 슬러지가 많아 배출되지 못하고 축적되는 것이다. 이러한 구조적 원인은 다름 아닌 근막의 긴장과 왜곡으로 림프순환의 가장 큰 적이다.

겨드랑이와 사타구니의 가장 큰 두 개의 림프절은 현대인에게 만연된 라운드숄더와 골반 왜곡 때문에 적정 림프순환이 방해받게 된다. 느려지고 정체된 림프순환 체계를 개선시키려면, 천사봉 유미테라피로 전자에너지를 극대화시켜 주는 것이 가장 올바른 해결책이다.

4) 근막순환

근막은 온몸에 걸쳐 존재하는 거대한 장기로, 복합 그물망 조직인 근막을 촉촉이 채운 물의 파동으로 전기를 전달하고 있다. 그런데 근막이 긴장 왜곡되면 근막의 수분이 말라가면서 당연히 생체전기가 약화 교란되고, 그 결과 점차 병들고 생명력이 퇴보되면서 죽어가게 된다.

근막은 전기 그물망이다. 전자가 흐르는 거대한 시스템으로 전자흐름이 막힌 부위에 저항이 생기게 된다. 이렇게 전기저항이 생긴 부위가 '타우트밴드'로, 근육에 타우트밴드가 많이 생기고 장기화되면, 점차 근막은 섬유화되면서 생체전기가 제대로 통하지 못하게 된다.

근막은 피부 표면에서 심장까지 18층으로 겹겹이 존재하는데, 지속적 근육긴장으로 인해 생체전기가 제대로 흐르지 않는 부위가 발생하면서 장기, 조직, 신체기관 내에 전기가 잘 흐르지 않게 된다. 전기흐름 장애가 오면 통증, 저리는 증상, 점차 마비현상이 발생하게 된다.

사고, 과도한 스트레스와 피로누적은 스트레스에 취약한 '스트레스 근육'부터 긴장시키고 이런 근육긴장은 근육 사이사이 존재하는 근막의 긴장을 가속화시킨다. 만성적 수분부족과 염분부족도 전기흐름을 방해한다.

따라서 생체전기 흐름의 장기인 근막의 정상화를 위해서는 긴장 왜곡된 근육과 근막을 천사봉으로 마사지하고 배터리인 인체의 물과 소금의 전해질 균형을 회복시켜 주어야 한다. 결국 혈액순환이나 뇌척수액 순환과 림프순환과 생체전기 순환 모두가 전자흐름을 제어하여 관리할 수 있다는 결론이다.

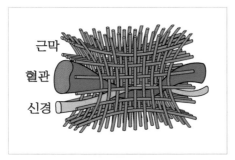

근막은 입체 그물망처럼 켜켜이 존재하고 있으며,
근막 사이사이에 동맥과 정맥 모세혈관들과
신경들과 림프조직들이 존재하고 있다.

6. 생명은 전기, 인체는 배터리

전자의 회전에너지가 곧 생명이다. 나는 자주 '천사봉 유미테라피는 전자약'이라고 언급한다. 인체는 생체로봇이다. 생체전기가 곧 생명체를 움직이게 하는 에너지로, 우리가 먹은 음식과 마신 물, 호흡으로 들어온 산소도 모두 전기생산에 사용된다. '세포'라는 작은 규모의 배터리가 모여 인체라는 큰 배터리를 이루고, 세포의 전자에너지가 충전되고 방전되는 과정에서의 문제점을 해결하여 제대로 작동되도록 만드는 건강법이 바로 유미테라피다.

노환이나 암과 같은 질병, 심장마비로 인해 인체 배터리가 나가버리는 형태는 제각각 다르지만, 배터리가 방전되고 재충전되지 못하면 우리의 생명도 꺼져버린다. 생명은 자칫 잘못하면 팽이 돌리기처럼 한순간의 실수로 비틀대다가 넘어지는 것이다.

유미테라피의 통찰은 생명의 중심인 '전자의 댄스'를 아름답게 지속하도록 만드는 일이 '건강관리'라는 깨달음이다. 생체전기 소통에 문제가 생겨 통증을 호소하거나, 순환장애로 인해 생체전기가 소통하는 장기인 '근막'을 전자적으로 관리하는 건강법을 창안하게 된 것이다. 적혈구가 온몸을 자기부상열차를 타고 달리듯 거침없이 놀라운 속도로 운행하는 원리는 바로 전자에너지의 반발력 때문이다.

인체를 배터리로 볼 때 중요한 요소 중 하나가 바로 '침'이다. 우리가 평소 간과하는 침샘에서 나오는 '침'은 외부에서 인제로 들어오는 음식물을 소독할 뿐 아니라 전기적 물질인 '음전하 덩어리'다. 잠을 잘 때도 우리가 의식하지 못하는 상황에서 침이 조금씩 나오는데, 생명력이 강한 아기와 연로한 노인의 침의 양에는 많은 차이가 있다. 늙고 아프면 침이 줄어들게 되고, 침에 유해균이 번성하면 몸의 음전하 균형을 깨뜨려 건강에 악영향을 미치게 된다.

또, 인체 배터리에서 물과 소금을 빠뜨릴 수가 없다. 유아는 수분이 90% 가까이 되지만, 사망에 이른 노인의 경우 70%까지 수분량이 떨어진다. 수분이 떨어진 상태는 곧 염도도 떨어진 상태로 암 환자나 중증 환자의 경우 물을 의식적으로 잘 마시지 않는데, 몸속 염도가 떨어진 상태이기 때문이다. 물과 소금 중에서 물보다 먼저 소금을 고려해야 한다. 평상시 짭짤하게 먹는 것이 바로 물을 잘 마시는 현명한 방법으로, 소금물을 잘 활용하면 인체 생체 배터리가 잘 작동되도록 만드는 추가적 방법이다.

저서 《치유는 전압이다(Healing is Voltage)》에서 제리 테넌트(Jerry Tennant) 박사는 몸속의 배터리를 어떻게 충전시키냐가 치유의 관건이라고 언급했는데, 치유를 생체전기의 적정전압을 유지시키는 일이라는 통찰은 참으로 소중하다. 다만, 제리 테넌트 박사가 간과한 '스트레스'는 실제로 뇌에 무리한 에너지를 소모하게 만들기도 하고 스트레스에 취약한 인체 스트레스 근육인 승모근, 척추기립근, 저작근, 흉쇄유돌근을 지속적으로 긴장시켜 생체전기 생산과 근막을 통한 생체전기 흐름까지 방해한다. 긴장되고 왜곡된 근육을 이완시키지 못하면 생체전기 생산과 전달에 지속적으로 문제가 생기는 악순환이 발생하게 된다. 현대인의 지속적 스트레스가 만드는 근육의 긴장 왜곡이 전기체인 인간에게 가장 위험한 질병요인이 된다.

체내 배터리는 어떻게 충전하나?

제리 테넌트 박사(의학박사, 안과의사, 전기의학)는 체내 배터리를 충전하는 방식에 대하여 다음과 같이 설명한다.

"우리 몸의 전자는 은행의 예금과 같아서, 당신의 은행 잔고는 예금과 수표 발행에 따라 결정되겠죠. 인체의 '배터리 팩'도 마찬가지입니다. 배터리는 전자를 받아 충전합니다. 우리 몸은 자연적으로 재충전되도록 설계돼 있습니다. 우리에게 전자를 주는 것들이 많습니다.

– 전자를 주는 것
밖으로 나가 햇볕을 받으면 전자를 얻습니다.
맨발로 풀밭 위를 걷는 것에서도 전자를 얻습니다.
나무에 기대는 것도 좋습니다. 나무에는 전자가 있기 때문에 당신을 충전시켜 줄 것입니다.
동물을 껴안는 것도 그렇습니다. 동물을 안으면 전자를 얻습니다. 동물은 다시 밖으로 달려 나가 태양에게서 전자를 충전하고 돌아오죠.
흐르는 물도 전자를 줍니다. 피곤할 때 간단한 샤워를 하면 도움이 됩니다.

– 전자를 뺏는 것

반면에 고여 있는 물은 전자를 뺏어갑니다. 목욕이 그렇습니다.

흐르는 공기는 전자를 뺏습니다. 오픈카를 타면 보기엔 멋지지만, 차에서 내리면 피곤합니다. 흐르는 공기가 전자를 빼앗았기 때문이죠.

저는 무엇이 전자를 주고 빼앗아 가는지를 연구하는데, 가장 대표적으로 전자를 고갈시키는 것은 구강 감염입니다.

그리고 걱정·근심과 GMO 음식의 독소, 우리 주변의 살충제와 공기 중의 독성 성분이 그렇습니다. 정신적 스트레스에 대해 말하는데, 그건 좀 다른 문제예요. 필요한 곳에 전기가 닫지 못하고 다른 데 쓰게 합니다."

제리 테넌트 박사는 치유를 위해 중의학의 경락을 활용하여 적정전압을 회복하여 전압이 부족한 차크라를 활성시켜 주라고 조언하면서 분노, 근심, 비통함, 걱정과 두려움으로 손상되는 장기를 표시한다.

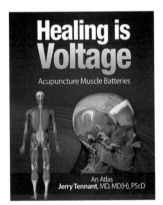

제리 테넌트 박사는 텍사스에서 신체를 자연적으로 치유하는 에너지 의학을 연구하고 있다.

7. 제리 테넌트 '치유는 전압이다'

제리 테넌트 박사는 "치유는 전압에 해답이 있다"라고 말한다. 우리 몸은 에너지체로, 외부로는 외부 자기장 환경에 노출되어 소통하고 있으며 자연환경, 날씨, 살고 있는 집, 타고 있는 차, 옆에 있는 사람 등의 다양한 환경과 에너지를 교류한다. 우리는 외부 환경의 에너지 파동과 항상 교류하며 항상 에너지를 주고받는다.

외부 공기를 흡입하고 배출하고, 체내 미토콘드리아 화력발전소에서 에너지를 만들기 위해 음식물을 섭취·소화·흡수하고 배출시킨다. 이런 대사과정에서도 실상 보이지 않지만, 공기와 자기장과 다양한 에너지 파동과 항상 상호 작용하고 있다.

잠을 잘 때도 내부 장기들은 기초적 생명활동을 계속한다. 숨도 쉬고 침도 나오고 심장도 뛰고 혈관 속 피도 움직이고 림프도 활동하고 뇌도 활동한다. 낮만큼 에너지 소모가 크지는 않지만, 오히려 뇌의 경우 잠을 잘 때 노폐물 배출에 더 집중한다.

수면 중에 치아는 서로 다물어져 있어야 하고, 음식물을 먹고 씹는 과정에서 치아가 부딪히는 자극이 뇌에도 영향을 미친다. 인체는 소리를 귀로만 듣는 게 아니라 골전도를 통해 두개골이 울리게 되고, 치아의 부딪힘으로 인한 진동 역시 두개골을 울려 뇌에도 영향을 미친다. 이런 작용이 제대로 이뤄져야 뇌도 건강하고 몸도 건강해진다. 또한 생체전기 회로는 치아를 통과하여 비로소 완성된다.

생체전기로 생존하는 우리 몸은 여러 방식으로 에너지를 생산하는데, 안 먹어도 배부르다는 이야기는 비유가 아니다. 먹어도 배가 안 부른 경우도 생겨 우리가 과식하게 만드는 것도 뇌의 역할이다. 안 먹어도 배부른 기분 좋은 상태에서는 진짜 에너지가 만들어진다. 먹어서 화력발전 방식으로 미토콘드리아에서 산소로 태워 에너지를 만드는 방식은 모두가 아는 것처럼 먹은 음식이 포도당으로 바뀌어야 연소시킨다. 이 과정 중 '전자전달계'에서 에너지가 만들어진다.

우리 몸은 미토콘드리아의 화력발전 외에 수력발전도 하는데, 몸속 60~100조 개의 세포는 적혈구 외에는 거의 다 자체적으로 에너지를 만들 수 있다. 세포막 안팎의 전기값 차이(=세포막전위차)로 수력발전 형태로 전기를 생산하는 것이다. 아이들이 신고 다니면 삑삑 소리가 나면서 불이 반짝반짝 들어오는 슬리퍼를 본 적이 있을 것이다. 그건 발로 신발을 누르는 힘으로 생긴 에너지를 이용한 제품으로 피에조(압박)에 의해 에너지를 생산하는 몸속 시스템을 활용한 것이다. 실제 우리 몸은 근육과 뼈, 근막 위주로 전기를 생산하며 별도의 에너지가 필요하지 않은 무한동력 에너지 생산 시스템인 셈이다. 우리가 걷고 뛰고 점프하고 노동할 때도 활동에 에너지를 사용하는 반면, 다른 한편에서는 에너지를 생산하는 매우 합리적 구조로 인체는 구성되어 있다.

압전기와는 다른 양상으로 인체가 움직이면서 작용되는 힘에 거슬려 반작용의 힘이 발생하는데 그 역시 인체에 유입되는 에너지이다. 이런 인체의 전기생산 메커니즘은 모두 밝혀지지는 않았지만, 속속 밝혀지고 있다. 참 놀라운 인체이다. 움직이지 않으면 에너지를 덜 소비될 것 같지만, 에너지가 덜 만들어지기도 하는 아이러니가 발생한다.

우리의 심장, 신장, 폐, 거의 모든 장기, 심지어 정자까지도 외부 도움 없이 에너지를 자체에서 생산하는 것으로 알려졌다. DNA 자체에도 전기생산 배터리가 존재하는 것으로 알려져 있다. 물론 에너지를 생산할 수 있는 충분조건이 필요할 것이다. 이런 인체 내부 장기조직에 의한 에너지 생산능력을 '테슬라 회로(Tesla circuit)'라고 부른다.

전기란 무엇인가? 전자의 흐름(이동)이다. 전자가 흐르다가 저항이 생기면 그곳에 열이 발생하는데, 그곳은 전기가 제대로 흐르지 못하는 곳이다. 이때 해결책은 전기저항을 없애주는 것이다. 그렇다면 전기저항은 어떻게 없앨까? 방전된 배터리를 뒤집어 버리는 것이다.

1) 충전법은 극성을 뒤집는 방법

그럼, 어떻게 극성을 뒤집는다는 것일까? 유미테라피의 도구인 천사봉으로 전기저항이 생겨 통증과 염증 부위나 타우트밴드 부위를 문지르면 강력한 회오리가 생기는데, 그 회오리 에너지

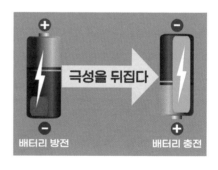

가 몸속 정체된 음과 양을 뒤집어 버린다. 스스로 질서를 찾아가도록.

2) 상해전류의 크기가 세포재생 능력의 차이

도롱뇽은 꼬리가 잘려 나가도 재생이 되지만 개구리의 경우 재생이 안 된다. 왜 안 될까? 도롱뇽과 개구리의 '손상(상해)전류'는 크기에서 많은 차이가 나기 때문이다. 손상(상해)전류는 손상된 부위에서 발생하는 강력한 치유의 전류이다. 세포가 생존하기 위한 전류의 세기와 재생시키는 전류의 크기는 다른데, 인체 배터리가 약하다면 겨우 생존만 할 수 있지만 방전된 배터리 충전을 획기적으로 고속 충전할 수 있다면 세포를 도롱뇽처럼 재생시킬 수 있다는 것이다. 이는 생체전류를 정상화시키는 셀프건강법 천사봉 유미테라피로 가능하다.

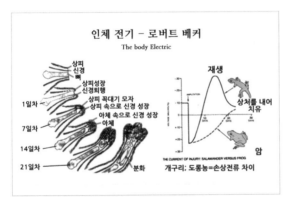

도롱뇽의 손상된 신체 부위가 개구리와 다르게 재생되는 비밀은 손상(상해)전류가 높기 때문이라는 사실이 로버트 베커 교수의 연구 결과로 밝혀졌다.

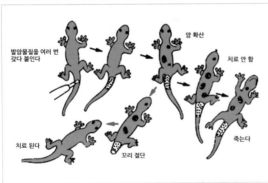

메릴 로우즈의 실험(도롱뇽에 암 유발하여 꼬리를 자른 경우에만 상해전류가 발생하면서 암이 치유된다는 사실을 확인시켰다.)

3) 근육의 6가지 배터리 팩 회로

근육의 배터리 팩은 6개의 회로가 있는데, 손상된 장기를 인체가 고치려면 지속적으로 적정전압을 유지해야 한다. 만성질환의 경우 뇌척수신경 부위의 왜곡된 근막을 천사봉으로 유미테라피하면 뇌와의 교신을 정상화시켜 주고, 배터리 팩을 재충전이 잘되도록 해당 장기와 관련된 근육 부위를 테라피하면, 내 몸이 알아서 <u>스스로 치유할 수 있다.</u>

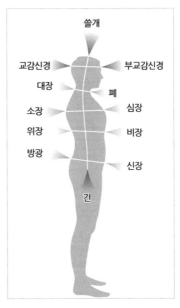

인체에 존재하는 교감신경과 부교감신경, 대장과 폐, 소장과 심장, 위장과 비장, 방광과 신장, 쓸개와 간의 6가지 근육의 에너지 충전 배터리 팩이 조화를 이뤄야 한다.

4) 방전된 배터리 재충전 잘 안되는 이유

개구리보다 도롱뇽의 손상전류가 월등히 높아서 재생이 가능하다. 방전된 배터리 팩이 재충전이 안 되는 이유는 전기저항이 생겨 전자의 흐름에 제약이 생겼기 때문으로, 천사봉 유미테라피로 전기저항을 없애주면 된다.

오래된 흉터까지 피부세포를 재생시켜 회복시켜 주는 사례를 보면 천사봉 유미테라피가 생체전기를 급속 충전시킨 결과이다. 이때 강한 전압으로 인해 통증이 발생하게 된다. 따라서 통증 없는 치유는 존재할 수 없다. 다시 반복해 말하지만 '통증 없이 치유 없다'는 사실은 과학이고 진리다. 천사봉으로 살살 문질러도 문제의 부위에서는 강한 통증이 발생하는 이유이기도 하다.

5) 세포재생력이 떨어져 만성질환이 온다

눈의 망막 세포는 2일마다 재생되고, 내장 내부세포는 3일마다, 피부는 6주, 간세포는 8주마다 신경계는 8개월마다 재생된다. 세포가 노화되고 손상을 받아 새 세포를 만들려면 세포전기값이 적정수준인 −50mV가 유지되어야 하는데, 새로운 세포를 만들 여력이 안 될 때 만성질환에 걸리게 된다.

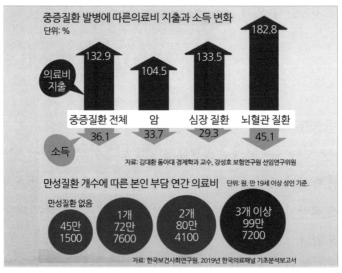

인구 고령화와 함께 만성질환이 급증하고,
만성질환자의 의료비 부담은 노인들의 삶을 더욱 팍팍하게 만든다.

6) 갑상선, 흉터, 충치, 감정, 독소는 질병과 깊은 관련이 있다

세포재생이 가능하려면 물론 충분한 영양분을 섭취하고, 체내 독소를 없애야 하지만 가장 중요한 것이 세포의 적정 전압이다. 특히 갑상선은 칼슘대사에 관여하면서 세포막 전압을 관리하는 주체로 매우 중요하다. 수술로 인한 근막의 훼손 또한 생체전기의 누전을 일으켜서 제왕절개 수술의 경우에 비장 회로에 손상을 가져와서 생식계, 내분비계와 뇌의 사고능력, 눈의 망막의 건강을 해친다. 인체 모든 생체전기 회로와 연결된 치아에 감염이 오면 몸의 면역력이 떨어져서 해당되는 부위의 전압이 떨어지면서 질병을 야기한다. 몸이 독소에 노출된 경우도 전압을 떨어뜨려 병에 걸리게 한다.

7) 낮아진 장기의 전압을 어떻게 올리나?

세포활동에는 −25mV가 필요하지만 세포재생엔 −50mV의 전압, 즉 2배가 필요하다. 내부 장기, 조직들이 치유되고 재생되어야 할 때 반드시 강력한 전압이 필요하고 그것은 전자의 강력한 흐름에서 가능한 일이다. 전자의 강력한 흐름을 만들어내는 천사봉 유미테라피는 '아파야 낫는다'는 생명전기 원리를 이해하고 실천하는 사람에게 반드시 보상해 준다.

8. 인체의 세 가지 전기발생 시스템

유미테라피에서는 인체 생명현상의 가장 중요한 핵심을 생체전기로 본다. 생체전기의 두 개의 주요 축은 '심장의 혈액 자화기능'과 세포 내 '미토콘드리아의 전기발생 시스템'이고, 다른 하나를 '근막과 뼈의 전기 생성과 전달'이다. 결국 생명현상의 3대 전기적 요소가 심장, 미토콘드리아 전자전달계와 근막과 뼈의 압전기 발생이라는 것이다.

1) 심장 동방결절의 전도계

1) 유미테라피는 심장을 혈액펌프인 동시에 혈액 자화기로 본다.

심장의 혈액펌프 기능은 마중물 역할 정도로, 심장의 진짜 중요한 역할은 혈액 속 적혈구를 자화시켜 음전기로 코팅하는 것이다. 심장 동방결절의 번개에 의해 전자적 반발력을 얻은 혈액이 자기부상열차를 타듯 온몸을 주행하는 강력한 에너지를 얻어 달린다고 본다.

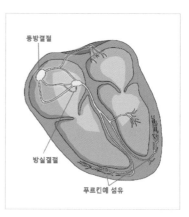

심장의 전도계통과 전기자극 경로

2) 혈액 자화의 핵심은 동방결절에서 방실결절로 이어지는 작은 근육 덩어리와 섬유들이 동방결절에서 전기자극이 발생하는데, 동방결절이 문제가 생기면 방실결절에서 40~60회/분 전기자극 발생의 순서로 전기를 발생시킨다. 운이 나빠 동방결절과 방실결절 두 곳 모두 작동에 문제가 생기면 심실의 푸르킨예섬유에서 전기적 자극을 발생하여 생존하게 된다.

3) 심장박동의 이상

① 빈맥(빠른맥): 동방결절 전기자극 100~180회/분
② 서맥(느린맥): 동방결절 기능 저하로 60회 미만/분 자극
③ 부정맥: 서맥과 빈맥이 뒤섞인 상태

4) 심장전도계 장애의 원인

현대의학에서 보는 동방결절에서 시작된 전기자극이 정상 전도계로 전달되지 못하고 방해받는 원인은 다음과 같다.

① 심장의 선천성 기형
② 판막 자체의 문제
③ 전해질 불균형
④ 과도한 카페인 섭취
⑤ 약물남용과 특정약물 부작용
⑥ 스트레스
⑦ 자율신경계 문제
⑧ 심근허혈

⑨ 갑상선 문제

⑩ 심장내막염

5) 유미테라피에서 바라보는 심장의 전도장애의 원인

① 생체자기력의 약화

② 신체 불균형으로 근육과 근막의 틀어짐이 심포 압박

①번과 ②번의 원인은 유미테라피가 바라보는 전기체 인간의 건강과 생명을 가르는 주요한 요소로 유미테라피가 관리하려는 주요한 포인트다. 결국 근막관리를 하여 심장 건강과 혈액 건강을 회복하면 다시 건강한 신체를 만들 수 있다고 보는 것이다.

2) 미토콘드리아 전자전달계

1) 인체 상온핵융합 발전소 '미토콘드리아'는 전자전달계에서 에너지를 만든다.

태양이 고온으로 발전되는 핵융합 발전소라면 인체 내 미토콘드리아는 상온에서 핵융합을 하는 최고로 발전된 형태의 발전소다. 핵융합 원자로 속에는 수소이온이 들어가 있다. 전자가 하나만 있는 가장 가벼운 원소이기 때문이다. 최소의 에너지로 에너지 생산을 할 수 있기 때문이다.

세포 속 에너지 공장 '미토콘드리아'에서는 인체가 섭취한 식품을 마지막 공정으로 쪼개어 포도당 형태로 배급받아 전자전달계 회로에서 산화환원 반응을 일으켜 ATP를 합성하게 된다. 이때 인체에서는 상온(일반 체온보다 약간 높은 온도)에서 핵융합 발전기를 돌려 수소가 빛의 속도로 돌아가면서 수소의 전자를 떼어내어 산소가 받아 물이 되면서 에너지가 생성된다.

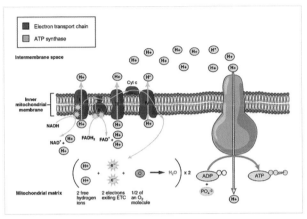

미토콘드리아 전자전달계

2) 생체자기력이 떨어지고, 체온이 떨어지면 전자전달계 작동효율이 떨어진다.

전자전달계 과정에서 전자이동이 핵심이고, 전자이동에 필요한 에너지는 곧 수소이온을 뺑뺑이 돌리는 핵융합에 적정 생체자기력이 필요한데, 미병 상태에서는 충분한 생체자기력이 부족하여 에너지 생산율이 떨어지게 된다. 또한 과학자들에 따르면 미토콘드리아 내부 온도를 37~38도 정도가 유지되어야 미토콘드리아 작동이 활성화되는데, 체온이 충분히 올라가지 못하면 미토콘드리아 공장가동률이 떨어진다.

3) 미토콘드리아에서의 유미테라피의 역할

에너지 생산시스템의 핵심인 전자전달계 효율이 떨어진 상태에서 천사봉을 이용하여 문지르면 세포에 전자적 반발력을 생성시키고 체온을 올려준다. 결국 이런 유미테라피의 단순한 물리적 과정이 놀랍게도 전자에너지를 자체 생산하도록 유도하고, 소용돌이를 만들어 수소가 핵 원자로에서 빠른 속도로 돌아가 전자를 떼어내도록 돕는다. 이때 순간적으로 수소에서 떨어져 나온 전자는 유미테라피의 '자화'라는 과정을 통해 전자적 반발력으로 생성된 이온들에 의해 중화되어 에너지 생산을 극대화시키는 것이다.

유미테라피에서 천사봉으로 마사지하는 과정을 통해 세포는 놀랄만한 속도로 재생되면서 생체전기생성과 온열을 스스로 만들도록 보조하는 것이다.

3) 근막과 뼈의 전기생성과 전달
1) 근막의 전기생성과 유미테라피
① 인체를 하나의 통합체로 연결해 주는 근막 네트워크

거미줄처럼 연결된 근막을 통해 전신에 기능적으로 통합된 영향을 가하게 된다. 안정성, 비틀림, 긴장, 고착, 탄성, 보상의 영향이 근막 라인을 따라 미치게 된다. 생물학적 당겨짐(stretching)으로 피에조 압전기가 발생한다.

② 근육은 탄력적, 근막은 가소적이다.

근육은 탄력적인 반면, 근막은 가소적으로 원래대로 돌아가지 않으려는 성질이 있어서 전기적 극성을 지닌 콜라겐 긴장이 가해지는 힘에 따라 자료처럼 방향을 맞추게 된다. 성질이 서로 다른 근막과 근육이 함께 존재하기 때문에 근육이 지속적으로 긴장하게 되면 근막에 문제가 오는 것이다.

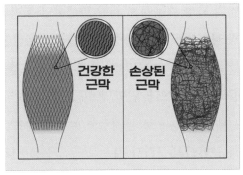

건강한 근막과 손상된 근막 상태 차이

근막의 손상은 인체 다양한 장기와 조직들 간의 의사소통을 차단시키고, 통증을 유발하며, 각종 질병을 야기한다. 근막은 현대의학에 의해 뒤늦게 가장 큰 인체 내 장기로 자리매김하였는데, 의과학자들조차 근막에 대하여 아직 많은 것을 모르고 있다.

근막의 네트워크는 분리가 아닌 통합이고, 통합으로 하나인 유기체 인간을 존재하게 하는 중심에 있다고 말할 수 있다. 근막은 그물망의 형태로 온몸을 휘돌고 있는데, 근육과는 달리 가소성을 지녀서 강한 힘에 의해 틀어지게 되면 다시 되돌리기가 어렵다. 때문에 강한 자극은 오히려 근막을 더 손상시키는 결과를 초래한다.

③ 근막을 되살리는 유미테라피

근막은 동양의학에서 바라보는 경락과 매우 유사한 경로를 가지고 있는데, 바로 에너지의 흐름으로 바라보는 것이 이해하기 쉽기 때문이다. 근막은 오히려 사이질로 불리는 것이 설득력이 있는데, 모든 조직과 장기의 사이에 존재하는 물질로 온몸을 각각의 장기와 조직으로 분리되지 않도록 연결성을 유지하게 하기에 중요하다. 그러나 이러한 근막의 특성 때문에 문제가 발생하면 질병의 원인이 되고, 질병이 급속히 퍼지게도 되며, 통증을 유발하기도 한다.

유미테라피는 근막의 생체전기 신호를 되살리는 가장 안전하고 효율적인 방법이다. 근막의 비틀림과 지속적인 압박은 경화를 부르게 되는데, 천사봉으로 문지르면 놀라운 속도로 회복 재생된다. 결국 근육과 근막의 비틀림과 지속적 강직을 풀어내는 것만이 올바른 에너지 순환을 회복시키고 조직과 장기를 재생 관리하는 지름길이다.

2) 뼈의 전기생성과 유미테라피

① 뼈의 역할 '피에조 전기'

뼈의 성분은 전기를 만들기에 매우 적합한 구조이다. 압전기인 피에조 전기를 생산하고 칼슘을 저장했다가 필요할 때 빼내어 사용하고, 뼈의 골수에서 혈액을 생산하는 일을 담당한다. 하지만 뼈의 생체자기력이 약화되면 뼈가 석회화가 되면서 골다공증이 발생하고, 산화철이 쌓여 점차 생명력을 잃게 된다.

② 근육과 근막의 손상은 뼈를 망가뜨린다.

특히 근막의 손상과 틀어짐은 신체의 불균형을 초래하여 뼈에 비정상적 압력을 가하게 된다. 이에 따른 뼈에 지속적 마찰은 열을 발생시켜 염증을 유발하고, 관절의 반복적 마찰로 인한 열을 식히기 위해 물이 차게 된다.

③ 뼈 건강법 유미테라피

생명력을 잃어가는 뼈를 천사봉으로 문지르면 처음에는 매우 시큼하고 예리한 통증이 느껴지지만, 차차 뼛속 노폐물인 산화철과 림프

노폐물 배출이 활성화되고 뼈 온도가 올라가고, 생체자기력이 회복되면서 뼈 재생속도가 빨라진다. 천사봉으로 뼈 부위를 문지르는 것만으로도 강력한 전기가 생성된다. 뼈를 되살리는 일은 건강을 회복하고 회춘하는 지름길이다.

9. 세포막전위차를 올리는 생활습관

① 너무 늦지 않은 시간에 잠들기 등 생체리듬에 맞춰 살아가자. 송과체 멜라토닌(드라큐라 호르몬)의 생체리듬 조절이 중요하다.

② 만약 늦게까지 잠들지 못하는 경우, 숙면을 위해 이마의 인당혈을 천사봉으로 자주 마사지해 주면 송과체, 시상하부, 뇌하수체 역할에 도움을 준다. 안면 비대칭과 두개골의 불균형은 미리미리 관리하지 않으면 여러 복합적 문제를 초래한다. 도목과 머리를 수시로 마사지하자.

③ 자연과 자주 어울리고 화학물질과 공해에서 멀어지자.

④ 정전기 발생하지 않는 천연소재와 친해지자.

⑤ 평소 손과 발, 신체에 절연체와 닿도록 하자.

⑥ 인체는 생체로봇으로 전해질이 반드시 필요하다. 규소 등 반도체 물질 함유한 좋은 물과 중금속 오염 없는 좋은 소금을 충분히 보충하자.

⑦ 어싱(Earthing)의 재료(규소, 게르마늄, 자석)가 정전기를 배출시킨다.

⑧ 낮에 햇빛 아래서 충분히 활동하고, 밤에는 잠자리에서 빛을 차단하고 핸드폰 끄고 충분한 수면을 취하자.

⑨ 춤과 음악, 예술이 원조 힐링이다. 흥이 나는 인생을 살아라.

⑩ 정상호흡을 회복하기 위해 목, 횡격막 등 호흡근육을 천사봉으로 관리한다.(주동 호흡근: 늑간근, 횡격막 /보조 호흡근: 사각근, 흉쇄유돌근, 소흉근, 복근)

자기력의 균형을 되찾기 위해 천사봉을 평소에 활용하여 본인과 가족, 지역사회와 함께 서로 수호천사가 되어주면 자신과 가족의 건강과 행복을 회복하게 되고, 나아가 건강하고 행복한 사회를 만들 수 있다.

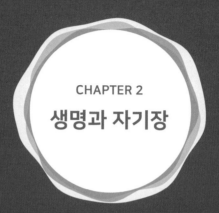

CHAPTER 2

생명과 자기장

1. 자기장이 생존의 근원

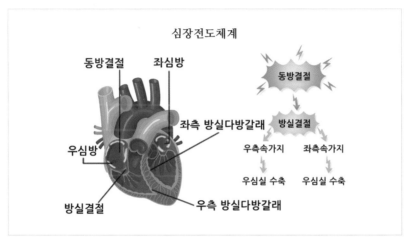

심장의 전기전달체계

　난자와 정자가 만나 하나의 배아가 되어 6주가 지나면 심장이 만들어지고 그 이후 사망에 이르기까지 쉬지 않고 움직이는 심장의 중요성은 두 번 말할 필요가 없을 것이다.

　인간 존재에서 가장 중요한 부분이 뇌일까? 심장일까? 뇌와 심장 두 부위에서의 자기장의 역할이 매우 중요하다는 사실은 분명하다.

　미국 캘리포니아공대의 커시 빙크 박사가 1992년 발표한 내용을 보면 인간의 뇌 속 자철광은 핏속의 철분보다 100만 배나 더 강하게 자기장에 반응한다고 한다. 또한 심장은 뇌에 비해 자기장 강도가 5,000배 정도 강력하다. 마음의 상처를 받았을 때 심장박동의 다이어그램은 매우 불규칙하게 바뀌고 온몸에 영향을 끼칠 수밖에 없다.

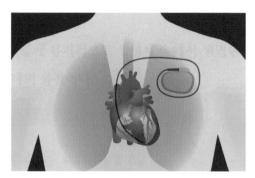

심장박동기(우심방의 동방결절의 문제로 심장박동기를 삽입한다.)

소나 사슴이 풀을 뜯어 먹을 때에도 지구자기장에 맞춘 방향으로 몸을 두고 풀을 뜯는다. 들쥐도 집을 짓는 데 자기장에 맞추고, 개들이 대소변을 볼 때조차도 지구자기장 방향 선호도가 나타난다.

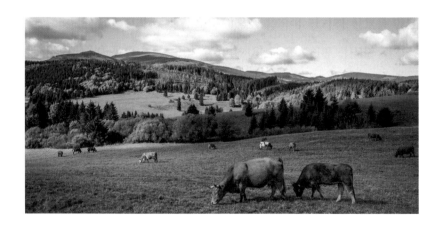

어떤 물질이나 공간에 존재하는 자철광 물질이 사람의 뇌에 존재하는 자철광 물질과 감응(感應: 어떤 느낌을 받아 반응을 일으키거나, 마음이 따라 움직임)을 하게 되면 마치 전기와 전기가 서로 통하듯 반응하게 된다.

전령 비둘기 귓속 달팽이관과 무지개송어 후각세포에 나침반 역할을 하는 철 입자가 있어 뇌로 신호를 전달해 방향을 잡아주고, 비둘기의 귀나 송어의 코에도 나침반이 있다고 한다.

50년 전부터 과학자들은 철새의 체내에 나침반처럼 지구자기장에 반응하는 물질이 있을 것으로 생각했다. 2008년 미국 애리조나 주립대와 영국 옥스퍼드대 연구진은 철새의 망막에 있는 '크립토크롬'이라는 단백질이 자기장에 따라 형태가 바뀌면서 뇌로 신호를 보낸다고 밝혔다. 하지만 이 크립토크롬이 어떻게 신경전달을 컨트롤하는지는 정확하지 않다. 이 단백질은 저물녘 햇빛에 많은 청색광에 주로 반응한다.

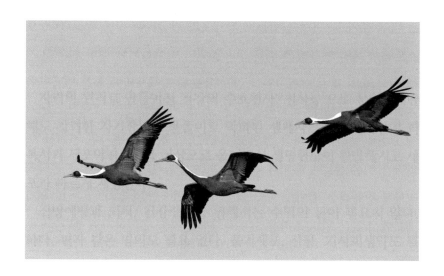

철새도 주로 저물녘에 길을 떠난다. 다른 가설도 있는데, 동물의 코 뒤 삼차신경 근처, 또는 귀의 내이 수용체 세포 안에 작은 자철석 물질이 자기장에 의해 배열되는 방식에 따라 신경전달 경로가 열리거나 닫히게 된다.

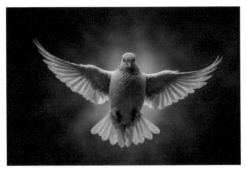

비둘기의 내이(內耳) 속에 있는 모(毛)세포의 지각 뉴런에서 공 모양으로 뭉쳐 있는
철 성분을 발견했는데, 이 모세포에는 쇠공이 딱 한 개씩 같은 부위에 들어있다는 것이다.
모세포는 소리와 중력을 감지하는 역할을 한다.

미국 베일러의대 연구팀은 전령 비둘기에게 자기장의 방향을 임의로 바꿔 주자 귀 안쪽에 있는 신경세포가 반응하는 것을 확인했다. 오스트리아·독일 연구팀은 비둘기나 철새의 방향잡기에 대한 연구를 진행했다. 새의 귓속 달팽이관과 전정 유모세포 세포막에 철분이 풍부한 조직이 붙어있는데, 자기장을 바꿔 주자 이 철분 입자가 움직이면서 세포막에 물리적 압력을 주었고, 세포막의 형태가 변하면 전기를 띤 입자가 이온 통로를 통과해 신경 신호를 발생시켜 이것이 뇌로 전달돼 방향을 잡는다는 것이다. 미국의 또 다른 연구팀은 무지개송어의 후각 세포에서 같은 원리로 작용하는 자철광 입자를 발견하기도 했다.

생명체는 탄생에서 시작하여, 지자기에 반응하면서 생존하는 것이 매우 중요하다는 사실을 알 수 있다. 인간에게도 역시 자기장에 대한 반응 감각이 발달해 있으며, 잘 작동되도록 노력해야 건강한 삶을 영유할 수가 있다. 그러나 우리 사회는 점차 자기력의 교란과 약화가 심화되어, 산업이 발달한 현대사회일수록 건강을 해치고 있다.

우리가 살고 있는 지구의 공간은 비어있는 것처럼 보여도 생명물질로 가득 차 있다. 수분과 무기질, 햇빛과 자기장이 그것이다. 자기장이란 자성물질들이 방향성을 가지고 정렬해 있는 상태로 이것이 존재하여야 비로소 전기가 만들어지는 것이다. 아무것도 없는 빈 공간에서는 전기발생도 불가능하여, 최고의 엔진도 무용지물이다. 생명체란 결국 생체전기체로 우리가 생명을 다룰 때 반드시 기본으로 이해하고 고려해야 할 것이 바로 자기장이다. 하지만 기존 의학들은 치유와 관련하여 인간의 자기장을 고려하지 않으니 어찌 질병을 제대로 예방하고 관리하겠는가!

2. 자기력과 기(氣)에너지

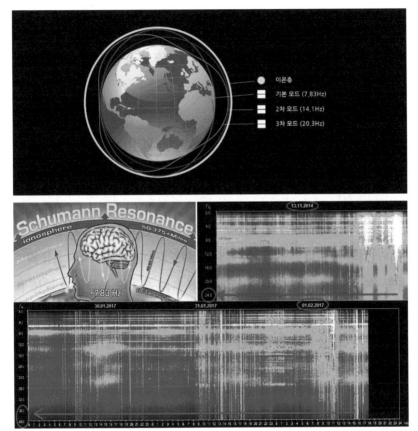

슈만 공명 주파수 그래프. 슈만공명은 지구의 전자기 스펙트럼에서 발생하며 매우 낮은 주파수 (평균치 7.83)인 7.5Hz에서 8.3Hz 사이로 움직이는 지구라는 하나의 큰 통의 울림현상으로 우주와 환경영향에 따라 변화되며, 432Hz와 공명한다. 번개가 칠 때마다 수치가 솟구쳐 오른다.

1) 자석 기억력 향상과 뇌질환 치료효과

자석으로 뇌를 자극하면 기억력 향상과 알츠하이머 등 뇌질환 치료에도 효과가 있다는 사실은 이미 십여 년 전부터 연구 결과로 밝혀지고 있다.

미국신경과학학회에서 쥐의 뇌 신경세포에 자석 자극을 가해 자석이 기억을 담당하는 신경세포 성장에 도움이 된다는 것을 확인하고 알츠하이머 치료제 개발에 박차를 가하고 있다. 최근에는 나노 자기장을 이용하여 파킨스, 뇌전증, 알츠하이머 환자의 운동회복력을 증가시킬 수 있다는 결과를 얻었다. 쥐 실험을 통한 경두개 자기자극(TMS)의 결과로 이미 인체에 적용하고 있는데, 줄기세포 성장에도 큰 영향을 미쳤기 때문이라고 한다.

2) 뇌하수체는 중앙처리장치인 CPU

인간의 행동과 내분비계의 명령을 내리는 뇌를 컴퓨터라고 한다면, 뇌하수체는 중앙처리장치인 CPU에 해당된다고 볼 수 있다. 모든 데이터를 처리하는 장치인 컴퓨터의 CPU와 같이 뇌하수체는 쉴 새 없이 일하고 처리할 데이터의 양이 많아서 항상 과열되기 쉽다. 그래서 열을 식혀주는 쿨러인 부비동이 가까이 있다.

3) 자기력의 영향을 받는 뇌

뇌척수액이 가득 차 있는 간뇌는 송과체, 뇌하수체, 시상하부로 나눠진다. 시상하부는 배고픔이나 갈증, 피로감, 체온변화를 감지하고, 뇌하수체는 기분과 감정에 영향을 받아 호르몬을 생산하는데 자기력의 변화에 민감하게 반응하게 된다. 간뇌에 가득 차 순환하는 뇌척수액의 파동은 자기력 영향권에 있다.

4) 송과체를 자기장으로 자극하여 불면증 치료

송과체는 생식계와 생물학적 시계를 조절하는 기관으로 멜라토닌 생산에 관여한다. 정신수련의 경우 송과선에 영혼이 위치한다고도 하는데, 먼 곳을 날아다니는 철새들의 경우 낮의 길이가 달라지면 이주를 시작하며, 물고기의 회유 역시 생체자기와 관련되어 있다.

밤낮이 뒤바뀌거나 스트레스가 심하고 빛공해가 심각한 현대인들에게 불면증이 심각하다. 이런 경우 송과체 부위에 자기력이 작용하면 멜라토닌 분비에 관여하여 불면증이 해소된다.

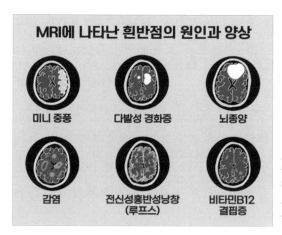

뇌 MRI에 나타난 흰 반점의 원인과 양상·지속적 자기장의 교란은 뇌 혈액순환장애를 발생시켜 뇌 백질의 변성을 불러온다.

5) 부비동이 막혀 발생하는 질병들

뇌하수체를 식혀주지 못해 유발되는 질병들은 두통, 중이염이나 비염과 축농증, 편도선염, 안구건조증 등 매우 다양하다. 안면이나 두개 골이 구조적으로 틀어져 부비동이 막히게 되면 간뇌에 직접적인 영향을 주게 되고, 부비동에 의한 쿨러 역할도 못 하며, 뇌 호흡에 문제를 가져온다.

천사봉을 이용하여 틀어진 두개골과 얼굴을 관리하면 구조적 틀어짐도 해결하면서 자기력의 약화와 교란도 해결하는 일석이조의 효과를 얻는다.

모든 생명체는 생체전기에너지 바다에서 살다 에너지 무덤에서 사멸한다. 식물이 태양빛을 가둬 사용하는 광합성으로 생존해 가듯 모든 생명체는 전기 없이는 존재할 수 없다. 전기의 근원인 자기력은 생명의 근원으로 지구자기장 없는 세상은 상상할 수도 없다. 햇빛과 물과 공기는 인식되는 데 반하여 자기력은 보이지 않아 평소에 인식하지 못하고 살고 있을 뿐이다.

6) 심장은 자화기(磁化機)

1963년 바울레와 맥피가 심장에서 발생하는 자기장을 측정한 이후, 2000년에 오슈만은 심장전류가 심장 자기장도 발생시킨다는 가정을 하게 되었다. 인간의 심장과 장기에서 만든 자기장은 무한한 공간으로 뻗어나가 주위의 생명체와 환경과 상호작용하며 사라지지 않고 약해질 뿐이다.

연구된 생체자기장으로 질병 진단에 사용하기도 한다. 그러면서도 생체전기와 자기장의 중요한 생물학적 작용에 대해서는 기존 의학과 과학이 매우 소극적이며 회의적이다.

상처 부위에서 발생하는 생체전기인 통증신호가 사기 몸에 보내는 구조신호인 동시에 치유 파동이라는 것도 밝혀졌는데, 현대의학에서 이야기하는 생체전기, 자기장은 결국 동양의학에서 기(氣)라고 부르는 것과 동일한 것이다.

7) 3가지 생명 에너지(氣) 곡기, 공기, 전자기

① 곡기는 영양에너지로 음식을 통해 인체 내에서 상온핵융합을 거쳐 분해 흡수되지만, 과식하고 흡수되기 힘든 몹쓸 것을 먹어 인간은 병든다.

② 공기는 숨통을 트는 에너지로 점차 오염되어 질병의 원인이 되고 있다. 공기 중 산소는 가장 강력한 자성 기체로 산소를 흡입하여 세포에게 생체자기장을 제공한다.

③ 생체전기는 자기력과 관련된·에너지로 부어(Burr)에 의해 '전기역

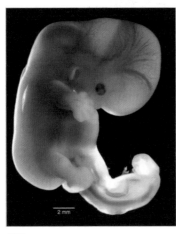

학장'이라고 명명되었는데, 태아가 수태되었을 때 엄마의 생체자기장에 공명되어 유전학적 기초가 된다고 믿었다. 중국에서는 부모로부터 얻은 이 원초 에너지를 부어가 언급한 전기역학장 대신 원기(元氣)로 명명하고 있다.

태아

3. 친밀감을 높이는 자석놀이

　자석을 가지고 놀았을 때 만족감과 호감이 일반블록을 갖고 놀았던 파트너와의 수치보다 더 크다는 연구 결과가 나왔다. 자석의 끌어당기는 힘(자력)을 생각하는 것만으로도 사랑하는 마음을 더 키웠을 것이라는 추측이다.

　미국 텍사스 오스틴의 A&M대학 연구팀이 18~22세 학생을 대상으로 한 연구 결과, 자석블록 놀이를 한 그룹의 학생들이 파트너에 대한 만족도나 호감이 더 큰 것으로 나타났다. 물건을 끌어당기는 성질의 자석은 뇌가 상대방에 대한 매력을 더 높여주도록 작용하여 친밀함을 더 강하게 해준다.

　멋진 자연풍경 속에서 연인에 대해 호감이 커지는 것과 사랑에 대해 생각하면서 먹는 음식이나 음료가 더 달게 느껴진다는 연구 결과와도 일치하는 내용이다. 자석과 친해지면 인간관계도 좋아진다니 자석과 친해지자.

　미국 의학저널의 연구로 자석놀이가 뇌에 안정감을 주고 알파파를 증가시켜 학생들의 학습능력을 증가해 준다는 연구 결과도 나왔다. 자석과 가까이할수록 건강과 행복 두 마리 토끼를 잡을 수 있다.

4. 불멸의 곰벌레와 생체자기장

　외눈박이 외계인처럼 보이는 곰벌레는 지구에서 가장 강력한 내성을 지닌 생명체로 알려져 있다. 절대영도에 가까운 영하 272℃부터 영상 150℃까지 극한 온도에서 살아남는 생명체다. 또한 극도의 탈수 상태에서도 세포 형태를 유지한다. 강력한 방사선을 견딜 수 있어 우주 공간에서 열흘 넘게 살아남은 사례까지 보고되었다.

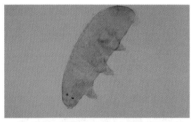
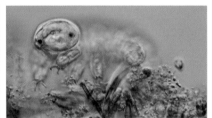
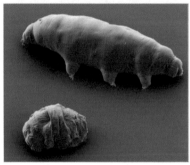

곰벌레 현미경 사진
(위는 활성 상태, 아래는 건조로 인한 비활성 상태)

　극단 온도나 방사선은 생명체의 DNA를 파괴하는데, 현미경으로 관찰이 가능한 무척추동물인 곰벌레는 탈수 상태에서까지 가사 상태로 살아남을 수 있고, 극단 온도와 방사선까지도 견뎌내기에 연구자들에게 흥미로운 연구 대상이 되었다.

이런 곰벌레의 내성 유전자를 2017년 인간 세포에 이식하여 보니 방사선 내성을 높일 수 있었다. 과학자들은 추가 연구를 통해 특수단백질이 곰벌레 DNA에 '전기 울타리 = 정전 차폐(electrostatic shielding)'를 만든다는 사실까지 알아냈다.

이렇게 형성된 자기장 차폐막인 정전 차폐(전기 실드)는 방사선이나 활성산소로부터 DNA를 전기적으로 보호하는 것이다. 생물학의 역사를 다시 쓴 브루스 립튼(Bruce H. Lipton) 박사는 유전자는 집을 짓는 청사진에 불과하고 유전자를 발현시키는 스위치가 바로 생체자기장이라고 언급했다. 이처럼 결국 고유 유전자를 보호하고 발현시키는 DNA 위의 생명유지 요소가 바로 생체자기장(생체전기)이라는 것을 충분히 이해할 수 있다. 현대의학이 DNA의 조각인 텔로미어(telomere) 길이에 집착하면서 실제로 생명유지의 관건인 생체전기 연구와 활용에 등한시하는 것은 참으로 애석한 일이다.

천사봉 유미테라피는 생명의 원리는 전자의 회전에너지로 인한 소용돌이 현상이라는 것에 착안하였다. 팽이가 잘 돌 때는 움직임이 잘 안 보이다가 속도가 줄어들고 회전에너지가 외부 힘 자극으로 왜곡되면 비틀대다가 멈춰버리는 현상을 보고, 팽이가 다시 빨리 잘 돌도록 팽이채로 때리는 것을 구현한 것이다. 실제로 '천사봉'은 회전에너지를 극대화하는 도구인 팽이채로 팽이를 멈추지 않게 다시 잘 돌리도록 내리치는 원리와 기술이다.

질병이 나기 전에 미리미리 건강관리와 질병예방 차원에서 생체자기장 도구인 천사봉과 원리와 기술인 유미테라피를 활용한다면, 불멸의 곰벌레의 전기 실드는 우리에게도 가능한 일이 아닐까?

5. 브루스 립튼 박사의
줄기세포 연구와 자기장

오랫동안 줄기세포를 연구하던 세포생물학자 브루스 립튼 박사는 어느 날 우연한 기회에 줄기세포와 DNA보다 더욱 원초적인 생명요소를 확인하게 되었다. 저서 《당신의 주인은 DNA가 아니다(The Biology of Belief)》를 통해 인체 세포 단위에서 볼 때 핵(核)은 일종의 정보전달 기억저장 장치이며, 핵 속 DNA는 마치 건축물을 지을 때 필요한 청사진과 같이 인체를 구성할 도면일 뿐이라고 언급했다.

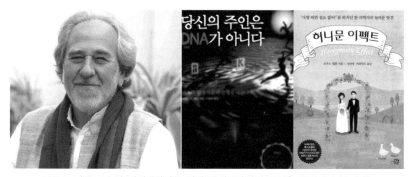

브루스 립튼 교수와 저서 《허니문 이벤트》와 《당신의 주인은 유전자가 아니다》

실제로 세포막에 존재하는 '막 단백질'에 의해서 세포의 행동이 결정되는데, 이 막 단백질이 활성화되고 결합되는 과정에서 자기장이 관여하기 때문에 결국 세포 생명활동에 중요 요소는 DNA가 아닌 생체자기장의 진자기적 에너지의 흐름이라는 것이다.

그는 또한 '인간의 생각은 50조 개 세포로 이뤄진 나란 존재를 지배하는 정부이자 컨트롤타워이며, 각각의 세포는 각자 호흡기관과 소화기관을 갖은 하나의 생명체로 심지어 신경계와 면역기관도 존재한다고 언급했다.

뉴턴의 과학은 물질만 다뤘기 때문에 현대의학은 인간을 물질로만 바라보고, 사람 몸을 분자 단위로 분해해서 병든 사람을 어떻게 치료할 것인가를 결정한다. 즉, 현대과학의 목표는 기계에 불과한 인간과 자연을 통제 지배하는 지식을 얻는 데 있다는 것이다.

다윈은 '인간이란 기계'의 통제력이 유전이란 형질로 자식에게 이전된다고 믿고 난자와 정자의 결합에 화학적 반응에만 관심이 있었다. 다윈 100년 후 크릭과 왓슨은 DNA 개념을 세상에 소개하면서, 이중나선구조 염기서열 배열에 따라 인간 형질이 결정된다고 했다. 결국이 또한 인간을 단백질에 불과한 기계로 보는 것이다. DNA, 즉 유전자가 우리의 삶, 즉 개개인의 특징, 외모, 행동, 감정까지 모든 것을 통제한다는 '유전적 운명주의'에 지나지 않는다. 우리 몸이 유전자에 의해 결정되는 생물학적 기계라면, 우리 노력으로 할 수 있는 일은 얼마나 될까? 결국 유전자가 우리의 운명을 지배한다면 우리는 가족력의 희생자가 될 수밖에 없다.

브루스 립튼 박사는 강연에서 다음과 같이 말했다.

"미국 주요 사망원인 3위가 암으로 매년 55만 3,251명, 2위가 심혈관 질환으로 매년 69만 9,697명, 1위는 의료행위 때문에 생기는 질병

'의원병'으로 매년 78만 3,000명으로, 약 처방으로 30만 명이 사망합니다. 그러니 현대 의료모델은 가짜라고 할 수 있습니다.

1925년에 양자물리학의 등장으로 우주는 물질이 아니라 에너지임이 밝혀졌는데도, 현대물리학이 파동을 연구하는 것과 달리 현대의학은 에너지(=파동)를 연구하지 않습니다. 파동은 몸의 단백질을 변형시키고 그런 변화는 결국 우리의 유전자를 변화시키는데도 말입니다.

Matter(물질)과 Field(자기장)가 만나 Structure(구조, 형상)를 만드는데, 아인슈타인에 따르면 Field는 물질을 통제하는 유일의 컨트롤타워로 자기장을 이해 못 하고 물질을 이해할 수 있습니까? 이와 마찬가지로 자기장을 이해 못 하고는 우리의 세포나 몸의 건강 상태를 이해할 수 없는 것입니다. 현대의학이 실패하는 이유는 자기장이나 에너지에는 관심이 없기 때문입니다.

오늘날 세포를 정의하는 개념은 다릅니다. 세포는 배터리 같은 개념으로 이해되고 있습니다. 우리 몸의 모든 세포는 안쪽은 음(-) 전압이고 바깥은 양(+) 전압입니다. 즉 살아있는 모든 세포는 일종의 배터리라고 볼 수 있습니다. 각 세포는 대략 1.4볼트의 전압을 가지고 있는데요. 우리 몸은 50조 개의 세포로 이루어져 있고 결국 우리 몸속에 700조 볼트의 전압이 흐르고 있는 겁니다. 명상, 기를 활용한 치료가 이러한 원리입니다.

하나의 단백질을 만들려면 하나의 유전자가 필요하니, 15만 개의 유전자로 구성된 인간을 만들려면 15만 개의 유전자 지도가 필요하지만, 현재 게놈지도는 2만 3,000개의 유전자만을 발견했습니다. 새로운 인간을 만들기 위해서는 턱없이 부족합니다. 유전자는 우리 삶을 통제할 수 없고, 생명체를 지배한나는 것도 진실이 아닙니다. 유전적으로 동일한 줄기세포를 서로 다른 환경에 두었더니 어느 배양액은 근육이 되고 어느 배양액은 지방이 되었습니다. 결국 세포의 운명은 유전자가 아닌 환경이더라는 말입니다.

오히려 나란 존재가 유전자의 지배를 받는 유한하고 한정된 존재라는 운명적 세뇌가 인간을 무기력하게 만들고 빨리 노화하게 만들고, 질병에 걸리게 만든다는 겁니다. 마음이 모든 것을 지배한다는 것입니다."

6. 혈액순환 장애는
혈액의 자화력 저하

우리가 매일매일 일상생활에서 건강하기 위해 밤에 푹 자고 휴식을 취해야 한다. 그날의 피로를 그때그때 해결하지 못하고 피로가 누적되면 질병을 유발하게 된다. 그래야 하루 종일 움직이면서 서로 달라붙었던 적혈구도 시알산 코팅이 회복되면서 전기상태가 회복되어 다시 피돌기가 잘 되는 것이다.

혈액은 혈관 속을 잘 달리기 위해서 적혈구의 전기적 대전(electrification) 현상이 깨지지 말고 잘 유지되어야 한다. 적혈구끼리의 전기적 밀어내기 현상은 마치 자기부상열차가 마찰을 최소화하여 저항 없이 적은 에너지로 빠른 속도로 달리는 것과 같은 이치이다.

스트레스, 과로, 낮은 체온, 신체적 왜곡은 적혈구의 전기적 대전 현상을 망가뜨린다. 그 결과 피돌기가 늦어지게 되면서 여러 병증이 나타나게 된다. 정전기(靜電氣)는 결국 전기가 대전(帶電; 전기를 띠는 현상) 되어야 잘 흐르는데, 전기적 균형상태가 망가져 잘 흐르지 않아서 정체되는 것이다.

특히 혈전현상이 두드러진 백신 접종자들과 중증환자들의 경우 아예 적혈구끼리 서로 달라붙어 연전현상이 생기거나 혈전이 발생하여

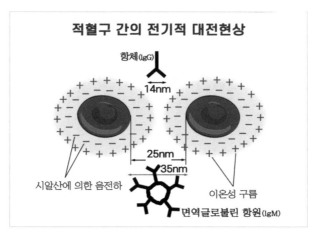

적혈구 간의 전기적 대전현상

좁은 혈관을 지나가지 못하게 된다. 그런 현상이 뇌에 생기면 뇌동맥류가 발생해 뇌경색, 뇌출혈이 일어나고, 이런 현상이 무릎관절에 생기면 관절이 붓고 통증이 온다. 심장으로 혈전현상이 심한 혈액들이 돌아오게 되면 심장은 과부하를 받아 심근염, 심장마비 등 심각한 문제를 야기한다.

혈액순환이 안되는 부모에게 불편한 부위를 약하게라도 수시로 천사봉으로 문지르면 정전기 상태에서 대전상태, 즉 생체전기가 저항 없이 잘 흐르는 상태로 변화되면서 통증이나 불편한 증상들이 점차 사라지게 된다.

유미테라피에서 자화(磁化, Magnetization)를 자꾸 강조하는 것은 내 몸에 적정 자성을 회복시키는 과정으로 세포들이 적정 세포막전위차를 갖도록 만드는 것이 전화(電化 = 帶電 = electrification)이며, 자기력이 바로 전기력이다.

'혈액순환이 안 된다'는 말은 혈액의 대전상태가 깨졌다는 의미이고, 반대로 혈액순환이 잘된다는 의미는 혈액의 대전상태가 회복되었다는 의미이다. 결국 혈액순환을 원활히 만드는 것이 자화이며, 전기적 환경이 혈액순환의 관건이다.

7. 자기장이 염색체 방향까지 바꾼다

한국과 중국 같은 동양에서 온 이민자들이 이유도 모르는 질병에 걸려 갑자기 죽는다. 뉴질랜드에서도 그 이유를 규명하려고 애썼지만, 확인이 되지 않았다고 했다. 그 무렵 비슷한 기사를 접했다. 기사 내용은 이민자들이 아직 의료보험 혜택이 되지 않는 상황에서 비용을 절약하려고 병원을 가지 않아 병을 키워서 그런 것인지 여러모로 원인을 찾으려 했지만, 뾰족한 원인을 발견하지 못했다고 한다. 그래서 동양인 사망 괴담이 떠돌 정도였다.

난 뉴질랜드로 이민 간 동생이 파킨슨으로 고생하는 것을 보며 질병의 근원적 원인에 대하여 계속 생각하게 되었다. 그러던 중 자기장 교란이 건강에 악영향을 미치는 바를 추론했다. 결과적으로 북반구에 살던 사람은 그 자기장 환경에 맞춰서 세포 속의 생체자기장이 반응하다가 남반구에 가서 거꾸로 된 자기장에 제대로 적응하지 못하면 심각한 자기장 교란 상태가 올 것이라는 추론이었다.

자석요법의 경우도 북반구와 남반구는 정반대로 북반구에서는 N극을 남반구에서는 S극을 피부에 부착하라고 권한다. 결국 적응이 힘든 경우 생체자기장의 교란이 해결되지 않지만, 병원에서는 질병을 바라볼 때 생체자기장 관련된 문제는 염두에 두지 않으니 자연히 원인불명의 병이 되고 자기장 교란은 심각한 결과를 불러오게 된다.

이미 지자기의 변화가 인간 염색체에 미치는 연구가 많이 존재했다. 특히 자기장 관련 연구는 러시아에서 많이 진행되었는데 지자기가 염색체 재배열을 아주 쉽게 일으키며, 세포 내 주파수를 2배까지 변화시켜 임파선이 자기장 교란과 변화에 따라 지속적으로 영향을 받는다는 것을 확인했다. 미국 밴더빌트대학의 신경전문의 로버트 홀콤 박사는 자력이 세포 내 염색체 방향을 바꾼다는 연구 결과를 발표했다. 자기장 교란과 약화가 지속되면 당연히 위험하다. 생체자기력이 부조화상태가 되면 염색체 이상으로 백혈병, 암, 어지럼증 등 별의별 질환이 다 오게 되는 것이다.

강력한 MRI 자기장 속에서 건강한 장기와 달리 질병이 발생한 장기에는 다른 파동이 존재한다는 것이 밝혀졌다. 신토불이는 음식뿐 아니라 자기장에 영향을 미치는 물, 토양, 암석, 나무, 수맥, 생활하는 지역까지 종합적 요소들이 모두 포함된다. 파동이란 결국 소리, 색상, 미네랄 성분, 오미의 맛 등 온갖 삼라만상에서 나와 서로 간섭하고 영향을 주고받는다.

역으로 생체자기장을 자기파동으로 관리하는 유미테라피는 염색체 역행의 문제로 오는 다양한 질병까지 관리할 수 있다는 이야기이니 홀콤 박사의 연구 결과가 얼마나 고마운지 모르겠다. 질병이 오면 먹거리와 잠자리와 생활환경을 바꾸는 지혜가 필요하다. 우리는 자연의 일부로 서로 주고받는 작용과 반작용 속에 혼재된 존재로 열린 자기장을 함께 공유하는 하나의 존재이기 때문이다.

현대 양자의학의 개념으로 보면 질병이나 미병의 경우 세포와 조직 등의 파동이 교란된 것을 확인하여 질병을 구분한다. 우리 인체를 전기에너지체로 보게 되면 파동요법이 결국 그동안 미흡했었고, 앞으로 더 발전해야 하겠지만 충분히 근거 있는 치료법이라는 것을 확인할 수가 있다. 단지 얼마나 본질에 가깝게 다가설 수 있는 파동요법인가에 해답이 있을 것이다.

8. 음성과 양성 자기장

1) 건강에 해로운 양성 자기장

자기파동으로 건강관리를 한다고 하니 "전자파가 몸에 좋다고요?" 하며 질문하는 사람들이 종종 있다. 자기장에도 유해한 것은 양성 자기장이라 한다. 송전탑이나 휴대폰, 자동차나 전자기기에서 나오는 전자파, 우리가 건강에 나쁜 줄 알면서도 사용하는 전기담요와 형광등, 와이파이에서 방출되는 전자파가 여기에 속한다. 양성 전자파장은 암과 염증, 염색체 이상, 뇌질환, 불면증 등 건강에 악영향을 미치고 세포막 내외 각종 이온들의 불균형을 초래하여 호르몬 분비에 악영향을 준다.

2) 자연 속에 존재하는 음성 자기장

반대로, 양성 자기장의 위협에서 인체를 보호하는 것이 바로 음성 자기장으로 자연 속에 존재한다. 강과 바다, 산과 흙, 암석과 소금, 나무와 풀과 같은 우리를 편안하게 만들어주는 것이다. 또한 자석을 잘 활용하면 신속하게 인체가 둘러싸인 양성 전자파의 위협에서 구해줄 수 있는 것이다.

자연의 일부인 인간이 지자기의 품에서 멀어지고 인간이 만든 유해 물들 속에 갇혀 신음하면서 인체에 공급되는 산소가 부족해지고, 나쁜 먹거리를 먹어서 미생물의 다양성도 파괴되면서 온통 독소로 가득 차고 신체균형까지 깨지게 되니 질병이 친구하자고 한다.

결국 자연과 멀어진 인공구조물과 인공제품, 인공식품 속에서도 생존하기 위해서는 자연의 지자기를 빌려와서 활용하는 방법이 최선일 것이다. 가능한 자연과 더불어 살면서 피치 못할 경우에는 유미테라피와 함께 하길 권한다.

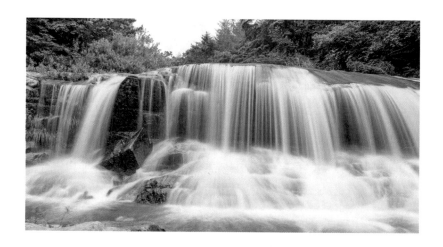

9. 마음은 어디에 있나

마음이 어디에 있는가를 생각하기 전에 인간이란 존재는 마음과 육신으로 이뤄진 생명체이다. 육신 없이 단독으로 마음이 존재할 수 없고, 마음 없는 육신은 이미 생명이 아니다. 혼과 마음은 다른 영역이라고 본다.

그럼, 마음은 분명히 육신에 깃들어 있거나 육신과 연결되어 있음은 분명하고, 육신에 생명이 깃들어 있어야 한다. 생각이 마음 아닐까? 그러니 뇌에 마음이 있는 게 아닐까 생각하기도 했고, 여러 다른 이유로 인해 뇌가 아닌 심장에 마음이 있다고 보기도 했다.

1) 마음은 근육이 담고 있다

유미테라피에서는 마음이 근육에 있다고 본다. 마음의 작용은 근육에 영향을 미치고 근육의 지속적 긴장으로 인해 근육에 불균형이 발생하면 전기체인 인간의 생체전기 흐름의 장기인 '근막'에 즉각 영향을 미치고 그것이 온몸에 영향을 미치게 되고, 몸은 그 파동을 근육에 담아두기 때문이다.

그래서 유미테라피에서 파동마사지 도구인 천사봉으로 근육을 마사지하여 생체자기장의 불균형을 해소시키면 신체뿐 아니라 마음의 건강도 되찾을 수 있다. 특히 심장을 둘러싼 심부의 심장 부근의 근육을 천사봉으로 유미테라피하다 보면 오래 쌓였던 트라우마, 울분이 폭발하면서 울음이 터져 나오고 마음이 편안해지는 사례를 많이 보게 된다.

현대사회에서의 극도의 스트레스는 우울증과 조울증, 공황증, 과대망상증, 치매 등 다양한 심적 문제들을 야기한다. 이런 문제들을 현대의학에서는 정신병으로 보고 뇌신경 관련 약물을 처방한다. 마음이 뇌에 있다고 보는 유물론적 사고이다.

2) 정신질환은 근육질환이다

그러나 유미테라피에서는 일어난 마음이 이미 근육에 담겨 있기 때문에, 긴장되고 억압된 근육을 파동마사지기 천사봉으로 이완시켜 주면 억압되고 왜곡되고 흐르지 못한 마음의 작용들이 정상화되어 우울증이나 조울증, ADHD나 공황증, 트라우마 증상까지 모두 해결된다는 것을 많은 사례로 검증하였다.

그래서 나는 정신질환을 근육병으로 보는 것이다. 근육긴장이 이완되고 꼬이고 비틀린 왜곡이 정상화되면 거짓말처럼 정신질환은 즉각 해결된다. 질병의 원인이 어디에 있는가에 따라 치료법은 극단으로 달라지고 결과도 달라진다. 단연코 정신질환은 근육병으로 오랫동안 긴장되고 왜곡된 근육을 파동마사지 하면 된다.

3) 현대의학은 마음을 뇌에 있다고 보고 처방한다

현대의학에서 처방한 약물들은 신경에 작용하여 뇌신경전달을 둔화시키고 생체전기를 약화시키기 때문에 원인 해결이 전혀 안 될 뿐 아니라 증상이 잠시 약화되다가 결국은 점점 더 악화되는 안타까운 현실을 이미 우리는 경험하고 있다. 벼룩 잡으려고 초가삼간을 다 태우는 꼴과 다를 바 없다.

4) 모든 장기는 근육이다

우리말에 '배알이 꼴린다'라는 말이 있는데, 그것은 창자가 꼬인다는 말이고 '사촌이 땅을 사면 배가 아프다'거나 '애간장이 녹는다'는 말도 심적 작용인 마음이 내부 장기들과 피드백한다는 걸 조상들은 이미 알고 있었던 것이다. 아이들의 과민성 대장증상도 비슷한 맥락으로 싫은 일을 하려면 실제 배가 아프게 된다. 엄살이 아니다.

이렇게 이야기하면 그럼 마음은 복부 장기인 창자에 있는 것인가 반문할 수도 있지만, 우리의 신체는 심장도 근육이요, 위장도 근육이요, 창자도 근육이다. 모든 근육은 연결되어 있다. 결국 마음의 작용은 파동으로 온몸 근육에 전달되어 서로 주고받는 관계 속에서 생존하는 것이다.

5) 마음은 에너지장이다

'근육의 긴장은 신경을 따라 뇌에 자극을 주고 뇌는 마음에 영향을 미치고 생각은 다시 근육에 영향을 미친다.'

이것이 기존의 신경학으로 보는 근육과 뇌와 마음의 연결고리였지만, 새로 등장한 이론에 의하면 마음은 두뇌가 아닌 에너지장에 존재한다는 사실이 밝혀졌다.

신경생리학자 벤자민 리베트와 버트램 파인슈타인은 피부에 전기자극을 주어 두뇌에서 감지하고 반응하는 실험을 통해 사람의 인지가 전기자극에 반응하는 속도보다 느리다는 놀라운 사실을 확인했다. 그 말은 뇌신경을 통한 신경체계를 통한 '의식 과정'보다 더 빠른 '무의식'이 존재한다는 것을 증명해 주는 것이다. 의식과 무의식 두 세계가 모두 마음이라고 볼 때 마음은 두뇌작용을 통한 의식체계를 넘어서는 넓은 영역이다.

마음이란 결국 뇌신경체계보다 한발 먼저 움직이고 생명체 안팎으로 열린 광역의 공간에 존재하고 있으면서, 생명의 본질인 '생체자기장'의 영역이기 때문에 결국 마음은 생체자기장에 존재한다는 의미이다.

6) 마음의 에너지장 사례들

다음은 마음이 생체자기장인 에너지장(Energy Field)에 존재한다는 것을 확인시켜 주는 내용들이다.

1) 뇌의식 체계와 무의식 신호체계 속도 측정

샌프란시스코 신경생리학자 벤자민 리베트와 버트램 파인슈타인이 피부에 접촉자극을 주고 두뇌에 전달되는 데 걸리는 시간을 측정했다. 두뇌는 0.0001초 만에 자극을 감지하고 0.1초 만에 버튼을 눌렀다. 그러나 0.5초 동안 전기자극과 심지어 버튼을 눌렀다는 것도 인식하지 못했다는 것이다. 피부전기자극에 대한 반응은 결국 신경세포를 통한 것이 아니라 무의식에서 내려진 것이다.

2) '근육활동'보다 1.5초 전 운동전기신호

그럼, 우리가 의도적으로 움직이는 근육활동은 어떨까? 우리가 근육을 움직이기로 결정하기 1.5초 전에 이미 운동에 필요한 전기신호를 만들기 시작한다는 사실도 밝혀졌다. 뇌에서 명령을 하달하기 전에 반응한다는 것이니 기존의 뇌세포 활동영역을 벗어난 것이다.

3) 소리와 빛 자극에 뇌보다 에너지장이 먼저 반응

롤링근육요법을 창시한 헌트(Dr. Valorie Hunt)는 1988년 〈생체 구조상의 신경근 에너지장과 정서적 접근 연구〉에서 예민한 감각자(sensitives)들의 오라(aura) 색깔과 주파수가 상호 연결되고 있음을 확인하고, 소리나 빛의 자극에 인간의 에너지장이 두뇌보다도 빨리 반응한다는 사실을 확인했다.

4) 에너지장으로 상대의 생각을 읽는다

드라이어(Carol Dryer)는 마돈나, 티나 터너, 린다 그레이 등 유명한 정치인들의 심리상담을 해주었고, 심지어 의사의 연구에도 자문역을 하던 심령가이다. 그는 인간의 에너지장은 마치 지문과 같이 사람마다 다르다고 밝혔는데, 드라이어가 사람의 오라를 보고 병을 진단할 때 인체가 자극을 의식하기 전에 먼저 에너지장이 반응한다는 사실을 확인했다.

상대방의 표정을 보지 않고 단지 에너지장의 색상을 통해 상대의 생각을 읽을 수 있다는 것은 마음이 에너지장에 존재한다는 것을 증명하고 있다.

7) 마음의 질병을 에너지 파동으로 관리한다

결론적으로 두뇌는 훌륭한 컴퓨터일 뿐으로 그동안 마음작용에서는 매우 과대평가 되어왔다. 마음은 생체자기장, 즉 에너지 파동 영역에 존재하며, 근육의 긴장 왜곡은 인체 에너지장을 왜곡시킨다.

에너지장은 생체자기장으로 크게는 우주와 지구의 자기장과 연결되어 있으며 작게는 내 주변의 자연과 인간과 사물들과 연결된 열린 공간이다. 건강과 생명, 마음을 컨트롤하여 심신의 안정을 위해 천사봉을 들고 피부에 파동자극을 가하는 순간 오라에 변화가 오게 된다.

파동마사지 도구 천사봉과 천사봉을 어떻게 활용하면 건강과 생명에 도움이 되는가를 연구한 새로운 건강법 '유미테라피'를 마음관리, 정신질환 관리에 자신 있게 권한다. 유미테라피의 놀라운 기적은 요행이 아니라 과학이기 때문이다.

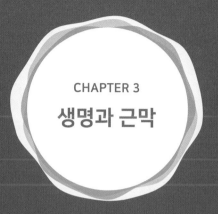

CHAPTER 3

생명과 근막

1. 신체 불균형이 중병을 부른다

사람의 인체는 평면이 아닌 3차원으로 이뤄져 있다. 그런데 갈비뼈로 이뤄진 흉곽이 주변 근육긴장과 왜곡으로 인해 틀어지고 변형되면서 중병을 만들게 된다.

뭐라고? 운동부족, 식생활 문제, 공해, 유전 등 무수한 원인을 제치고 근육긴장과 왜곡이 중병의 원인이라고 말하는 건가? 맞다! 질병의 가장 중요한 원인이 바로 근육의 지속적 긴장이다!

현대인들은 대부분 충분히 걷지 않고 오래 앉아 생활하면서 특정 부위 근육을 무리하게 사용하거나 너무 사용하지 않는 등 생활방식이 변화되었다. 인체는 환경과 생활에 적응되어 서서히 변화되었는데, 현대 산업사회의 급격한 변화는 인체가 사회의 변화에 따라가지 못하는 부조화를 만들어 현대인들에게 많은 질병을 유발시킨다.

현대인의 라운드숄더 현상, 거북목과 일자목, 엉덩이 근육과 다리 근육의 퇴화, 발에 가해지는 신발의 압박은 급격히 변화된 생활양식을 미처 따라잡지 못한 현대인류에 대한 재앙으로 중병을 불러오고 있다. 하지만, 그런 신체적 문제가 근골격계질환 외에도 대부분 질병의 원인인 줄을 모르고 있으니 참으로 안타까운 일이다.

현재 질병의 종류는 7만여 가지로 늘어났고 그 수많은 질병들을 먹거리의 문제, 환경의 문제, 운동부족에서 기인한다고 보고 있다. 원인을 잘 모르는 질병은 스트레스 때문이라고 하면서도 스트레스가 어떤 방식으로 어떤 경로를 통해 인체를 병들게 하는지를 제대로 알지 못하고 있다.

유미테라피에서는 인간이 병드는 대부분의 원인을 과로와 스트레스, 편향된 활동으로 인한 근육의 지속적 긴장으로 본다. 근육이 지속적으로 긴장하게 되면 편향된 활동에 의해 긴장과 왜곡이 함께 이뤄지면서 단단히 힘줄에 연결되어 있던 뼈를 결국 왜곡시키게 되어 결과적으로 뼈에도 압박이 가해지다가 왜곡되어 비틀어지게 되어 횡격막을 거상되게 만들어 호흡부전을 초래하고, 심장을 압박하여 심장기능을 악화시키는 등 오장육부와 몸속 혈관들과 신경들, 림프계까지도 순환장애를 일으키게 된다. 척추를 통과하는 뇌척수액 순환도 방해하게 되어 뇌척수신경과 연결된 장기들이 뇌와 제대로 교신하지 못하게 되면서 더 심각한 문제를 야기하게 된다.

결국 혈액순환, 뇌척수액 순환, 림프순환, 생체전기 흐름까지 모두 근육의 지속적 긴장으로 인한 근막의 왜곡이 불러오는 결과인 것이다. 특히 승모근, 목의 흉쇄유돌근, 척추기립근, 광대뼈를 중심으로 존재하는 저작근인 측두근과 교근은 스트레스에 매우 취약한 근육이다. 이 인체의 4가지 스트레스 근육은 스트레스 시대를 사는 현대인들에게 쉽게 긴장하여 왜곡되어 수많은 질병의 원인이 되고 있지만, 질병예방 차원에서 이런 근육과 근막에 관심을 두는 사람들은 거의 없다.

질병이 심화된 후에도 진단과 치료에 원인이 된 근육과 근막을 관리하라는 의사는 거의 없는 것이 현실이다. 왜냐하면 현대의학은 증상에 대한 처치를 하는 대증요법으로 발전해 왔기 때문이다. 수많은 질병들이 존재하는 것처럼 뼈와 근육은 정형외과, 내부 장기들은 별도의 부서에서 전문의들이 나눠서 진료하고 치료하는 현실이다.

예를 들어 위장장애나 요실금 증상으로 병원을 찾게 되었을 때 위장관이 지나는 근육을 살펴보려는 의사는 전혀 없고, 요실금의 경우 골반기저근의 긴장 왜곡을 확인하는 의사도 없다. 아토피가 있을 때 염증을 일으키는 인자를 찾으려 하거나 대장 관련 미생물 상태를 확인할 수는 있지만, 아토피가 많이 발생하는 팔목과 오금 부위나 특정 부위의 근육긴장 상태를 확인하려는 의사는 없다.

그런데 아이러니하게도(실제는 아이러니가 아니지만 의사들조차 근육과 근막의 질병 연관성을 거의 모르기 때문에) 인체 대부분의 질병, 심지어 정신적 문제인 공황장애, 우울증, ADHD, 치매까지도 근육의 지속적 긴장이 주요 원인이라는 걸 알게 된다면, 어떤 기분일까?

나는 질병의 가장 중요한 원인이 스트레스 근육을 시작으로 하여 신체 근육긴장이 지속되면서 발생한다는 사실을 깨닫고 셀프근막건강법인 유미테라피를 창안해 개발시키면서 수많은 사례를 통해 증명하였다. 기존에 있었던 지식을 넘어서려면 몰이해와 진통, 저항도 있을 것이지만, 질병이 만연한 시대로 이젠 막다른 골목에 도달하여 더 이상 낭비할 시간이 없다. 만연한 질병을 책임져 줄 진정한 의학이 절실히 요구되는 시대다.

어떻게 척추와 갈비뼈로 이뤄진 몸통(트렁크)의 근육긴장을 해소시키는 것만으로도 만병을 손쉽게 관리할 수 있는지를 하나씩 살펴보자.

1) 견갑골이란?

견갑골은 등의 윗부분에 있는 넓적한 모양의 역삼각형 뼈로, 많은 근육들이 붙어있으면서 몸통과 팔을 연결하고 있다.

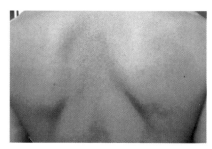

견갑골은 갈비뼈로 이뤄진 몸통(트렁크)의 틀어짐을 반영한다. 폐암환자의 왜곡된 견갑골 상태

2) 왜 견갑골이 중요할까?

크게 중요하지 않을 것 같은 견갑골이 왜 중요할까? 연결된 여러 주변 근육들에 영향을 주고받으면서 다양한 질환과 관련되어 있기 때문이다. 얼핏 보기에는 견갑골은 그저 흉곽에 얹혀 있다고 보이지만, 가슴이나 등, 팔 근육의 틀어짐이 반영되어 견갑골

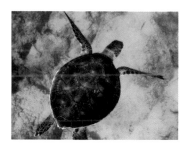

거북이의 갑옷처럼 견갑골의 틀어짐은 어깨뿐 아니라 내부 장기와 호흡 모든 부분에서 악영향을 미친다.

이 여러 방향으로 틀어지면서 다양한 양상을 보이게 된다.

이 견갑골은 주변 근육들의 틀어짐이 반영되어 견갑골이 틀어지기에 특별한 의미가 숨어있다. 즉, 근육의 틀어짐이 안정되어야만 견갑골이 원래의 균형을 회복하기에 상체 몸통과 관련된 근육의 불균형과 균형의 척도가 된다.

3) 어떤 질병과 관련이 되어 있나?

뇌질환, 심장질환, 순환기계 질환 등 많은 질환과 관련된 것이 견갑골이다. 견갑골 안쪽에 붙어있는 전거근은 흉곽(또는 가슴뼈)에 고정되

어 있는데, 이 근육이 평상시 활동으로 안으로 위축되어 짧아지고 경직 되면 폐활량이 줄어들어 숨쉬기에 불편을 초래한다. 양쪽 견갑골 사이 가 너무 멀다면 라운드숄더가 심하여 심장을 압박하고 있다는 반증이 고, 좌우 견갑골의 대칭이 심하게 깨져있는 경우는 심한 폐기능 악화를 나타내기도 한다. 폐암 환자의 대부분이 견갑골의 왜곡이 심하다.

견갑골의 영향으로 요추에서 흉추를 지나 경추로 올라가는 과정에 문 제가 발생하면 뇌질환을 유발하기도 하며, 심장에 무리를 초래하기도 하는 등 뇌질환, 심장질환, 순환기질환 모두에 견갑골이 관련되어 있다.

견갑골에는 다양한 방향전환을 위한 근육들이 존재하는데, 이 근육 들의 긴장왜곡은 상체의 왜곡을 불러와 심장과 폐에 무리를 주고 팔의 움직임에 제한을 주며, 경추에 비틀어지는 압박을 가해 다양한 양상의 질병을 가져온다.

4) 견갑골의 균형이 깨지는 이유

팔이 일반생활의 경우에 항상 전면을 향하게 되기 때문에, 많은 경 우에 가슴 전면에 위치한 대흉근이 위축되어 당겨지고, 그 결과로 견 갑골이 바깥으로 빠지면서 어깨는 앞으로 휘어지게 된다. 병이 깊은 사람일수록 등의 견갑골과 쇄골의 틀어짐이 심한데, 심한 경우 견갑골 양측의 균형이 깨지면서 견갑골 내측이 들어 올려지는 '익상견갑골'이 되기도 한다.

견갑골에 붙어있는 능형근에 문제가 생기면, 견갑골을 척추방향으 로 당겨 균형을 잡고 하방회전 시키는 데 문제가 발생한다. 특히 아래 쪽 승모근이 약화되면 견갑골이 들뜨게 된다.

5) 어릴 때부터 관리해야

어린이의 경우 뼈 성장이 완료되지 않아서 잘못된 습관과 자세가 지속되면 견갑골의 모양과 틀어짐을 확인한 후 문제가 되는 것으로 판단되는 근육과 뼈 부위를 중요한 부위부터 차례로 풀어나가야 한다. 일자목, 거북목, 턱관절질환, 익상견갑골, 허리디스크, 휜다리 등 근골격계 질환과 통증에 노출될 위험이 크다. 반면에 어릴수록 아직 뼈가 유연하기 때문에 효과가 매우 즉각적이고 드라마틱하게 호전된다.

6) 견갑골 균형을 유미테라피로 되돌리자

견갑골 주변의 능형근, 승모근, 겨드랑이 전거근, 대흉근, 쇄골, 이두박근을 잘 관리하면 오래된 심각한 질환도 서서히 호전될 수 있다.

거북이의 등껍질을 벗어내면 안의 속살이 그대로 드러난다. 결국 견갑이란 이름이 붙여진 데는 다 이유가 있는 것이다. 견갑골이 왜곡된 상태라면, 가슴 중앙의 흉골뼈와 갈비뼈들, 쇄골과 횡격막까지 왜곡되어 있다는 반증이다. 비단 견갑골만 균형을 되돌리는 것이 아니라, 몸통 전체가 정상위치로 되돌아가야만 견갑골 균형이 회복되는 것이다.

견갑골이란 의미를 통해 인체 몸통(트렁크)의 균형, 나아가 전신의 균형이 얼마나 중요한지를 이해하길 바라는 마음이다.

더 자세한 내용은 근막 경선에서 다루었고, 차후 출판될 유미테라피의 실제적 관리법에서 더 자세히 설명하겠다.

2. 관절 틀어짐과 질병들

관절에는 여러 방향으로 움직이는 관절과 움직임이 매우 제한적이고 미약한 관절이 존재한다. 고관절, 어깨, 손목, 발목과 무릎, 팔목, 턱관절 외에 손가락과 발가락 마디들도 모두 관절이다.

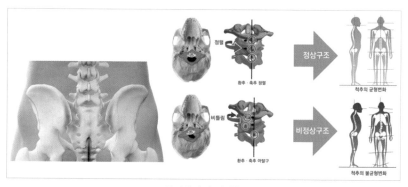

선장관절과 상경추

우리가 관절이라고 잘 의식하지 못하는 관절도 있는데, 경추 1번(축추)와 경추 2번(환추)으로 이뤄진 상경추와 골반의 선골(천골)과 장골의 사이에 있는 선장관절(천장관절)이 실은 매우 중요한 관절이다.

우리 몸에 가장 큰 불균형을 만드는 원인이 바로 평소 관절로 인식하지 않았던 목의 상경추와 골반의 선장관절이다.

경추가 틀어지고 골반도 틀어지고 체중을 분산시켜 주던 발의 아치가 무너지면서, 발목관절이 무너지고 턱관절이 틀어지면서 치아질환과 뇌신경의 문제로 비화되면서 몸의 불균형으로 인한 증상은 점점 악화된다.

이런 관절왜곡은 스트레스 근육부터 시작된 근육의 지속적 긴장과 왜곡으로 오게 되지만 근육긴장이 오래 지속되면 스트레칭이나 운동으로 절대 회복되지 못하게 된다. 이런 관절 불균형으로 시작된 신체 불균형 또한 근육과 근막에 천사봉 마사지를 하게 되면 쉽고 안전하게 긴장을 해소하고 고착화된 다양한 문제들을 동시에 해결할 수도 있어 질병치료에 커다란 이정표가 될 수 있다.

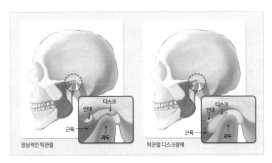

턱관절이 압박, 왜곡되면 턱관절장애뿐 아니라 치아의 교합을 망가뜨리고 이명을 불러오며, 경추2번을 비틀어지게 하여 다양한 질병의 숨은 원인이 된다.

1) 점차 늘어나는 관절 관련 질병

세계 인구의 15%가 퇴행성관절염을 앓는다. 관절염 세계시장규모가 36조 원에 육박하고 고령인구 증가로 기하급수적으로 늘고 있다. 그런데 관절 자체보다 관절 염증과 통증, 관절변형까지 가져오는 근본원인에 대하여 알아야만 이런 악순환의 관절질환에서 해방될 수 있다.

고령이 되면 골수가 빠져 혈액생성이 잘 안되고 관절연골의 윤활 역할에도 문제가 발생하고 류마티스 관절염은 생활의 질을 현저히 떨어뜨린다.

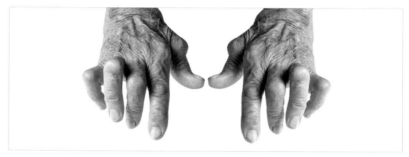

가장 흔한 손가락 관절염증도 근막왜곡으로 인해 온다.
염증은 결과일 뿐 근막왜곡이 해소되면 드라마틱하게 호전된다.

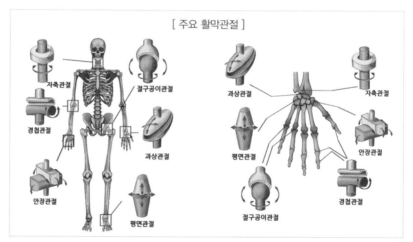

[주요 활막관절]

인체와 손의 활막관절. 인체는 다양한 양상으로 움직이는 관절들의 집합소다. 가장 많은 뼈로
이뤄져 있고 다양하고 섬세한 작업이 가능한 손의 경우 손가락뼈 사이사이가 모두 관절로 순
환장애가 많이 발생하고, 발목도 하방압박과 함께 비틀어지게 되면 족저근막염과 무지외반증,
통풍까지 야기한다. 근막왜곡을 해소하면 쉽게 해결할 수 있는 증상들이다.

2) 관절질병의 주요 원인 '신체 불균형'

의학계는 관절염의 원인을 찾아 고치려고 하지 않고 나타난 증상에
치중해 결국 돈이 되는 수술과 약으로만 처치한다. 차후 고통스런 후

유증은 생각하지 않는다. 한의학에서는 풍·한·습(風·寒·濕)으로 인해 관절질환이 온다고 하지만, 진정한 관절질환의 해답을 내놓지 못한다. 현대의학에서는 류마티스 관절염을 자가면역체계 교란으로 온 염증반응이라 한다. 스트레스, 식생활, 운동부족, 비만 등 다양한 원인에서 온다는데, 결국 현대의학이 관절질환의 원인을 제대로 모른다는 이야기다. 원인인 관절 부위 근막왜곡을 정상화시키지 않는 한 온전한 치유는 없다.

유미테라피에서는 관절염의 근본원인도 대부분 신체 불균형에서 비롯된다고 단언한다. 관절에 물이 차는 주요 원인도 틀어짐으로 마찰이 발생한 열을 식히려는 데 있다. 결국 모든 순환장애도 신체 틀어짐에서 시작하여 오장육부 기능의 문제로 비화되는 것이다. 내가 찾은 질병의 예방과 치료는 제일 먼저 이런 결과를 불러온 신체의 불균형을 바로잡는데 답이 있다는 것이다.

3) 중심축이 전후좌우로 뒤틀리면 건강이 무너진다

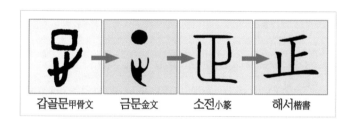

| 갑골문甲骨文 | 금문金文 | 소전小篆 | 해서楷書 |

바르다는 정(正)자는 입(口)과 발(足)이 중심이 맞게 반듯한 모습을 말한다. 입과 발이 반듯하려면 전후좌우 입체적으로 신체균형이 맞아야 한다. 바른 신체를 유지해야 결국 내부 오장육부도 편안해진다. 오장

육부 세포조직이 편안해야 내분비기능과 장기의 기능들이 제대로 작동된다.

외부 압력은 근육을 긴장시키고 불균형하게 가해지는 압력은 근육을 틀어지게 한다. 겉 근육에 무리가 오면 속 근육까지 영향을 받는다. 인체 내부 장기들과 혈관과 기도와 식도까지도 모두 근육 아닌가! 특히 중심축이 무너지면 관절에 제일 먼저 이상이 발생한다.

4) 신체 불균형은 모든 질병의 숨은 원인

관절의 회전기능이 제약을 받으면 생활에서부터 활동제한이 오고 점차 내부 장기의 문제로 발전하게 된다. 활동이 둔화되면 결국 생명력에 심각한 타격을 받게 된다. 자꾸 삐거나 넘어지거나 근력이 약해지는 것도 주요 원인이 다름 아닌 신체 불균형이다.

오래 진행된 퇴행성관절염은 다양한 합병증을 불러온다. 근육과 뼈의 석회화가 진행되고 세포와 조직기능들이 망가지면 되돌리기 어렵다. 하지만 아직 스스로 움직일 만하다면 틀어진 균형부터 바로 잡아주기만 하면 대부분의 질병은 서서히 회복된다.

5) 고관절 불균형이 질병을 초래

관절에서 시작된 근육이 제자리로 돌아가면 서서히 생명이 되살아난다. 소아마비와 류마티스 관절염도 관절 틀어짐에 원인이 있는데, 일본 이소가이 기미요시도 소아마비의 원인이 태아 골반 틀어짐에서 온 질병으로 이해했다.

출생 시 신생아의 두개골에 가해진 압박에 의해 소아마비가 많이 발생한다. 이소가이는 1951년부터 소아마비 환자의 다리를 교정하면서 우연히 척추가 뒤틀리는 근본원인이 고관절 위치 이상에 있다는 것을 발견하였고, 고관절의 틀어짐을 정상으로 되돌려 소아마비를 고쳤는데, 40년간 90만 개의 놀라운 임상을 남겼다.

하지만 조력자 개개인의 능력 차이가 많고, 이소가이 운동법은 생각만큼 효과적이지 않아 안타까운 일이지만, 고관절 불균형이 질병으로 발전한다는 발견은 매우 소중한 것이었다.

6) 숨어있는 관절질환의 원인과 주요 관절

고관절의 불균형도 실은 선골과 장골뼈 사이의 선장 관절의 틀어짐으로 인한 결과다. 석회화까지 진행되면서 심화된 것이다. 평소에는

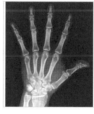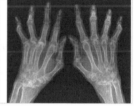

정상인과 류마티스관절염 환자의 엑스레이 사진 비교

별로 움직임이 없는 관절이지만 이 관절의 근육이 지속적으로 불균형한 압력을 받으면서 틀어지게 되면 되돌리기 매우 어려운 신체불균형이 온다. 고관절의 틀어짐 외에도 특히 엄지발가락과 여러 관절의 비틀어진 근육은 연차적으로 심각한 증상을 가져온다. 고관절과 다양한 관절이 근육의 틀어짐과 지속적으로 받는 왜곡된 힘과 스트레스가 신체를 질병으로 몰아간다. 불편하거나 틀어짐이 의심되는 관절 부위와 스트레칭을 했을 때 당기고 불편을 느끼는 부위가 긴장된 부위다. 이곳을 천사봉으로 비비면 자화되면서 긴장된 근육이 이완되고, 스스로 전자에너지를 공급받는다.

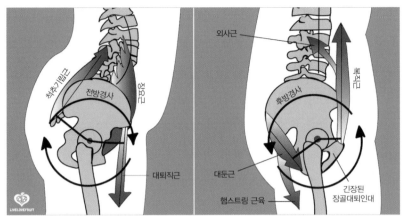

전방회전상태(앞)가 되면 오리궁둥이가 되고 후방회전상태(뒤)의 골반은 민엉덩이가 된다.
이런 차이는 전신의 문제를 유발한다.

그러면 불균형을 발생했던 부위에 엉김이 풀리면서 몸은 스스로 균형을 되찾아 간다. 오랫동안 불균형 상태로 인해 약화된 근육은 먼저 천사봉 마사지로 이완시켜 주고 추가적으로 근육강화를 위해 적당히 꾸준한 스트레칭을 해주어야 한다. 뇌신경 질환도 뇌신경까지 연결된 순환체계가 틀어져서 온다. 뇌신경 질환이 있는 사람들은 대부분 목, 두개골에 불균형이 있다는 것을 예의주시하라!

7) 관절질환 관리가 순환장애의 핵심

우리는 우리 몸의 틀어짐에 대하여 평소 인식을 제대로 못 하고 산다. 설령 안다고 해도 뾰족한 방법이 없어 이리저리 헤매다가 통증을 감내하면서 사는 사람들이 부지기수이다. 그러다가 심각해지면 수술을 하고 부차적 고통을 겪게 된다.

유미테라피가 질병의 진짜 원인을 찾고 효과적 해결책을 제시할 수 있어 행복하다. 본인 자신과 가족들, 주위의 도움이 있다면 대부분 치료가 가능하다. 방법 또한 매우 쉽고, 특별하게 비싸고 전문가가 작동해야 하는 복잡한 전기기구나 의료기구가 아니며 부작용도 없이 안전하다. 자기파동을 이용하여 스스로 마사지하면 해결되는 아주 간편하고 안전하며 비용도 크게 들지 않는 자기파동 마사지 도구 '천사봉' 하나면 충분하다.

8) 유미테라피 실천

내 삶의 힘들던 시기는 지나간다 해도 그 잔재는 남는다. 꼬이고 엉겼던 근육, 그로 인해 막혔던 순환장애는 저절로 풀리지 않는다. 꼬이고 엉겨 붙어 관절 마디마다 숨어있으면서 계속적으로 통증과 순환장애를 유발하다가 결국 심각한 질병을 일으킨다.

가장 큰 관절 마디인 고관절, 어깨, 손목, 팔목, 발목과 무릎은 회전운동을 하는 곳이다. 이런 곳이 틀어지면 아주 쉽게 몸이 틀어져 버린다. 손가락과 발가락의 마디들도 역시 마찬가지다. 그리고 숨어있는 불균형의 문제인 엉덩이의 선장관절과 목의 상경추는 알면서도 고치기가 힘들었다.

하지만 유미테라피는 천사봉으로 마사지하여 자화시켜 자기파동으로 자기파동 에너지 무덤에 잠들어 있던 세포들이 폭발적으로 무덤에서 살아나온다. 이런 이치를 이해하고 실천하면 된다. 내 몸의 불균형을 찾아내고 유미테라피를 실천하면 나와 가족을 구하고 이웃을 살려 상생하는 질병 없는 세상을 만들 수 있다.

3. 근골격계 질환이 많은 이유

아주 사소한 사고나 생활 속 자세로 인해 신체가 불균형해진다는 것이 어찌 보면 너무도 만물의 영장이라는 인간을 초라하게 만든다.

나이 들어 엉덩이뼈를 다치면 결국 회복하지 못하고 사망으로 이어지는 경우도 많으며, 갈수록 관절질환으로 고생하는 사람들이 늘어난다. 그뿐 아니라, 신체의 불균형은 만병의 근원이 되기에 신체 불균형이 급속히 늘어나는 원인에 대하여 알아보고 대책을 세워야 한다.

1) 동물에 비해 인간에게 근골격계 질환이 많은 이유

고양이나 개에게도 없는 디스크와 오십견을 비롯하여 수많은 근육과 뼈 등 근골격계 질환이 많이 발생하는 원인이 무엇일까?

그 이유는 엉뚱하게도 인간이 직립보행하게 되면서 다른 동물과 다르게 변화되어 버린 신체구조 때문이라고 한다. 사냥을 위해 많이 걷고 지속적으로 뛰고 나무 위 열매를 채집해 먹어야 했던 요구에 맞췄던 신체가 이제 현대사회에서 급격한 생활변화로 인해 인체에 고통스런 질병을 불러오는 복병이 되어버린 것이다.

2) 직립보행이 인체에 가져온 변화

1) 오래 걷기 위해 골반 모양이 변화되고, 엉덩이 대둔근(볼기근)이

발달했다.

인간의 걷기는 에너지효율이 극대화되도록 설계된 구조로 두 발로 걸을 때 무의식 신경으로 움직이며, 근육을 사용하기보다는 중력과 관성의 법칙이 작동된다. 기어다니는 다른 동물과 달리 걸으면서 발생하는 한쪽 다리의 불균형한 상태에서 몸이 중력에 의해 흔들리지 않도록 하기 위해서 대둔근이 함께 발달된 모습이 현재 인류의 모습이다. 그런데 현대인은 더 이상 많이 걷지 않으니 엉덩이 근육 사용이 적어지면서 오히려 퇴화되어 균형잡는 데 불리하게 변해버린 것이다.

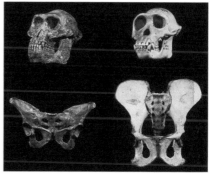

오스트랄로피테쿠스 아파렌시스의 두개골과 골반뼈(왼쪽). 오른쪽은 침팬지의 두개골과 골반뼈

2) 목의 꺾이는 각도가 줄어들었다.

인체가 두 다리로 서면서 목은 정면을 바라보면서 약간의 돌리는 운동만이 필요했기에 목의 가동범위와 각도가 줄어들었다. 그런데 현대인은 아예 하늘을 볼 일이 없어져 핸드폰을 보면서 거북목, 일자목으로 변형을 가져오게 된 것은 생활양식에 따른 변화이다. 거북목이나 일자목이 되면 경추가 정상적 C자 커브를 유지하지 못하는데, 그렇게 초래된 목의 불균형은 다양한 증상과 질환을 초래한다.

3) 어깨관절 가동범위의 변화

열매를 따 먹고 채집을 하던 생활에서 산업사회에 급하게 내몰리면

서 반복적 일이나 사무실에서 전면을 향하여 팔을 사용하는 등 어깨관
절의 사용범위가 매우 축소되고 특정방향으로 집중되면서 오십견과
같은 어깨질환이 많이 발생하게 되었다.

4) 엄지발가락, 무릎의 변화

직립보행에 적합하게 바뀐 골반과 걸을 때 발의 하중을 무릎에 전달
하게 되어 무릎이 편평하고 튼튼하게 변화되었으며, 엄지발가락은 다
른 영장류와는 달리 회전을 포기하고 더 커졌고 오래 걷는 것에 적합
하게 진화되었다.

그런데 현대인들은 충분히 걷지 않을 뿐 아니라 작고 좁은 신발에
발이 옥죄이면서 걷기에 적합했던 골반과 무릎, 엄지발가락이 오히려
건강을 해치는 독으로 작용하고 있다.

3) 볼기근(대둔근)이 약해지면서 인체 균형이 쉽게 깨진다

현대인은 충분히 사용하지 않는 엉덩이 근육이 불균형을 초래한다.
사용하지 않는 만큼 점점 약화되면서 디스크 환자가 급증하게 된다.
엉덩이뼈에서 만들어지던 혈액생산도 차질을 빚으면서 과잉의 시대에
살아도 혈액은 모자라게 만들어진다.

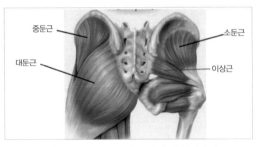

엉덩이근육(소둔근, 중둔근, 대둔근)이 약화되면서
인체는 쉽게 균형이 깨진다.

4. 근육에 가해지는 압력을 해소하라

인체에는 여러 양상의 힘이 가해진다.

① 당기는 힘 = 장력

② 눌리는 힘 = 압박

③ 한쪽은 당겨지고 다른 쪽은 눌리는 힘 = 벤딩(굽힘)

④ 끊어지는 힘 = 전단

⑤ 방향이 서로 다른 압박 = 비틀림

⑥ 복합적 압력 = 복합부하

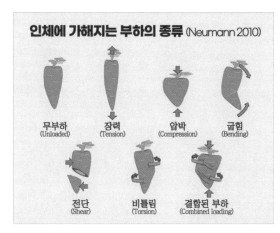

근육에 가해지는 힘은 장력, 압박, 굽힘, 전단, 비틀림, 복합적 부하로 다양하다. 유미테라피는 이런 근육에 가해지는 비정상적 압력을 해소시키는 건강법이다.

이렇게 가해지는 복합적 부하에 의해 눌리고 비틀리고 당겨진 근육이 수면이나 휴식 중 다시 정상의 편안한 상태로 이완되어 회복되어야 한다. 하지만 실제로는 풀리지 않고 잔존하다가 지속적으로 근육에 가해지는 압력은 근육의 긴장띠(타우트밴드)를 유발하게 되면서 승모근의 통증, 회전근개파열이나 아킬레스건 손상과 같은 다양한 근막손상이 발생하면서 점차 회복이 어려워진다.

이런 문제가 특히 골반, 상경추, 턱관절 같은 관절 부위나, 여러 근육교차 부위에 문제가 발생하게 되면 증상은 심화되고 점차 고질적 질병 증상으로 발전하게 된다. 이렇게 다양한 양상으로 구겨지고 비틀리고 압박당하는 신체를 이완시켜 정상상태로 돌려주는 신통한 건강법이 바로 셀프근막건강법 '유미테라피'다.

5. 수기요법의 한계와
근육의 긴장띠, '타우트밴드'

'타우트밴드'는 '생체전기 흐름의 긴장 띠'로 생체전기가 잘 흐르지 못하는 지점을 지나면서 생체전기의 저항이 높아지면서 통증과 순환장애가 발생하게 된다.

'트리거 포인트'란 통증을 야기하는 지점으로 수기요법에서 통증을 관리할 때 자극할 부위를 표시한 것이다. 타우트밴드가 전기저항이란 전기관점에서 보는 것이라면, 트리거 포인트는 통증관리하는 수기요법의 차원에서 지점을 보는 것이다.

수기요법에서 트리거 포인트를 관리하는 이유는 왜 그런 통증 포인트가 생겼는가의 원인분석이 아니라 통증지점을 누르거나 하여 통증을 줄이려는 데 목적이 있는 것이다. 손이나 도구를 이용해 불편한 지점에 압박을 가하거나 자극을 주어서 통증 부위를 푸는 방법은 한시적 효과를 가져오고 원인이 된 근막은 막상 잘 개선되지 않는다. 왜일까?

지나친 압박을 가하는 것은 '뉴턴의 운동 제3법칙' 작용반작용의 원리 때문에 수기마사지, 안마침대의 압박볼이나 괄사봉 도구의 압박을 이용하여 자극을 지속하게 되면 처음엔 통증완화가 되는 듯하다가 오히려 그 부위가 점점 굳어지면서 더 악화될 수 있다. 원인이 된 근막왜곡은 풀지 않고 증상이 나타나는 통증 부위만 지속적으로 압박하는 것은 옳은 해결책이 아니다.

천사봉은 전자의 볼텍스 회전에너지를 이용하여 전기저항 부위를 전기적으로 해결하여 타우트밴드를 해소시킨다. 근육 사이사이에 존재하는 근막은 입체로 된 거미줄과 같다. 근막이 왜곡되고 유착되어 근막의 수분이 마르게 되면 전기파동을 잘 전달하지 못하게 되는데, 이때 전용오일인 천사오일을 바르고 천사봉으로 자기장 회오리를 만들어주는 유미테라피를 하게 되면 마른 근막에 침투가 용이한 질 좋은 이온과 수분을 공급하여 근막왜곡을 빠르게 해소시켜 준다.

천사봉을 이용하여 트리거 포인트뿐 아니라 통증의 원인이 된 부위의 근육, 힘줄, 인대와 뼈까지 함께 유착 부위를 풀어주는 과정이 있어야 원인을 제대로 해결할 수가 있다. 천사봉이 지나가기만 해도 아프다면 바로 그곳이 생체전기의 저항 부위인 '타우트밴드' 부위이기 때문에 꾸준히 관리하면 된다.

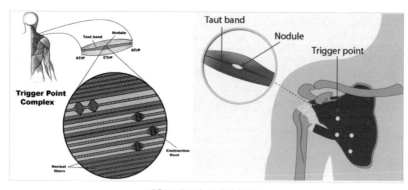

타우트밴드와 트리거 포인트

6. 근막 연구의 역사

생체전기체인 인체는 전기를 모르고 건강을 논할 수 없고, 전기가 지나는 거대한 장기인 근막을 모르고서 어찌 생명을 논할 수 있을까! 근막에 대하여 기본적인 내용은 알아야 한다.

1) 근막이란?

근막을 이해하려면 아이와 노인의 엉덩이를 비교해 보면 된다. 아이의 엉덩이는 탱탱하고 부드럽지만, 노인은 물이 빠진 풍선처럼 겉과 안이 따로 돌면서 아래로 쳐진다.

근막은 이렇게 피부와 근육, 다양한 신체조직들을 하나로 연결하여 주는 역할을 한다. 전신에 분포하면서 인체의 결합조직을 이어주고, 체액과 세포가 활동하는 공간이다. 섬유성 조직과 그 안의 액체들을 사이질이라 부르는데, 근막과 사이질을 혼용하여 사용한다.

2) 근막의 구조와 역할

① 근막은 근육과 여러 신체조직들의 경계를 구분하여 주는 칸이라고 본다. 피부에서 내부 장기까지 도달하기 위해서는 대략 18개의 근막을 통과해야 한다고 하는데, 그만큼 근막은 겹겹이 신체 부위와 부위에 연결된 매트릭스 그물망이다.

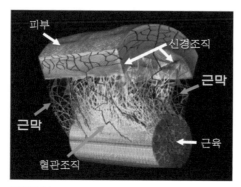

근막의 분포

② 표면층은 피부 아래에 존재하고, 심부층은 인체 내부 깊숙이에서 신경, 근육, 혈관, 뼈, 내분비선, 장기들을 둘러싸고 있다.

③ 근막은 결국 하나로 통합해 주는 기능과 구조적으로 잘 움직이도록 도와준다.

④ 인체 내부가 조화롭게 버티도록 지지대 역할을 한다.

⑤ 신체 움직임의 중심축 역할이 되며, 서로의 조직들끼리의 마찰력이 크지 않도록 윤활제 역할을 한다. 결국 인체의 구조와 기능 두 가지 면에서 균형과 조절의 중심에 근막이 있다는 것을 이해해야 올바른 건강을 이해하고, 질병을 해결하는 정도를 찾을 수 있다.

3) 근막의 중요성을 주장한 연구자들

1) 얼 서덜랜드(Earl Wilbur Sutherland)

"뇌척수액과 근막의 체액은 생명 릴레이다"라고 주장한 서덜랜드 박사는 미국의 생리학자이다. 그는 뇌척수액이 메인에서 위아래로, 생명의 흐름을 중계한다면 이 움직임을 받아들여 전신으로 퍼뜨려 나가는 것은 체액이라고 했다. 뇌척수액 일부가 경막 소매를 통해 척추강을 뼈져 나와 인체로 전달된다는 그의 주장은 콜라겐 섬유의 그물망인 근막을 통해 뇌척수액이 전해진다는 것이다. 실제로 국소마취의 경우 척추 추간공을 통해 마취제가 경막 소매에 도달하여 척수액으로 스며들어 신경을 차단해 마취가 되기 때문에 이 주장은 틀림이 없다.

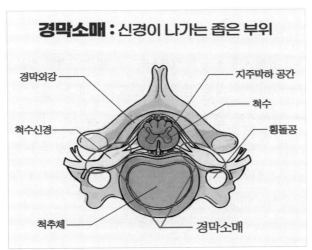

경막소매

긴 호스에 여러 구멍을 뚫어 잔디밭에 물을 주는 호스를 연상해 보자. 뇌척수액 대부분은 호스의 끝부분인 뇌실에 당도하지만, 구멍 난 곳마다 뇌척수액의 일부분을 퍼트리는 구조로 이해하면 된다. 구멍마다 빠져나온 물이 땅에 스며들 듯 근막을 통해 온몸으로 퍼져나가게 되는 것이다.

2) 앤드류 스틸(Andrew Tarlor Still)

정골요법(Osteopathy)을 창시한 스틸 박사는 "근막은 우리를 살아가게 하는 중심이고, 근막의 붕괴는 질병으로 이어져 죽음을 가져온다. 방해받지 않은 순수한 생명수의 흐름의 핵심에 근막에 있다"고 주장했다. 근막이 단지 '사이에 존재하는 물질(사이질)'이나 하나의 '막'이 아닌 생명의 체액이 흐르는 생명의 핵심적 부위라는 점을 인식했다는 것은 매우 의미가 있는 일이다.

3) 즈비 카르니(Zvi Karni)

이스라엘 생물공학 교수인 카르니는 '근막이 전기를 전도할 수 있으며, 전신에 걸쳐 에너지를 전해주도록 도와준다'는 연구 결과를 얻었다. 뼈에서 압전기가 발생한다는 것보다 더 놀라운 발견이었다. 근막은 온몸 구석구석 퍼져있으면서 발생된 전기는 신경의 뉴런을 움직이는 주요 에너지원이 될 수 있기 때문이다. 그래서 근막의 손상은 전신적 질병을 유발하게 되는 것이다.

4) 윌슨(Wilson)

윌슨 박사는 암세포에서의 근막의 변화에 주시하였다. 그는 "암세포에서 빛의 발생이 현저히 감소되는 현상은 세포 간 의사소통의 에너지가 감소된 것으로 암세포는 결국 다른 부위와 관련되지 못하여 통제되지 않아 증식이 가능하다"는 결론을 얻었다.

이렇게 빛을 통한 의사소통을 하는 창구가 바로 근막으로, 근막이 수축되면 세포끼리의 전기 전달이 방해를 받아 세포끼리의 빛 전달로 의사소통하는 현상이 느리고 줄어들고 방해를 받게 되어 결국 암이 발생한다고 윌슨 박사는 규정하였다.

현대인들에게 만연한 암이 결국 근막의 의사소통 능력이 떨어져서 온다는 것은 암이 치유되기 위해서는 단순히 암이 발병한 부위를 절단하는 수술로는 역부족이며, 오히려 암 주위의 근막손상을 더 심화시켜 현대의학의 암 치료가 잘못되었음을 우리에게 깨우치고 있다. 암 치료의 핵심도 결국 수술로 인한 근막 훼손이 아닌, 정반대의 근막의 회복에 있다는 사실이다.

7. 근막은 거대한 장기다

1) 근막은 배아단계에서 시작하여 평생 함께한다

인체의 근골격계는 진공 상태에서 떠 있는 구조가 아니라 상호 작용하고 수정 보완해 가면서 다른 신체 시스템과 통합적으로 생명을 유지하고 있다. 근막은 인간 생명이 탄생하는 배아 단계에서 시작되어 평생 동안 계속하여 생명유지의 중심에서 기능을 한다.

근막의 연속성은 근육뿐 아니라 관절, 뼈와 흉강, 복강 및 골반강까지 확장하여 내장을 지지하고 몸 전체의 혈관, 신경 및 림프관을 보호하고 연결하는 구조를 형성하는 신체의 구조적, 기능적 통합이 근막 시스템에 의해 최종적으로 이루어진다는 이야기다.

2) 근막은 생명의 코디네이터

한마디로 표현한다면 근막은 모든 신체 내부의 조직, 장기, 세포들이 조화롭게 생명활동을 할 수 있도록 만들어주는 코디네이터와도 비슷하다. 근육이 긴장 왜곡되면 근막 인체 생명활동에 복합적으로 수많은 문제들이 발생한다. 근막은 모두 연결되어 가로와 세로, 겉과 안이 서로 유기적으로 신호를 주고받으면서 매트릭스처럼 상호작용하여 인체의 움직임과 생명현상을 도와주고 있는데, 마치 기찻길처럼 연결되어 있어서 근막기차, 즉 '근막경선'이라고 불린다.

인체라는 고속도로에는 호남선, 경부선 등 여러 루트가 존재하는데, 이것을 근막경선이라고 부른다. 현대 해부학에서 완성한 근막경선에는 대부분이 세로 방향의 근막들이다. 그러나 가로 방향의 근막경선도 존재하는데, 가장 대표적인 근육이 바로 가로(횡), 횡격막이다.

3) 가로 방향(횡) 근막의 비밀을 풀다

횡(가로) 방향의 근막은 인체 내부 전환이 필요한 부위로 인체 결합 조직들의 기능에 따라 공간을 분리 배치하는 역할을 한다. 체액과 파동의 에너지는 마치 소용돌이를 만드는 것처럼 나선형으로 퍼져 속도를 내며 이동한다. 횡으로 된 막의 경화가 발생하면 호흡이 방해되는데, 감정과 매우 관련이 되어 심리에 따라 많은 영향을 받는다.

한의학에서의 경락과 현대 해부학에서의 근막경선은 주로 인체를 횡이 아닌 경선을 주요하게 다뤘지만, 내가 확인한 바로는 횡격막을 포함하여 인체를 횡으로 통찰하고 관리하는 것이 드라마틱하게 건강을 회복하는 중요한 포인트가 된다.

〈인체에 존재하는 횡격막들〉
① 두개골 기저부 횡격막(뇌하수체, 눈 주위에 존재한다.)
② 흉곽 입구 횡격막 – 목과 흉부 분리
③ 호흡기 횡격막 – 가슴과 복부 분리
④ 골반 기저부(횡격막) – 복부와 골반 분리

근막(사이질)은 근막에서 보이는 막의 형태와 막과 막 사이를 채운 물질로 구성되며, 마치 그물망에 공을 던지면 공의 압력이 완충되면서 전체 그물망으로 퍼지듯 근막은 인체 내의 혈관조직, 신경조직들과 장기들, 뼈와 근육까지 보호하기 위한 구조물로, 그저 보호만 하는 것이 아니라 소통하고 필요로 하는 것을 공급하는 매개체 역할을 수행하는 것이다.

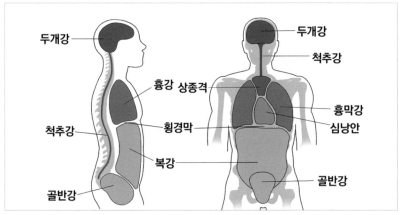

위에서부터 아래로 두개골 기저부, 흉곽출구, 횡격막, 골반기저부. 건강과 생명의 핵심은 균형으로 신체가 균형을 이룰 때 비로소 인체의 체액들(혈액, 척수액, 림프액, 근막액)이 인체의 각각의 중요한 항아리 부위(두개강, 척추강, 흉강, 복강, 골반강)들이 조화롭게 순환된다. 유미테라피에서는 때문에 가로막 관리가 가장 중요하다고 보는 것이다.

4) 전기는 언제나 직선으로 흐른다

신체의 근막경선 대부분은 세로 방향으로 묘사되어 있는데, 실상 전기는 종 방향이든 횡 방향이든 직선으로 흐르고, 근막의 생체전기는 근막의 복합 그물망 형태로 직선으로 흐르면서 다양한 방향성으로 종횡무진하고 있다.

초기에 근막은 우리가 근육에 갖고 있던 편견보다 더 많은 편견으로 이해되어 왔다. 또한 근막의 기능에 대하여서도 너무도 무지했다. 이제는 인체에서 가장 큰 장기로 자리매김하였지만 말이다. 근육, 뼈, 지방층, 혈관과 장기 등 다양한 신체 부위 사이사이를 채운 다양한 물질들을 포함한 액체와 섬유막을 통틀어 사이질(근막)로 이해할 수 있다.

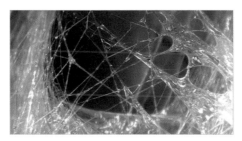

살아있는 상태의 근막모습. 근막은 원조 줄기세포다.

근막을 관찰함에 있어 세로의 흐름을 경선이라고 보고 한의학에서도 경락이라고 본 것에는 대단한 어리석음이 존재한다고 보았다. 왜냐하면 전기는 직선으로 흐를 뿐 구부러지지 않기 때문이고, 사람이 팔과 다리를 크게 벌리고 서서 큰 대(大) 자 형태를 만들어보면 결국 대부분의 근막경선을 가로(횡)로 볼 수도 있기 때문이다.

지구에 경도와 위도가 있듯이 인체에도 경락이 있다면 위락이 있는 것이라고 주장한 학자가 있다. 신체를 관찰하고 관리하는데, 이런 발상의 전환이 매우 중요하다고 생각한다. 사물을 어떻게 보느냐에 따라 관점이 달라진다. 한의학의 경락이나 근막 운동학에서 보는 경우 횡으로 바라보고 관리하는 것이 더 타당성이 있다고 보는 것이다.

5) 전기저항을 해결 못 하는 근막관리는 가짜

근육을 관리하고 더 나아가 근막을 관리하는 다양한 근막관리법이 존재하지만 제대로 질병을 해결하지 못했던 이유는 근막관리의 방향을 전기흐름의 저항을 해결하는 방식이 아니라, 물리적으로 누르거나 하여 강한 힘의 자극으로 관리하려고 한데 기인한다고 본다.

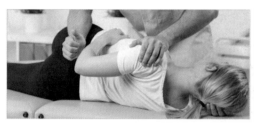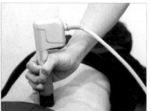

근막관리의 일반적 방법 – 도수 등의 수기요법, 체외충격파 요법

6) 초기 근막관리법 롤핑(Rolfing)

초기에 근육을 둘러싼 섬유질 정도로 근막을 여겼을 때, 근막관리법은 수기요법으로 이뤄졌다. 근막수기관리 1세대인 롤핑(Rolfing)은 보는 것처럼 손, 팔꿈치로 눌러 근막을 물리적으로 이완하여 1950년부

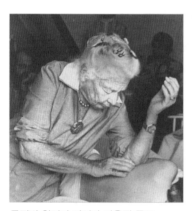

터 근막관리를 했다. 롤핑을 하는 전문가를 '롤퍼'라고 불렀는데, 중력과 연관된 인체구조를 관리하는 건강법으로 인식되었다. 그나마 약물에 의지하지 않고 근육과 근막에 치유의 관점을 두게 되었다는 것은 의미 있는 일이다.

롤핑법 창시자 아이다 파울린 롤프

7) 가로(횡) 방향 근막이 중요한 이유

현존하는 근육이나 근막관리에 오류가 또 있다. 한의학에서도 12경락 외에 대맥이란 것이 존재하는데, 해부학의 근막으로 볼 때 두개골의 기저부와 흉곽출구, 그리고 횡격막과 골반기저근으로 나눠서 더 세밀하게 살펴볼 수 있다. 이 가로로 된 근막은 결국 호흡과 관련되어 있다.

호흡이란 횡격막을 중심으로 이뤄지는데, 마치 한국의 악기인 장구가 두 개의 울림통 공간으로 나눠 있는 데 반하여, 호흡의 하모니는 3개의 공간으로 되어있는 것과 같다. 인체도 흉강, 복강, 골반강으로 구분되고, 이 세 개의 공간이 조화롭게 호흡을 관장한다.

여기에 뇌 호흡까지 포함시키게 되면, 결국 인체에 존재하는 가로막의 역할은 원활한 호흡을 조절하는 데 있다. 이 호흡을 위한 공간의 조화로움이 깨지게 되면 호흡부전이 일어나게 되는 것이다. 호흡부전이란 숨을 못 쉬는 것이 아니라, 만성적 호흡량의 부족도 포함한다.

8) 청개구리 발상이 만든 셀프건강법 '유미테라피'

세상이 모두 '이것이 진리'라고 이야기하는데, 시류를 역행하는 건 진짜 바보짓일까? 나는 적어도 그런 발상을 즐기고 이런 청개구리 발상이 오늘의 셀프근막건강법 유미테라피를 존재하게 했다. 물구나무를 서보면 세상이 거꾸로 보이는 것처럼, 관찰자가 하늘 위에서 아래 땅을 내려다보는 것과 아래에서 하늘을 올려다보는 것과 땅에 서서 수평의 생활을 주로 하면서 느끼는 바는 실로 엄청난 차이가 있는 것처럼 말이다.

결국 인체의 근막이나 경락을 가로와 세로로 나누는 것이 중요한 것이 아니라, 그 속에 함축된 내용을 이해하는 것이 중요하다. 전기는 인체 내에서도 당연히 직선으로 흐른다. 이것이 팩트로 중요한 실체다. 생체전기체로 인체를 보면서 건강과 생명현상을 논할 때 인체 내 전기가 직선으로 흐른다는 사실을 먼저 이해해야 마땅하다.

그래서 특정 부위에 통증이 오거나 병적 증상이 발생했을 때는 가로로 잘려진 가상의 인체 단면과 세로로 잘린 가상의 인체 단면 부위를 함께 관리해 주는 것이 매우 중요하다. 이 내용에 대해서는 두 번째로 출판될 유미테라피의 질병별 관리와 체험 사례에서 다시 자세히 설명할 것이다.

9) 생체전기 저항 없애주는 근막건강법 '유미테라피'

근막은 유기적으로 연결된 하나의 커다란 바다로 생체전기를 만들고 신호를 주고받으며 다양한 생명현상을 행하는 주체인데, 단지 근육과 비슷한 섬유질로 오인한 것이다. 근막의 연결성이 떨어지면 미병상태가 되고 근막이 병들면 근막과 관련된 장기로까지 질병이 발전되는 것이며, 근막의 생명력이 떨어지면 인간의 생명력도 함께 떨어지는 것이다.

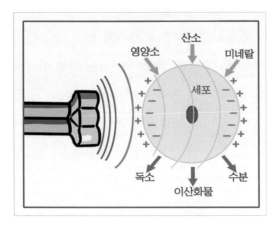

천사봉으로 문지르면 세포의 생체자기장이 정렬된다.

근막은 생체전기가 흐르는 인체에서 가장 크고 넓은 장기다. 그러니 생체전기 흐름 관점에서 근막 왜곡을 바라보고 해결해야 한다. 당연히 근막관리는 물리적 수기요법이 아닌 생체전기 에너지 장애를 풀어주기 위해 전기저항을 해소시키는 도구로 마사지해야 한다.

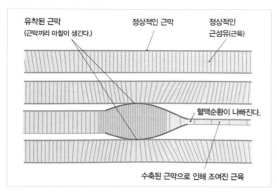

근막유착과 수축으로 인한
생체전기 흐름 장애가 발생한
타우트밴드 부위

10) 통증 없는 치유는 가짜

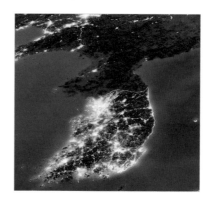

전력난이 심한 북한과 남한을 모습을 보여주는 사진이다. 아무리 좋은 설비와 기능의 설비도 전기가 나가면 무용지물이다. 인체도 마찬가지다. Power가 나가면 작동되지 않는다. 인체에서 만든 에너지의 대부분을 세포의 전기생리현상에 사용한다. 국가의 전기가 부족하면 문제가 되는 것처럼 인체도 생체전기가 부족하면 제대로 작동되지 못하고 결국 기능이 마비되는 것이다.

신체 특정 부위가 저리고 마비되는 현상도 바로 선기의 문제다. 개구리와 다르게 도롱뇽의 잘린 다리가 재생되는 이유도 재생을 위해 강력한 '상해전류'가 발생하기 때문이다. 세포재생에는 일상생활에 필요한 전기보다 훨씬 더 강력한 전기가 필요하다. 강한 전류가 흘러야 잘린 다리 세포가 재생된다.

건강한 사람은 천사봉으로 강하게 문질러도 아프지 않지만, 아픈 부위는 천사봉으로 살살만 건드려도 눈물 나게 아프다. 왜 아플까? 바로 천사봉으로 문지르는 과정에서 발생하는 소용돌이(볼텍스) 현상이 강력한 전류를 만들어주기 때문이다. 그래서 아프고 아파서 기적을 만드는 것이다. 통증 없는 치유는 가짜다.

통증을 두려워하여 조금만 아파도 진통제를 찾으면서 건강하길 바란다면 앞뒤가 맞지 않는다는 걸 깨닫고 반성해야만 건강을 회복할 수 있다.

8. 근육 이완수축과 칼슘

　근육은 어떻게 움직이게 되는 걸까? 아세틸콜린과 칼슘 이온, 액틴과 미오신 섬유의 상호작용이 근육의 운동을 만든다. 대뇌에서 명령을 받으면 척수로 전달되고, 지시에 따라 신경전달물질인 아세틸콜린 성분이 분비된다.

　미오신이 액틴을 밀어내면 이동이 시작되면서 축 회전이 일어나고 칼슘 이온과의 결합은 근육을 이전 상태로 되돌리고, 미오신의 헤드는 다시 원래 자리로 이동하며 다음 동작을 준비한다. 그런데 이런 근육 움직임의 메커니즘은 가시적으로 보이는 것도 아니고 구조도를 보아도 솔직히 제대로 이해하기는 어렵다. 그래서 근육 움직임의 중요한 내용만 대략적으로 이해하면 도움이 된다.

　근육의 운동은 '칼슘 이온' 자극에 의한 두 쌍의 단백질이 만드는 피스톤 펌프 운동의 결과이다. 근육이 움직이기 위해서는 '칼슘 이온'이 필요하다는 사실을 이해하면 된다.

　칼슘은 신진대사의 대부분에 관여하는 매우 중요한 미네랄이다. 인체는 골격이 뼈로 이뤄져 있는데, 뼈의 대부분이 바로 칼슘이 아닌가! 칼슘 없이 생명이 존재하지 못할 만큼 중요하다는 의미다. 칼슘이 근육 이완수축에도 중요한 요소로 결국 심장도 혈관도 모두 근육이란 점을 잊어서는 안 된다.

9. 근육의 과긴장이 질병 원인

1) 근육의 만성적 과긴장이 질병 유발

응용근신경학(Applied Kinesid'logy, AK)을 연구한 독일 국제 근신경학 대학(ICAK-D)의 전 학장 닥터 게르츠(Wolfgang Gerz)는 질병이 있는 경우 그 질병이 유발된 근육과 연관 있는 근육들이 긴장 상태에 있다는 것을 임상으로 확인하였다. 이는 근육의 과긴장 상태가 스트레스에 대한 반응으로 근육을 강하게 누르고 자극하는 건강법에 문제가 있음을 생각하게 한다.

스트레스로 인한 만성적인 근육의 긴장은 현대인들에게 질병을 일으키는 주요한 원인이 된다. 특히 섬유근육통은 특별히 다치지 않은 상태에서도 근육의 지속적 긴장으로 근육이 섬유화되면서 나타날 수 있다.

2) '지속적 스트레스-근육 과긴장 유발-질병으로 발전'의 수순

과긴장된 근육은 근력이 약해지면서 저산소가 되고, 노폐물 제거도 잘 안되면서 독소가 쌓여 통증이 발생하게 된다. 그러면 염증반응이 가속되면서 섬유화가 진행되고, 결국 불균형을 초래하게 된다.

이런 불균형은 관절의 비정상적 움직임을 초래해 관절도 망가지게 되고 두통 등 다양한 질병을 유발하게 된다. 만약 심장을 둘러싼 근육에 과긴장이 초래된다면 심장질환으로 발전할 수밖에 없는 것이다.

3) 건강에서 근육 균형이 핵심

응용근신경학(AK)을 탄생시킨 조지 굿하트(Gorge Goodheart) 박사는 근육이 너무 긴장하거나 반대로 이완이 되어있어도 구조적 균형을 잃게 되며, 근육의 불균형이 건강의 3대 요소인 구조적 문제, 화학적 문제, 정신적 문제에까지 영향을 미친다고 보았다.

정골요법의 에드거 케이시(Edgar Cayce)는 세계적 예언가로도 유명하다. 케이시는 모든 병의 근원은 틀어진 뼈에서 유래되며, 건강이란 완벽한 균형상태를 의미한다고 강조했다. 원자의 진동이 활성화되면 질병이 치유된다면서 양과 음의 서로 끌고 미는 전기적 성질이 중요하다고 언급했다. 결과적으로 뼈를 틀어지게 만든 장본인이 바로 근육왜곡이다.

4) 특정 이온 부족이 근육긴장과 관련

근육의 긴장상태는 구리(Cu) 성분이 결핍되었을 때 많이 나타나는데, 경련이나 긴장에 전기전도성 문제와의 관련도 생각할 수 있다. 구리 성분은 간과 뇌에 가장 많이 분포되어 있으면서 철과 함께 적혈구를 생성하고 철의 흡수를 돕고 심장 혈액순환에 관여한다. 또한 면역 기능에 반드시 필요하고 부족하면 관절과 척추염, 궤양 등의 염증반응이 일어나게 만든다.

이 외에 아연과 마그네슘도 근육긴장과 관련된 성분이다. 눈꺼풀이 떨리는 경우 마그네슘을 찾는 이유다. 전기체인 인체에 필요한 이온 성분들이 부족하여 전도성이 떨어지면 질병을 유발하게 되는 것이다. 루게릭병은 칼슘, 마그네슘 부족과 관련되어 있으며, 양은냄비의 알루미늄이 독성물질로 뇌신경을 손상시켜 알츠하이머가 발병한다고 말한다.

다시 말해 건강의 3대 요소인 신체구조적 문제, 화학적 문제, 정신적 문제 모두가 다 중요한 삼대 축을 이루고 있지만, 가장 기초가 되는 것이 구조적 문제라고 유미테라피는 본다. 마그네슘과 구리와 인체에 필요한 이온과 독으로 작용하는 이온도 결국 인체 내에서 전기적 작용을 통해 일하기 때문에 결국 전기가 최종적 해결책이 되는 것이다.

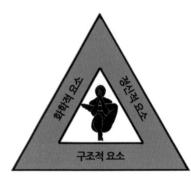

건강의 3대요소(The Triad of Health)

① 화학적 요소 – 약초, 영양학, 이종요법, 동종요법, 분자정합의학, 독성, 알레르기

② 구조적 요소 – 카이로프랙틱, 두개정골요법, 구강하악계, 근육테크닉, 침, 반사점

③ 정신적 요소 - 에너지치유, 전자기요법, 바하플라워요법, 동종요법, 스트레스, 정신

10. 골다공증은
칼슘 부족이 아니다

한마디로 말해 골다공증에 칼슘 부족 운운하면서 칼슘제를 권하는 의학은 반성해야 한다! 가령 내가 굶었을 경우, 진짜 밥이 없어 굶었는지, 쌀은 충분한데 밥을 할 전기나 가스가 없었는지, 밥은 차려놓았는데 밥맛이 없어서 먹지 않았는지, 상한 밥이었는지 다양한 원인을 생각하지 않고 밥을 못 먹었다고 하니 밥이 없다고 하는 것과 다를 바가 없다.

실제로 뼈에 골다공증이 생긴 원인 중 칼슘 부족인 경우는 극히 드물고 오히려 흡수되지 못하는 칼슘 상태로 유입되면 더욱 위험한 결과를 초래한다. 대부분은 순환장애로 인해 골다공증이 온 경우였고 목 근육긴장이 갑상선의 문제를 초래한 경우도 많은 것이 현실이다.

목 근육이 지속적으로 긴장하게 되면 갑상선의 칼슘대사 이상을 초래하여 갑상선질환은 물론 온몸의 석회화가 진행되어 결국 만병을 만든다. 언급했듯이 골다공증의 주범은 칼슘 부족이 아닌 칼슘대사 장애와 온몸의 석회화로 인한 칼슘 이온 순환장애다. 결국 목 근육긴장은 뼈를 약화시키고 골다공증의 숨은 원인인 것이다. 비만 역시 칼슘대사 이상으로 쉽게 살이 찌는데 목 근육긴장만 해소되어도 쉽게 해결된다. 질병의 진짜 원인은 생각하지 않고 보이는 현상과 증상에 집중해서는 결국 병도 못 고치고 점점 악화될 수밖에 없다.

칼슘이 부족해서 골다공증이 오고 그래서 칼슘제를 섭취해야 한다고요? 쉽게 살이 찌고 힘이 없다고요? 골다공증이 심하다고요? 갑상선 질환으로 고생하나요? 병명진단은 안 나오는데 몸이 여기저기 아프다고요? 다양한 질환으로 고생하시나요? 목 근육긴장부터 해소하세요!

1) 칼슘과 인의 관계

1) 칼슘과 인의 적정비율이 필요

칼슘과 인은 적정비율로 유지되면서 신체 내에서 내분비계를 조절한다. 칼슘과 인의 비율이 2 : 1이면 칼슘 흡수가 효율적으로 이루어진다.

2) 칼슘결핍은 인과 칼슘의 비율 문제

만약 칼슘보다 인이 많아지면 칼슘은 흡수되지 못하고 배설되면서 칼슘결핍 현상이 발생한다. 말하자면 칼슘이 존재해도 흡수되지 못하고 갈 곳을 잃은 칼슘은 배출된다.

3) 칼슘과 인이 다 높으면 석회화된다

만약 칼슘과 인이 함께 높아지면 칼슘은 근육, 폐, 피부, 눈, 관절 등에 축적되어 석회화된다. 칼슘이 부족하면, 쥐가 나거나 경련이 발생하고, 반대로 넘치면 식욕과 집중력이 떨어진다. 혈관에 칼슘이 축적되면 동맥경화가 발생한다. 콜레스테롤 수치가 높아서 발생하는 동맥경화증과는 다르다.

1) 칼슘은 음이온과 결합하여 이온화되어 활동한다.

칼슘이라고 모든 칼슘이 다 흡수되고 몸속에서 제 역할을 하는 게 아니다. 이온화되어야 칼슘의 역할을 하고 그렇지 못하면 배출되거나 더 나쁜 것은 몸의 각 장기에 축적되어 문제를 일으킨다.

2) 칼슘의 역할

① 신경전달물질에 관여

만약 혈중 칼슘 이온 농도(적정 농도 10mg/dL)가 부족해지면 신경전달물질 분비에 문제가 생겨 신경이 과도하게 흥분하게 된다. 뇌신경 관련 호르몬 분비, 신경세포 정상화, 대사기능 조절에 칼슘이 반드시 필요하다.

② 근육경직 완화에 관여

골격근과 심장근육, 평활근이 수축하게 되어 경련, 통증이 나타난다. 심하면 사지마비, 후두 근육경련, 기도가 폐쇄되는 응급상황으로 질식 사망까지 발전할 수 있다. 반대로 농도가 필요 이상 증가하면, 변비, 다뇨, 갈증, 반사 기능저하, 혼수상태가 온다.

③ 칼슘의 항상성 때문에 뼈가 약화된다.

칼슘은 뼈, 신장, 소장에서 항상 같은 수치로 존재해야 하여 배출된 양과 흡수되는 양이 같아야 한다. 매일 대변으로도 800mg 배출되는 칼슘은 위장을 통해 같은 양의 칼슘 이온이 흡수되지 못하면 결국 뼈가 약해지게 된다.

④ 갑상선과 부갑상선 호르몬과 칼슘의 관계

갑상선 호르몬은 칼슘을 뼈에 저장하는 네 관여하고, 부갑상선 호르몬은 혈중 칼슘농도가 부족할 때 뼈에서 칼슘을 빼내는 역할에 관여하면서 칼슘대사에 관여한다. 그만큼 칼슘대사는 생명 유지에 매우 중요하여 칼슘의 대사에 가장 중요한 것이 바로 부갑상선 호르몬으로 볼 수 있다.

⑤ 부갑상선의 역할

칼슘 이온 농도가 감소되면, 인체는 비상상황으로 여겨 부갑상선 호르몬이 분비되어 칼슘농도를 증가시키게 된다. 이때 제일 먼저 뼈에서 칼슘 이온을 빼내어 농도를 높이게 되어 뼈가 약해지게 되고, 장에서도 칼슘 재흡수를 촉진시키는 작용이 일어난다.

⑥ 갑상선 항진증과 저하증이 발생한다.

칼슘의 농도를 정상으로 올리기 위해 부갑상선 호르몬이 과도하게 일하면서 결국 갑상선 항진증이나 저하증이 일어나게 되는 악순환이 발생한다. 갑상선 기능질환은 여성들에게서 많이 나타나는데, 여성의 생리적 차이 때문이다.

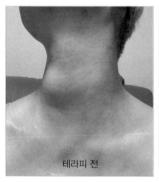 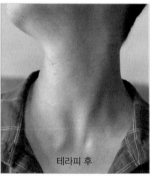

셀프근막테라피 3개월 후 갑상선 결절이 사라짐

⑦ 과도한 식탐, 우울증, 불안감도 칼슘 부족

비타민D, 칼슘이 부족하면 우울증과 식탐으로 인한 비만, 당뇨병에 쉽게 노출된다. 실제 연구 결과 칼슘 섭취로 우울증, 비만이 개선되었다. 공황장애 역시 칼슘 부족과 관련이 있다.

⑧ 이석증 유발

귀 내이의 역할로 머리회전을 감지하는데, 문제가 생기면 어지러움을 유발한다. 흔히 빈혈이나 어지럼증으로 뇌종양이 의심되어 검사하면 의외로 이석증이 발견된다고 한다. 이석증은 연구 결과 골밀도가 약해진 상태에서 3배 이상 많이 나타나 골다공증과 관련이 크다. 이석증은 낙상을 유발하여 시니어들에게 더 위험한데, 결국 칼슘 대사이상으로 인해 귀에 석회화가 되어 결석이 생기기 때문이다.

⑨ 지능 저하, 백내장 유발

심각한 칼슘 부족은 내분비계통의 문제를 일으켜 지능저하와 기억력 저하, 백내장, 면역력 저하까지 두루 건강 전반에 영향을 미치게 된다.

3) 가공식품을 통해 인(P) 성분을 과잉섭취하는 현대인

인은 원래 다양한 식품에 다량 함유되어 있어, 인 결핍을 걱정할 필요는 없다. 오히려 칼슘과 인의 적정 비율과 칼슘의 부족이 문제다. 인산염 형태로 가공식품 속에 지나치게 함유되어 있어 아이들과 간편식을 먹는 현대인들이 골다공증, 부갑상선 질병, 근육과 관련 질병에 노출된다. 폐질환, 안과질환, 피부질환도 인(P) 과잉으로 인하여 발생할 수 있기에 주의를 요한다.

4) 칼슘제 복용의 허와 실

1) 천연과 합성 칼슘은 전혀 다르다

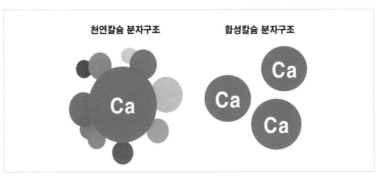

천연 칼슘분자가 다양한 자연물들과 붙어서 존재하는 것과 달리
합성 칼슘분자의 구조는 단일 칼슘으로 존재한다.

칼슘과 인의 균형을 맞추고 적정한 양의 칼슘을 섭취하는 것이 건강
을 위해 매우 중요하다. 하지만 가장 중요한 요소는 흡수로, 합성 칼슘
제는 득보다 실이 더 많다. 합성 칼슘은 분자구조 상 차이가 나는 물질
로, 흡수가 잘 안되면서 오히려 부작용을 일으킬 수 있다.

2) 합성 칼슘은 부작용이 많다

구역질과 설사, 변비, 심박동 불규칙, 피부발진도 나타날 수 있으며,
심하면 결석증과 심부전까지 온다. 복용하는 다른 약재와 병용하여 고
칼륨혈증이 나타나기도 한다. 때문에 가능하면 식품으로 섭취하는 것
이 바람직하다.

3) 폐경기에는 결석이 많이 나타난다

연구 결과를 봐도 칼슘제 과잉복용은 만성질환에 도움이 되지 않고, 특히 폐경기 여성의 경우 신장결석을 높인다.

유미테라피에서는 갑상선의 문제로 인한 칼슘대사 이상이 세포 미토콘드리아 에너지 대사에 문제를 일으키고 수많은 질병에 직접적 연관이 있다고 본다. 또한 갑상선질환뿐 아니라, 칼슘대사 이상으로 오는 수많은 질병에 갑상선 주변 목 근육의 지속적 긴장을 해소시키기만 해도 놀라운 변화와 호전이 온다는 사실을 확인하였다. 약물과 수술은 최후의 수단이다.

칼슘을 복용할 것인가 아닌가를 고민하지 말고, 자연식품 섭취에 노력하면서 갑상선 주변 근육긴장을 천사봉 유미테라피로 이완시켜 주면 갑상선 관련 질환이 예방되고, 이미 증상이 발생하였다고 해도 꾸준히 테라피하면 호전된다.

근육의 지속적 긴장으로 인한 문제는 근육을 꾸준히 천사봉으로 마사지하는 것만으로도 원인을 해결할 수 있으니 얼마나 고마운가!

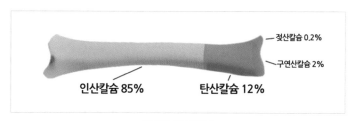

사람의 뼈 구성비

11. 근막과 한의학의 경락 80% 일치한다

1) 근막과 한의학

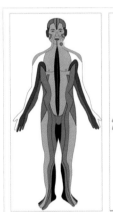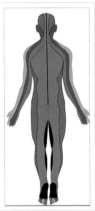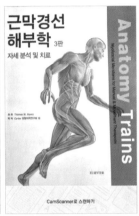

토마스 마이어스(Thomas W. Myers)의 저서 《근막경선 해부학》 책 표지와 경락 색체도. 토마스 마이어스는 해부학을 통해 12개의 근막 경선과 한의학의 12경락은 80% 정도 일치한다고 주장했는데, 실제 한의학 각각의 경락에 색채를 입혀 보면 근막과 매우 유사하다는 걸 이해할 수 있다. 최근에 들어와 다양한 연구를 통해 더 확실해졌다.

1) 근막과 한의학의 경락의 일치는 우연이 아니다.

그림에서 보는 것처럼 12개의 근막 경선과 한의학의 12경락은 80% 정도 일치하는 모습을 보인다. 한의학에서는 대맥이라고 해서 가로지르는 경락은 유일하게 하나인 데 반하여 세로의 경락은 대부분 근막의 부위와 방향이 일치하고 있다. 결국 근막의 관리가 한의학의 핵심이었다는 것을 확인할 수가 있다.

2) 현대의학이 한의학의 경락이 근막임을 뒤늦게 밝혀내다.

현대의학은 역사가 짧으면서도 과학으로 증명시키지 못한 부분에 대하여 부정하여 오다가 최근 2015년이 되어서야 근막(사이질)을 인체 최대의 장기로 인정하면서 침술도 근막을 통해 생체전기값을 회복하여 관련 장기를 치료하였다는 것을 인정하는 추세에 있다.

3) 심포경락·삼초경락과 유사한 가로 근막

서혜부, 단전, 배꼽, 가슴, 목, 턱, 눈을 가로지르는 가로로 된 7개의 근막은 인체의 심포경락과 삼초경락과 비견된다. 한의학에서도 특정 장기와 관련이 없어 학설이 분분했지만 결국 에너지를 생체전기로 볼 때 가로지르는 전기에너지의 길이 당연히 존재해야 하고, 그것이 호흡을 관장하는 흉곽과 소화기능의 배 부분과 비뇨생식기능과 대장기능의 하체 부위를 지칭한다고 보면, 가로 근막은 삼초경락과 매우 유사하다고 보인다. 물론 근막의 숫자와 일치하지는 않지만, 개념으로는 비슷하다는 유미테라피의 추론이다.

2) 근막 제대로 알기

1) 근막, 사이질이란 몰이해에서 시작된 현대의학

근막은 현대의학에서 이름 지어질 때부터 근막에 대한 몰이해로 시작되었다. 근막이란 해부학적 의미로 그저 막의 역할에 지나지 않는다는 이해에서 시작되었지만, 실체가 하나둘씩 드러나면서 인체에서 외부 환경에 대한 제1 방어벽인 동시에 모든 장기와 조직들이 하나의 연결선 상에서 일체로 작동되는 조화로운 통합체가 바로 인간이라는 사실을 깨닫게 해준다.

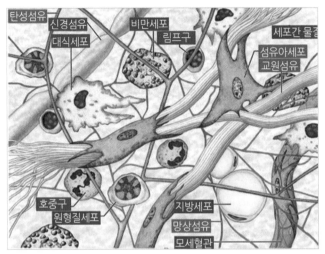

모세혈관, 신경섬유, 모세림프관, 체세포, 호르몬, 독소, 체액 등이 모여있는 말초혈액공간은 성긴결합조직(loose connective tissue)로 이뤄져 있다. 교원섬유, 탄성섬유, 망상섬유로 만들어지는 근막이 유착되고 변형되면 혈관, 신경, 모세혈관 등 모든 것들이 제 기능을 발휘할 수 없다.

2) 생명현상의 중심에 있는 근막

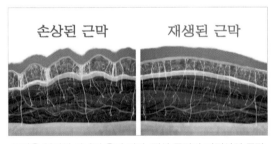

근막은 연결된 하나의 옷과 같다. 정상 근막과 비정상의 근막

근막은 아주 조직적인 네트워크로 연결된 생명의 매트릭스로 전기가 지나가는 길이며, 혈액순환의 통로이고, 질병이 발생하는 시발점이다. 이 근막은 단순히 근육을 보호하는 막이 아니라 모든 인체의 다양한 조직과 장기들과 유기적으로 교류하면서 생명을 유지해 나가는 중심에 있었던 것이다.

3) 근막에서 해결되지 못하여 장기에 질병이 온다

그래서 장기에 병증이 오기 전에 근막 부위에서 먼저 치열한 싸움이 벌어지게 되고 근막에서 해결하지 못하면 결국 내부 장기까지 침범당하게 된다고 이해하면 된다. 그것이 혈관이든, 장기이든 근육이든, 뼈이든 말이다.

3) 근막관리와 질병

1) 근막은 연결된 하나의 공간이다

암 수술 후 암이 재발했다는 말은 거짓이다. 왜냐하면 근막을 통해 여러 장기로 뻗어나갈 수밖에 없는 구조가 바로 인체이다. 암을 수술로 제거한다는 말은 그래서 허구다. 오히려 암 수술로 인해 근막훼손이 광범위하게 이뤄지면서 암이 여기저기서 새로 발생하게 된 것이다.

최근에 섬유근육통과 같은 질병이 점차 늘어나는 것도 근막의 질병이 늘어난다고 이해하면 된다. 근막을 관리하지 않고 통증 부위만 치료하거나 문제의 장기를 칼로 잘라내고 방사선 불로 지지는 것은 눈 가리고 아웅 하는 것이다.

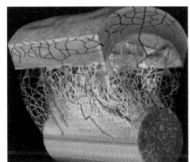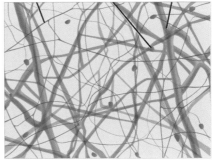

엘라스틴과 콜라겐이 감소하면서 근막 탄성이 감소하게 된다.

2) 근막은 배아 세포분열에서부터 시작된 줄기세포의 원조

엄마의 난자와 아빠의 정자가 만나 배아가 세포분열을 통해서 내배엽, 중배엽, 외배엽의 세 부분으로 분화되는 과정에서 3개의 부분을 구분 짓게 만들어주는 것이 바로 근막이다.

내배엽이 생명에 직접적인 소화기관, 호흡기관, 위장기관이 만들어지는데, 세부적으로 보면 편도선과 갑상선, 흉선과 코, 입, 후두의 인두가 되고 폐와 후두와 입에서 항문까지 연결되는 위장관, 방광과 질, 요도의 상피층을 이루게 된다. 넓은 의미에서 끈끈한 내부 점막까지 내부의 근막으로 볼 수 있다고 생각한다. 결국 근막을 활성화시키면 줄기세포의 역할을 담당하여 세포재생의 주역이 될 수 있다.

3) '근막질병 시대'에 침술의 한계

근막에 대한 연구는 실상은 동양에서 제일 먼저 시작되었고 한의학으로 발전해 왔다. 그 이름만 달랐을 뿐이다. 한의학에서 침의 원리는 곧 전기체인 인체를 전도체인 침을 통해 안테나를 꽂아서 공간에 있는 전기에너지를 이용하여 생체자기력을 복원시키는 방법을 사용했다고 추론한다.

하지만 더 이상 침의 대가를 찾아볼 수가 없는 현실이며, 현대인들은 침 한 방으로 문제를 해결할 만큼 단순한 질병 상태가 아니다. 근막 속에는 림프 오염물질들이 넘쳐흐르고, 우리 주변 환경은 전자파로 가득하여 미세전기체인 인간의 생체전류를 교란시키고 약화시켜 버렸다.

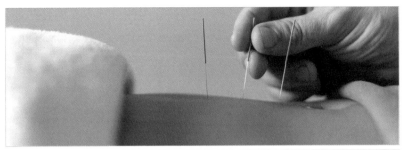

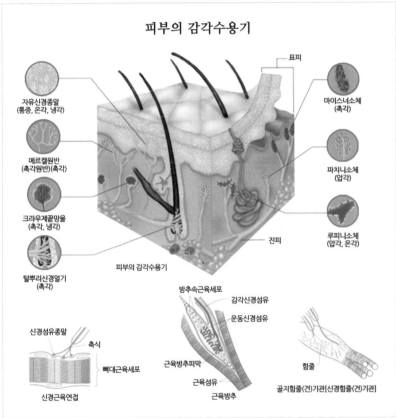

피부의 감각수용기

표피

자유신경종말
(통증, 온각, 냉각)

마이스너소체
(촉각)

메르켈원반
(촉각원반)(촉각)

파치니소체
(압각)

크라우제끝망울
(촉각, 냉각)

루피니소체
(압각, 온각)

진피

털뿌리신경얼기
(촉각)

피부의 감각수용기

신경섬유종말

축식

방추속근육세포

감각신경섬유

운동신경섬유

뼈대근육세포

근육방추피막

함줄

신경근육연접

근육섬유

근육방추

골지힘줄(건)기관(신경함줄(건)기관)

표피나 그 약간 아래쪽에 침을 꽂아 치료하는 원리를 보면 진피 위쪽으로 다양한 감각세포들이 존재하여 그 세포들을 자극하여 감각세포들을 정상화시키려는 시도가 침술이다. 표피와 진피 사이 공간은 통증을 감각하는 자유신경말단, 열을 감각하는 루피니 말단, 근육의 수축이완을 감지하는 근육방추, 누르는 압박을 감지하는 파치니 소체 등 다양한 감각세포가 무수하게 존재하는 공간으로 치유가 이뤄지는 중요한 공간이다.

그래서 특정 부위에 침을 꽂아 전기값을 복원하여 세포막전위차를 복원시켜서는 고칠 수 없을 만큼 고질병과 만성병에 시달리게 된 것이다. 이런 현대인의 만성병, 고질병, 불치병으로 이어지는 질병 현상을 나는 '근막질병의 시대'로 명명하고 싶다.

4) 광범위한 근막손상과 현대인의 질병

1) 근막의 가장 큰 장애물은 바로 신체불균형이다.

신체가 불균형하게 되면 근막이 눌리고 틀어지면서 근막의 정상적 역할에 문제가 발생한다. 마치 얇은 종이가 여러 겹 포개져 있는 상태에서 물결처럼 바람에 흔들려야 하는데 심한 구김이 발생했다고 상상해 보자.

종이 모서리에 힘을 가해 털면 구겨지지 않은 상태에서는 바로 끝부분까지 흔들림이 전달되는 데 반하여, 구김이 있는 종이는 제대로 전달되지도 않고 멈추거나 신호가 왜곡될 수밖에 없다. 저항이 커서 중도에 멈추게 될 것이다. 바로 이런 점에서 근막을 관리하는 데는 제일 먼저 신체 불균형 해소를 가장 먼저 실천해야 한다.

2) 근육의 틀어짐과 림프의 노폐물이 근막을 오염시킨다.

근육의 틀어짐은 결국 근막에 문제를 일으키고 이 근막의 문제는 결국 각 장기와 조직들에 문제를 일으켜 생명유지에 막대한 지장을 초래한다. 거기에 더해서 현대인은 공기 중에 오염물질에 노출되어 있고, 환경적 요인으로 피부를 통해 많은 독성물질이 근막 속에 쌓이게 된다. 산모의 양수에서 엄청난 양의 화학물질이 발견되고 있을 만큼 수

많은 화학물질 범벅된 생활용품과 약물과 경피독이 인체를 공격한다. 게다가 모세혈관을 통해 배출되지 못한 림프 노폐물들이 림프순환에서도 처리되지 못하여 근막에 넘쳐나면서 넓은 범위의 근막손상이 발생한다.

신체불균형이 개선되지 않고 림프의 노폐물이 지속적으로 쌓여 배출되지 못하여 독성물질이 근막에 쌓이면서 피로가 쌓이며 순환장애가 온 부위를 지속적으로 방치한 결과가 바로 근막의 광범위한 손상을 가져온다. 이로 인한 면역력의 약화로 대상포진, 섬유근육통, 루프스, 루게릭, 아토피, 류마티스 관절염 등 고질적이고 만성적이며 불치라 불리는 질병으로 소중한 인생을 망가뜨리게 되는 것이다.

5) 근막을 손상시키는 수술과 치료법

1) 수술과 강한 수기요법은 근막을 손상시킨다.

현대의학은 근막(사이질)을 이해하지 못했기 때문에 당연히 마구잡이로 인체를 자르고 장기들을 헤쳐 놓았다가 도로 꿰매고 아무 일 없다고 항변한다. 아니, 오히려 의과학의 발전으로 인간수명과 삶의 질을 향상시켰다고 큰소리친다. 그러나 실상은 근막을 마구 헤쳐놓고 갈라놓아서 시간이 갈수록 심각한 부작용을 초래한다.

2) 수술은 잠깐이고 후유증은 영원하다.

안전하다는 복강경 수술조차 심각한 부작용을 남기고, 임산부에게 행해지는 제왕절개수술 후 다양한 후유증을 앓고 있지만 그 이유가 무엇 때문인지도 모르는 경우도 허다하다. 수술 후 내부 장기까지 가기 위해서는 예를 들어 가슴 피부에서 심장까지 18개의 근막이 손상된다고 하는데, 특히 심층에 있는 근막을 잘라야만 수술이 가능하니 얼마나 끔찍한 일인가!

날실과 씨실로 연결된 숱한 근막을 다시금 입체적으로 복원한다는 것은 현재의 의학으로는 불가능한 일이기 때문이다. 또한 흔한 쌍꺼풀 수술만으로도 위와 연결된 결합에 손상을 가져오게 되는 것이 인체이다. 쌍꺼풀 수술 후 소화기 장애를 유발하는 일은 매우 흔한 일이다.

3) 피부에 가해지는 강 자극은 근막손상을 초래한다.

피부에 가해지는 자극이 강하면 작용반작용의 법칙이 적용된다. 피부에 뼈, 근육에 압력을 가한 만큼 피부와 뼈, 근육과 근막까지 손상을 입게 된다. 경직된 근육을 풀기 위해 강하게 자극하면 결국 근육은 더욱더 경화되면서 근막손상까지 유발한다. 그래서 득이 아니라 오히려 해가 될 수가 있는 것이다.

압력을 가해 림프노폐물을 피부로 올려내는 부항요법도 정상 음압이 아닌 일반적인 부항기는 림프와 근막의 손상을 가져올 수 있다. 또한 사혈침으로 찌르고 부항으로 혈액을 빼는 사혈부항과 긴 시간 부항이 압력으로 림프액과 근막 세포액을 빼내는 건부항 역시 위험할 수 있다. 왜냐하면 림프액과 근막의 세포액은 헤모글로빈이 함유되어 있지 않지만 중요한 체액으로, 근막손상이 광범위하게 이뤄질 수 있기 때문이다.

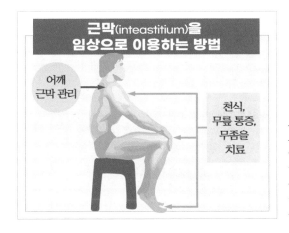

근막(사이질)을 임상으로 이용하는 방법. 모든 것은 서로 연결되어 있어서 어깨를 관리하여 천식과 무릎통증과 무좀을 치료할 수 있다. 이런 치유 원리의 중심에 바로 근막이 존재한다.

6) '근막질병 시대'에 혜성처럼 나타난 유미테라피

1) 제2의 줄기세포로 떠오르는 근막 세포

갈바니는 우연히 개구리 다리에서 생체전기를 발견했는데, 재생되는 도롱뇽 꼬리에서 생체전기를 발견했다. 도롱뇽이 꼬리를 잘리고도 꼬리가 재생되고 심지어 눈과 턱, 장기와 척수까지 재생시킨다고 하는데, 이런 재생이 가능한 것은 바로 원시적인 세포분열의 인자가 남아 있기 때문이다. 최근에 의과학자들은 근막에서 세포와 조직의 재생물질을 찾아내게 되었다고 기뻐하고 있다.

2) 근막을 되살리는 가장 효과적인 건강법

생체전기의 요체는 지구 자기장과 감응한 생체자기로 늙은 도롱뇽은 생체자기력이 약화되어 제대로 재생이 안 되는데, 인체 역시 마찬가지이다. 노화뿐 아니라 생체자기력이 약화되어 근막이 활성화되지

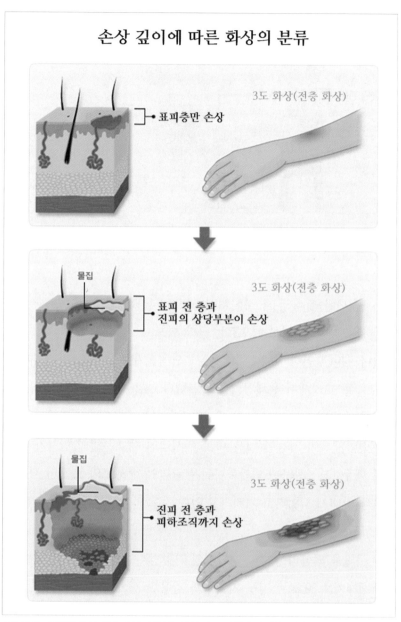

손상 깊이에 따른 화상의 분류

3도 화상(전층 화상)

표피층만 손상

3도 화상(전층 화상)

물집

표피 전 층과
진피의 상당부분이 손상

3도 화상(전층 화상)

물집

진피 전 층과
피하조직까지 손상

1도 화상: 표재성 화상, 2도 화상: 부분층 화상, 3도 이상의 화상은 전층 화상으로 표피, 진피, 피하지방층까지 손상되어 화상이 심한 경우 근막이 훼손되어 피부재생이 어렵지만, 유미테라 피로 호전된 사례가 적지 않다.

못하면 질병에 쉽게 노출된다. 결국 근막의 질병이 곧 장기와 혈관과 피부와 뼈의 질병으로 이어지게 된다.

3) 생체자기의 약화 교란이 현대인 미병의 주요 원인

자동차와 철근콘크리트 건물과 전기제품들에 둘러싸여 살고 있는 인체에게 가장 큰 문제가 바로 생체자기의 약화와 교란이다. 미병(未病) 상태는 결국 근막의 질병 상태로 이런 상태가 지속되면 심각한 질병으로 발전하게 된다.

4) 근막질병은 유미테라피가 해답이다

① 근막건강을 위한 섭생법

장내 미생물을 포함한 미생물의 균형이 중요하다. 유기농 식품과 발효음식을 가능한 섭취하고, 염증을 일으키는 유제품과 가공식품을 멀리해야 한다. 또한 근막손상을 부르는 합성화학물질 화장품과 생활용품을 멀리해야 한다.

② 근막 건강을 위한 신체불균형 해소법

신체균형을 되찾아야 한다. 균형은 넘쳐도 모자라도 안 되는 조화로움이다. 지나친 근육은 건강을 해친다. 건강한 근육과 근막의 기준은 유연함이다. 틀어진 신체의 균형을 되찾는 방법이야말로 가장 중요한 만병의 원인 해결책이다.

③ 생체자기력 복원으로 근막 활성화

부족한 생제자기력을 복원시키기 위해 유미테라피에서는 테라피 도구인 천사봉으로 근육긴장 부위를 문지르게 된다. 그러면 즉각적으로 세포막진위차가 복구되면서 생체전기의 균형을 회복하여 세포는 스스로 활성화된다.

천사봉은 어떤 외부의 전기와 파동을 이용하지 않고 천사봉을 문지르는 물리적 운동에너지에 의해 생체전기를 활성화시키기 때문에, 미세전류기기, 갈바닉기기, 저주파기기, 초음파기기 등 다양한 파동치료기를 사용한 치료법에 비해 안전하면서도 효과가 즉각적으로 나타나고 부작용이 전혀 없으며, 비용 역시 매우 경제적이다. 누구라도 천사봉을 이용하여 문지르면 스스로 자신의 질병을 진단하고 예방하고 치유할 수 있는 간편한 셀프근막 건강법이다.

④ 가장 강력한 디톡스로 근막 활성화

근막 속에는 정맥과 동맥, 그 사이에 모세혈관과 림프도 함께 존재한다. 모세혈관을 통해 채 순환되지 못한 것들이 림프로 순환되어야 하는데, 이 역시 넘쳐나면 근막으로 표류한다. 이런 물질을 강력하게 표피 쪽으로 끌어올려 배출을 극대화시키는 것이 바로 유미테라피의 놀라운 디톡스 능력이다.

⑤ 온열 효과

근막조직은 세포와 세포 사이를 채우는 물질로 이루어져 있어서 근막의 온도가 적정하게 유지되어야 하는데 질병 상태에서는 체온이 떨어진다. 이런 경우 유미테라피의 도구인 천사봉으로 문지르게 되면 스스로 알아서 적정 체온이 될 때까지 온열을 해주는 온열 효과가 덤으로 얻어진다.

⑥ 세포재생

세포를 재생시키는 능력은 현대의학에서 줄기세포를 얻기 위해 근막을 이용한다는 사실에서도 추론이 가능한 일이다. 유미테라피를 해 보면 주름이 바로 개선되고 석회화된 부위가 부드러워지며 화상 입은 세포가 재생되는 등 놀라운 세포재생 능력을 확인할 수 있다.

12. 손상된 근막 회복시키는 유미테라피의 구체적인 방법

근막이 손상된 것을 가장 효과적으로 빨리 회복시키는 것은 지구 엄마의 손길인 '자기파동'이다. 자기파동을 가장 극대화시킨 도구가 바로 유미테라피의 천사봉으로 단순하지만 놀라운 생명살림의 도구 역할을 톡톡히 해준다.

손상된 근막에 무리하게 힘을 가하면 손상이 가중될 수 있는데, 천사봉은 마치 엄마의 손길처럼 부드럽게 근막손상으로 인한 생체자기장을 회복시킨다. 병명과 증상에 구분 없이 천사봉으로 문지르면 결국 우리 몸의 엄마인 동시에 마당발인 근막이 회복되고 재생된다. 그래서 근막손상 해결사로 천사봉 유미테라피가 단연 으뜸이 된다.

근막의 손상을 가장 크게 가져오는 것은 앞에서 살펴본 것처럼 근막의 구겨짐이고 절단이고 왜곡이다. 이 문제를 천사봉으로 어루만져 주면 저절로 근막이 회복된다, 수술은 벼룩 몇 마리 잡자고 초가삼간을 태우는 꼴이다. 근막훼손은 작은 손상을 더 크게 키우고 무분별한 약 복용도 근막에 독성물질을 쏟아붓는 것과 같다,

피치 못할 응급상황이나 악화된 상태가 아니라면 미리미리 근막관리를 시작하자.

1) 송과체 긴장 왜곡 관리

미간, 눈썹, 관자놀이, 측두골, 뒤통수 라인(Line)을 관리한다.

이 부위가 긴장 왜곡되면 뇌질환, 눈질환, 코질환, 호흡질환, 두통 등 다양한 문제를 야기한다. 눈썹 위에 두둑한 경우 반드시 관리해야 하고, 치매 예방과 관리에도 중요하고, 안구건조, 시력 문제도 관여된다. 뇌하수체와 송과체와도 관련이 되어있다.

2) 턱과 광대뼈 라인 관리

턱, 이복근, 귀, 유양돌기, 후두골, 경추1·2번 라인을 관리한다. 이 라인이 틀어지면 치아질환, 두통, 안면비대칭, 중풍, 치매, 호흡질환 등 모든 질병과 관련되어 있다. 특히 턱은 턱라인과 목과 접히는 이복근 주변의 두 개의 선을 모두 관리해야 한다. 귀에서 관자놀이까지도 풀어준다.

3) 목과 쇄골 라인 관리

쇄골, 어깨. 등 견갑골, 목의 흉쇄유돌근, 사각근, 경추 전체, 승모근, 등과 목 라인을 관리한다.

생명의 목숨줄이 있는 부위로 가장 중요하다고 볼 수 있다. 호흡에 심각한 문제가 있는 경우 이 부분이 많이 경직되고 틀어져 있다. 모든 질병과 관련되었다고 해도 과언이 아니다. 효율적인 관리를 위해 누워서 근육을 편하게 이완시키고 풀어낸다. 어깨의 경우 팔 쪽에서 어깨를 향해 올리면서 관리한다. 머리 위까지 뒷머리를 함께 올려 관리한다.

4) 가슴 흉골, 견갑골 라인 관리

대흉근, 소흉근, 전거근, 라인을 관리한다. 현대인들의 대부분이 라운드숄더로 인해 심장 부위인 가슴이 위축된 상태로 심장에 무리를 주고 어깨를 앞으로 휘어 라운드숄더를 만들어 팔의 움직임에도 제한이 오게 되고, 특히 우울증, 협심증, 호흡기능 약화에 대흉근을 풀어야 한다. 심장의 문제, 얕은 호흡의 문제와 제일 관련이 깊다.

특히 스트레스는 심부전 방선 근막을 위축시켜 심장을 싼 보자기인 심포를 압박하여 정서적 문제와 심혈관계 문제가 야기된다. 가슴 중앙을 나누는 흉골뼈를 관리하면 놀랍게 마음이 편안해지고 오랫동안 쌓였던 트라우마 해결에도 큰 도움이 된다.

5) 횡격막 라인 관리

명치, 갈비뼈, 옆구리, 등 뒤쪽 갈비뼈, 복사근 라인을 관리한다. 횡격막은 폐와 심장이 있는 윗부분과 위와 간, 기타 다른 장기들의 공간을 구분하면서 우리가 의식하지 못하는 사이에도 쉬지 않고 1분에 16회 내외로 오르락내리락하면서 폐에 공기를 채웠다 빼냈다 하면서 호흡의 중요한 기능을 수행한다. 이런 수행에 문제를 야기하는 것은 목의 사각근과 횡격막의 경직과 엉김, 불균형이다.

배에 복수가 차거나 소화가 잘 안되거나 호흡이 잘 안되어 갑갑하거나 허리가 아픈 증상도 상당 부분 횡격막의 굳음과 틀어짐이 관련되어 있다. 현대인들에게 많이 발생하는 소화불량과 역류성 식도염, 암의 원인이 되는 산소부족, 간질환과 심장질환 등 많은 질환들이 횡격막 부위 긴장 왜곡과 관련되어 있다.

6) 허리 라인 관리

골반뼈와 요추, 복횡근 라인을 관리한다. 모든 질병의 뿌리는 골반이다. 골반의 왜곡은 전신을 무너지게 만든다. 특히 복횡근 부위는 마치 코르셋을 입은 것처럼 복부장기들을 보호하는 역할을 하는데 오래 앉아서 생활하다 보면 복횡근이 약화되고 골반왜곡은 복횡근을 비틀어지게 한다.

요추 부위의 눌림과 왜곡을 풀어준다. 소장과 대장 질환, 요통과 비만 관리, 신장기능이 망가져 투석을 하는 경우에도 도움이 된다.

특히 골반의 장골뼈와 선골(천골)뼈의 틀어짐은 뇌척수액 흐름을 방해하고 골반을 정상위치에서 변위시켜서 많은 질병과 관련되어 있다. 몸의 균형을 되찾기 위해서는 당연히 엉덩이 풀기가 중요하다.

7) 고관절 라인 관리

고관절, 사타구니, 좌골, 치골, 꼬리뼈 라인을 관리한다. 골반이 틀어지면 고관절이 연쇄적으로 불균형해지면서 고관절 부위가 움푹 꺼져 보인다. 고관절 부위 허벅다리에서부터 허리까지 올려 근막을 관리한다. 꼬리뼈에서부터 위와 좌우 방향으로 올리면서 관리하고, 사타구니도 항문 가까이까지 연결하여 관리한다.

8) 비골두와 발목과 무릎 라인 관리

발목, 발뒤꿈치, 아킬레스건, 발바닥, 발등, 아킬레스건, 복숭아뼈 라인을 관리한다. 발은 신체 중에 가장 혹사당하면서도 묵묵히 일하는 부위다. 발에는 하나의 횡 아치와 2개의 종 아치로 총 3개의 아치가 균형을 잡고 있는데, 많은 현대인들은 발의 아치가 무너지면 발가락 왜곡과 무릎통증과 허리통증으로 연속하여 문제가 발생한다. 주춧돌이 무너져 집이 허물어지듯 하나씩 하나씩 무너져 내려 균형이 깨지면서 만병의 근원이 된다.

무릎과 발목의 문제는 3개의 발목 균형 유지에 핵심인 근육의 왜곡에서 온다. 이 세 가지 근육은 전경골근과 후경골근, 장비골근으로 이 세 가지 발 균형 유지를 위한 근육이 시작점은 바로 종아리뼈 머리 부위인 비골두다. 비골두에서 제대로 천사봉 테라피를 하면 발의 균형에 큰 도움이 된다.

발목 풀기의 팁은 의외로 뒤꿈치이다. 발뒤꿈치가 틀어지면 발목이 틀어지고 무릎통증이 발생하고, 엄지발가락이 휘는 무지외반증, 발바닥 아래 족저근막에 손상과 염증이 발생하고 무좀도 이런 순환장애의 결과이다. 아킬레스건에 가해지는 불균형의 압력은 결국 아킬레스건도 손상을 가져온다. 발목이 자꾸 접질리는 현상은 우연이 아니라 신체 불균형에서 오는 당연한 결과로 틀어진 발목을 풀어서 관리해야 한다.

발목 균형을 회복하기 위해서는 발바닥의 왜곡된 아치를 천사봉으로 비벼 균형을 되찾아야 한다. 발등의 태충혈, 발바닥의 용천혈은 서로 위아래로 통하는 일직선상에 있다. 그 부위의 불균형은 정맥혈이 올라가는 힘을 약화시켜 하지정맥류를 만들고 전신의 혈액순환을 방해하면서 무릎, 고관절, 골반, 척추, 두개골까지 틀어지게 만든다. 발목 관리는 균형을 되찾는 기초가 된다.

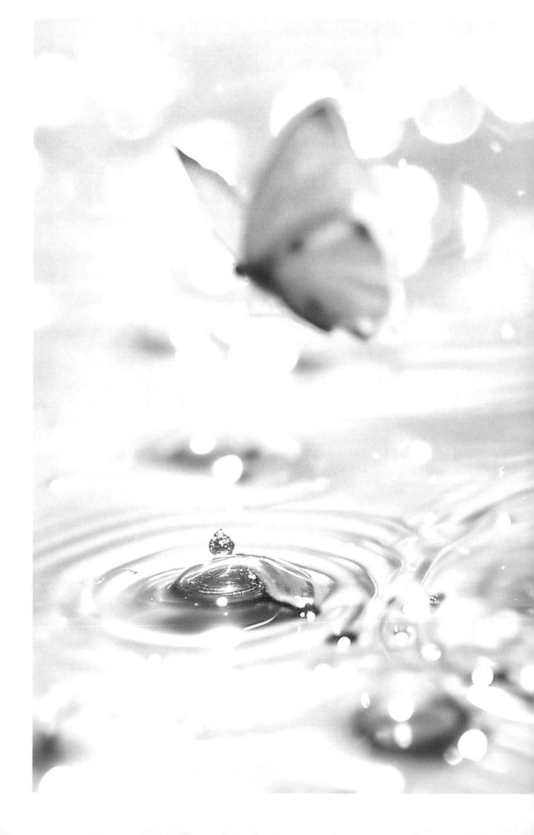

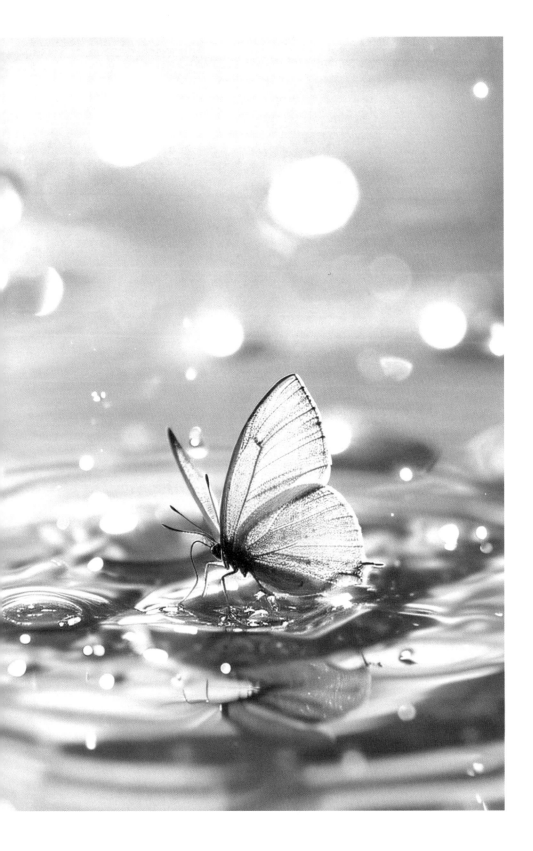

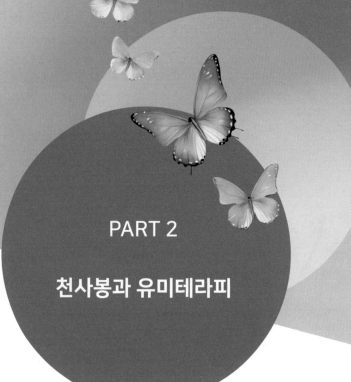

PART 2

천사봉과 유미테라피

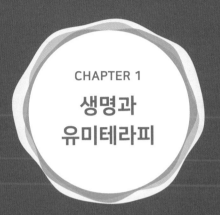

CHAPTER 1

생명과
유미테라피

1. 자병자치의 벗, 유미테라피

1) 균형이 깨진 몸, 자연치유를 찾다

나는 5살 때 얼음 위에서 꼬꾸라져 턱을 심하게 다쳤다. 입술이 찢어져 살점이 떨어져 나가 피가 많이 났는데, 시간이 지나면서 입술은 아물었지만 턱의 틀어짐은 고쳐지지 않고 오히려 나이가 들면서 여러 건강상 문제를 야기했다.

1) 불균형에서 시작된 아픔

턱을 다치면서 균형이 깨진 나는 자꾸 넘어졌다. 다리에는 항상 넘어져 생긴 상처가 있었다. 7살이 된 나는 어느 비 오는 날 뛰어가다가 빗길에 넘어져 복숭아뼈가 탈골되었다. 제자리를 벗어난 뼈를 굳히느라 나는 6개월을 허벅다리까지 석고 깁스를 하고 지냈다. 높낮이가 다르고 무거운 깁스를 한 상태로 지내다 보니 나의 골반은 다 틀어져 버리고 말았다.

열심히 뛰어도 뛰는 속도가 너무 느려서 체력장 달리기 점수가 빵점이었다. 심지어 철봉 매달리기를 하면 바로 떨어져 버렸다. 손의 쥐는 힘도 형편없어 악력기가 움직이지도 않았다. 학교에서 돌아오면 항상 앉은뱅이책상에 앉아서 공부했다. 하교 후 다리가 퉁퉁 부어있었기 때문이었다. 잠잘 때도 항상 베개나 이불에 다리를 얹어놓고 자곤 했다.

그래서인지 항상 허리도 아팠다.

고교시절 내 얼굴을 보니 정상인에 비해 턱이 일부러 치켜든 것처럼 들려있었다. 얼굴은 비대칭이 되어 코가 한쪽으로 틀어져 선글라스가 삐딱하게 기울어져 버렸다. 왜 그런지 처음에는 그 이유를 몰랐다.

틀어진 몸은 아래부터 위까지 거의 전신적 통증을 유발했다. 이미 어릴 때부터 소화불량이 시작되어 점차 토사곽란으로 심화되고 항상 힘이 없고 몸이 찼다. 나이가 들어가면서 증상은 점점 악화되었다. 30대 후반에 이미 허리와 목 디스크 증세가 심해졌고, 항상 예민하고 우울증도 있었으며 에너지는 점점 고갈되어 갔다.

그러다 40대 초에 갑자기 살이 찌기 시작하더니 계단 몇 개 오르는데도 통증이 왔다. 잠을 자다 다리에 쥐가 나고 급기야 오십견이 찾아왔다. 옷을 입고 벗기도 힘들고 어깨높이가 심한 짝짝이가 되어버렸다. 게다가 담석증으로 길에서 몇 번이나 정신이 혼미해지면서 쓰러져 결국 담낭 제거 수술을 했다.

쓸개가 없으니 간의 기능은 더욱 약해져 더 쉽게 피로해졌다. 신경이 예민해지면 갑자기 극심한 삼차신경통이 찾아왔다. 마치 전기톱으로 머리와 얼굴을 반으로 자르는 듯 끔찍한 고통이었다. 아이를 낳는 산고의 고통보다 더 심한 것이 담석이 담낭관에 걸려 혼절하기 전의 고통이었는데, 정신이 멀쩡한 상태에서 찾아오는 삼차신경통의 고통은 그 무엇과도 비교할 수 없는 끔찍한 고통이었다.

2) 스스로 건강을 되찾는 방법을 알려준 괄사요법

오십견이 심해서 옷을 벗고 입는 것도 힘들고, 팔이 90도까지도 올라가지 않았다. 어느 날 남편의 치료 때문에 찾았던 중국 양생관에서 나에게 괄사를 권했다. 당시에는 긁어서 병을 치료한다는 것을 믿을 수 없었지만, 지푸라기라도 잡는 심정으로 난생처음 괄사 시술을 받게 되었다.

단 한 번의 괄사로 올라가지 않던 팔이 많이 편해지는 것을 보고 나는 깜짝 놀랐다. 그 일을 계기로 인터넷으로 괄사에 대한 정보를 찾고 괄사를 배우면서 나와 가족을 마루타 삼아 열심히 배우고 실습했다. 한국과 중국의 괄사 전문가들을 만나 교류하면서 나는 열심히 괄사로 스스로를 치료하는 자병자치를 실천하기 시작했다.

동병상련이라고 하던가? 고통을 당해본 사람만이 남의 고통을 이해할 수 있다. 중국에 거주할 때 뜸사랑 상해지부를 결성하여 한국교회에서 회원들끼리 함께 뜸을 떠주고, 몸이 불편한 한인들을 위한 봉사활동을 하였다.

오랜 외국생활을 청산하고 한국에 정착하면서 '약을 끊은 사람들'이란 다음카페를 운영하면서 '목요모임'이란 자병자치 프로그램을 만들었다. 교육과정을 이수하고 자격증을 주는 형태가 아닌 직접 아픈 사람들이 바로 활용할 수 있는 자연치유법을 공유하는 모임이었다. 그 수가 점차 늘어나면서 지방에서도 요청이 오게 되어 봉사팀의 지방출장도 하게 되었다.

3) 자병자치 프로그램의 모토 "내 병은 내가 고친다"

병원과 약은 많아져도 질병에 고통당하는 사람은 오히려 늘어난다. 나는 내가 고통 속에서 스스로 되찾아 가는 건강관리의 과정을 남들과 공유하고 싶었다. 약과 병원이 해답이 아니라 내 속의 자연치유력을 강화하는 자연치유법을 찾아가는 과정이었다.

당시 자병자치 프로그램의 핵심은 발효였다. 쌀을 도정하고 남은 미강을 활용하여 직접 자신의 손으로 빚어서 본인의 인체 미생물(마이크로바이옴)을 이용하여 청국장처럼 발효시켜 미강효소를 만들었다. 건강교육과 각 분야의 자연요법 전문가들이 괄사요법과 벌침요법 등 다양한 자연치유법을 강의하면서 현대의학에 대한 문제점도 알리는 계몽운동을 함께 했다. 나는 당시만 해도 자연치유사가 아니고, 프로그램을 기획하고 작지만 소요되는 비용을 부담하면서 자병자치 프로그램을 운영하였다.

아픈 나는 항상 건강에 관심이 많았다. 더더구나 나의 엄마는 쉰을 못 넘기고 암으로 세상을 떠나셨다. 남편은 일찍부터 혈관계 질환으로 뇌경색과 뇌출혈을 차례로 겪으면서 다양한 건강법을 찾아 헤맸다.

자연 독을 활용하는 이독치독요법을 비롯하여, 다양한 식이요법과 기 치료까지 다양한 자연치유법을 동원하여 남편의 질병을 고치려 노력했다. 당시 옻을 발효하여 말기 암 환자들의 생명을 연장해 화제가 되었던 최원철 한의사가 선보였던 파동치료기도 구입하여 남편의 질환을 고치려 했지만 결국 별 도움이 되지 못했다. 남편을 구하려는 노력으로 중국에 가서 다양한 치료법을 접했었지만, 결국 남편은 떠나고 나에게 자병자치 방법들의 경험만이 남은 셈이다.

4) 자연치유법인 '괄사요법'에 부족했던 2%. 자석요법을 만나다

원래 괄사요법은 역사가 아주 오래된 민간치유법으로 현재 중국 중

의대에서 정식 과목으로 채택되어 있다. 중국에서《신비의 괄사요법》이란 책을 출판한 정규범 교수와 교류하고 한국에서는 '국순려 괄사'의 국순려 님과도 교류했다.《무통괄사》의 저자 청월 스님도 만났다.

괄사요법을 하면서도 부족한 부분이 있었는데, 감내하기 힘든 통증과 림프 손상이었다. 또 깊은 곳의 어혈은 빼낼 수 없는 한계가 있었다. 뭇사람들처럼 괄사로 어혈을 빼내는 일이 가장 큰 목표라고 생각했던 시기였다. 그런 목마름이 결국 나의 손에 의해 더 발전된 건강관리법으로 시작되는 계기가 되었던 것 같다.

나는 오래전《나는 티벳의 라마승이었다》라는 책을 읽었는데 티벳 라마승의 격동의 삶을 그린 소설로 본인은 실화라고 주장하는 독특했다. 인간의 질병퇴치와 건강장수의 가능성을 파동치유에 두고 그 길을 찾고자 하는 주인공의 주장에 나는 몹시 설레었다.

5) 파동원리 이용한 퀀텀치료기의 허구

양자학의 개념으로 인간 역시 파동의 존재로 파동기기를 만들어서 인간에게 고통을 주는 질병의 원인을 즉시 사멸시키겠다는 내용이었다.

당시 나의 어머니는 이미 50세를 못 넘기고 암으로 세상을 떠나셨으며, 남편 역시 성인병으로 고통받으며 밥보다 많은 양약을 복용하고 있는 때였다. 나는 인간의 자연치유법들에 대한 다양한 정보들로 상당히 고무되어 있던 터라, 파동기가 현대의학이 해결하지 못하는 인류 질병퇴치의 희망이 될 수 있다고 생각했다. 최원철 한의사가 암 진단과 치료에 파동치료기를 사용하면서 한국에 한창 파동치료기 붐이 불었고, 나는 큰 기대를 하면서 비싼 비용을 지불하고 파동 퀀텀치료기를 구입했다. 그러나 드라마틱하게 질병이 치유될 것이라는 믿음은 사라지고 오히려 헛된 희망을 남기고 남편을 잠도 제대로 못 자고 고생만 시킨 꼴이 되었다. 쓸데없는 기대만 남기고 남편을 수혈 부작용까지 겹쳐서 하늘나라로 보내야 했다.

2) 자석과 괄사의 운명적 만남

중국에서 인연이 된 괄사요법으로 나의 오십견을 쉽게 고치면서 나는 괄사요법에 매료되었고 지인들에게 괄사요법을 알려주느라 '괄사 악동'으로 소문이 났다. 항상 손에 괄사판을 들고 수년을 보냈다.

동양의학비방 모임에서 자석요법의 김태운 대표와의 만남은 나에게 자석과 괄사를 치유에 연계하는 모티브가 되어, 파동기로부터 얻은 실망감은 자석요법으로 다시 희망의 불씨를 지피게 되었다. 자석의 자기력이야말로 인간이 어설프게 만들어낸 '양자파동기'에서 나오는 불확실한 파동이 아닌, 지구와 인간을 포함한 우주의 원초적 에너지로 자석의 파동을 제대로 잘 활용한다면 인류를 질병에서 구원할 수 있을 것이라는 생각에서 나는 몹시 흥분되었다.

1) 별의 탄생과 자기장

새로운 별이 탄생하는 현장인 독수리 성운(M16)의 기둥 모양이 자기장 때문이라는 사실이 세계 전파망원경을 이용한 국제 프로젝트 'BISTRO'로 밝혀졌다. 독수리 성운의 자기장 세기가 워낙 강해서 기둥 모양이 붕괴 안 되고 유지되는데, 결국 이런 자기장이 새로운 별을 창조하는 기초가 된다는 것이다.

별의 탄생은 낮은 온도와 높은 밀도로 가스가 수축하여 만들어지는데, 먼지 알갱이들이 자기장에 의해 일정한 방향으로 정렬되고 자기장 방향에 수직으로 편광된 전파를 방출하여 별이 만들어진다는 것이다. 결국 우주별의 탄생에서부터 생명체의 탄생에 이르기까지 자기장은 가장 기본이 되는 요소이다.

2) 태양의 자기장

미항공우주국(NASA)이 공개한 태양의 자기장 시뮬레이션 사진을 보면, 태양에서 얼마나 활발한 자기장 활동이 있는지를 확인할 수 있다. 태양 표면에 자기장이 활동한다는 사실은 1950년에 처음 알려졌는데, 어떤 방식으로 정확히 움직이는지는 이번 시뮬레이션으로 정확히 확인되었다. 마치 춤을 추듯 움직이며 특히 밝은 부분은 자기력이 집중적으로 발생하는 지역이다.

3) 인체의 자기장

인체는 7.8Hz/sec 직류로 진동하는 생체자기 생명체인 데 반하여, 우리가 사용하는 전자제품은 초당 60Hz 교류이기 때문에 인체에 해가 되는 것이다.

자력을 연구한 바바 노부카츠(馬場信勝)에 의하면 인체 생체전류의 전압은 어린이의 경우 5.5V, 어른 3V, 노인 2.5V 정도라고 한다. 생체 자기력과 함께 전압도 떨어지는 것이다. 전압(V)은 도체 안 두 점 사이의 전기적 위치에너지의 차이를 의미한다.

4) 지구는 커다란 자석이다

지구는 하나의 큰 자석으로 나침판의 N극은 항상 북극을 향한다. 그 이유는 지구의 북쪽이 S극이기 때문이다. 전자기 유도로 우리 몸속 철분은 N극을 띠게 된다고 한다. 자기장 안의 물체가 비벼서 자기를 띠는 현상을 '자화(磁化)'라고 하는, 몸속에는 헤모글로빈 철 성분도 자력을 띠게 된다.

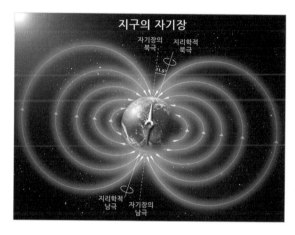

지구는 커다란 자석으로 지구에 살고 있는 모든 생명체는 지자기의 영향권 아래 있다.

인간의 기(氣), 즉 에너지의 흐름은 큰 자석인 '지구의 자력'에 영향을 받아 살아가게 된다. 인간의 세포들은 핵을 중심으로 전자들이 돌고 있는데 이때 전자의 도는 에너지는 바로 지구 자기력에 영향을 받기 때문이다.

지자기력은 평균 0.5가우스로 대부분 철에 흡수되고 우리 몸에는 그 절반 정도가 도달한다고 한다. 지구와 인체의 고유 주파수(슈만 주파수)는 7.83헤르츠로 인간과 지구에 생존하는 생명체는 지구와 공명하여 떨고 있다.

5) 지자기(地磁氣)는 지구생명체 보호 우산 역할을 한다

지구 표면이 모두가 균일한 지기(地氣)로 이루어져 있는 것이 아닌데, 미항공우주국(NASA)이 인공위성으로 조사한 지구 표면 지자기(地磁氣) 자료에 의하면 지역에 따라 그 강도가 천차만별로 다르다.

지자기가 강한 곳은 남극, 북극 등 극 지역으로 0.7가우스인데, 지자기가 강한 곳을 볼텍스(소용돌이)라고 하여 세계적인 명상과 치유의 장소로 사람들이 모여들기도 한다. 세계에 21개 정도의 볼텍스 장소가 있는데, 여러 볼텍스가 존재하는 미국의 세도나, 호주 울루루 지역 등 붉은색을 띤 바위들이 많은데 토양에 철 성분이 많은 곳이기도 하다. 가장 약한 곳은 남미의 리우데자네이루 주변으로 0.3가우스이다.

우리가 텅 빈 공간이라 생각하는 대기는 실제로는 먼지와 수증기, 수많은 입자들과 자력선 등 무수한 에너지의 입자들이 존재하며 충돌하는 생존경쟁의 장(field)이다. 특히 지구의 자기장은 생명체에게 유해한 태양풍과 우주선으로부터 인간을 막아주는 우산 역할을 하고 있다.

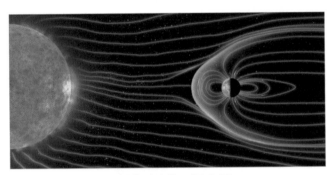

태양풍을 막아내는 지구자기장

6) 인체의 자력

인간 몸속 철 성분은 자철광(Fe3O4)으로 박테리아, 원생동물과 일부 동물들에게 발견되는데, 사람의 뇌 조직에서 1g당 500만 개 이상의 자철광 분자가 발견되었다. 인체자장은 신경, 심장, 뇌의 경우는 체내 활동전류로부터 발생하고, 폐와 위와 내장 등의 자력은 외부에서 유입된 자성물질이 자화되어 발생한다고 한다.

생체자기는 장기마다 다른데 생체자기신호는 주로 0.1~1kHz의 주파수 영역 안 발생하는 수십 pT~fT 크기의 매우 미약한 자장신호이므로, 고감도의 측정기술이 요구된다.

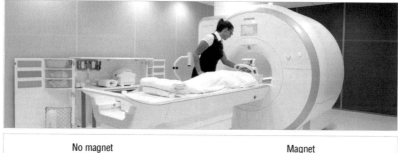

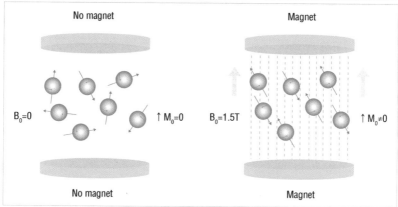

인체에 분포된 물속 수소이온은 자유분방한 방향성을 가지다가 자기장의 영향을 받으면 특정 방향으로 정렬된다. 수소이온은 피부와 염증, 뼈와 근육과 핏속 모든 곳에 분포되어 있다. MRI도 이런 원리를 이용한 의료진단기이다. 사진은 2만 테슬라 정도를 이용한 MRI의 원리

7) 원자 한 개의 자기장을 촬영하는 시대

MRI는 몸을 이루는 원자들의 스핀이 외부 자기장에 반응해 신체 내부를 시각화하는데, 하나의 원자를 현재의 MRI의 100배 해상도를 높여 원자들의 성질을 스핀(spin) 구조 측면에서 확인한 것이다. 이런 원자들의 집합체인 인체 내에서 지구의 자기장과 감응하여 몸속 원자들이 스핀하는 에너지에서 생명력의 근원을 찾고자 하는 여정이 바로 유미테라피이다.

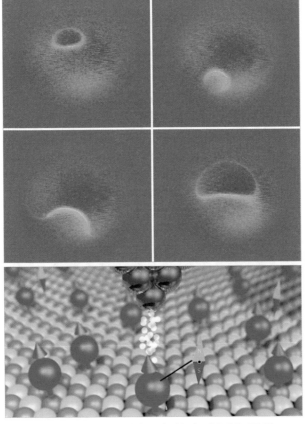

원자를 MRI 촬영한 결과와 모식도(출처: 기초과학연구원)

3) 자기파동요법 유미테라피를 창안하다

우연한 기회에 자석요법을 접하면서 괄사에 자석을 도입하면 어떨까 하는 단순한 생각으로 자석을 도구로 하여 괄사를 하게 되었다. 괄사에 자석을 이용하면서 놀라운 일들이 일어나기 시작했다. 어떤 괄사라도 압력에 의한 작고 큰 림프 손상이 일어났다. 그러나 자석을 활용하면 기존 괄사에 비해 통증이 현저히 적다. 거기에다 자석으로 인한 부가적인 효과들이 나타나기 시작했다.

1) 자기파동의 신세계로 들어가다

자석을 활용하면서 점점 괄사요법과는 차원이 다른 파동의 세계로 들어갔다. 자석을 이용한 괄사의 놀라운 효능을 빨리 사람들에게 알려야겠다는 생각으로, 자병자치 목요모임을 다시 부활시켜 토요모임을 만들어 교육을 시작했다.

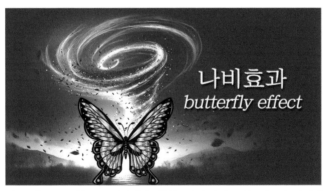

자기장은 좌우 대칭으로 멀리까지 영향을 미쳐 나비효과를 만든다. 자기장의 영향을 받은 전자는 이동하는 게 아니라 스핀(spin)하는데, 자기장의 영향으로 만들어지는 일명 '전자의 춤'인 전자 회오리가 생명현상의 핵심이다.

자석괄사의 개념으로는 담을 수 없는 새로운 건강법을 나는 유미테라피로 명명했다. 유미테라피는 자석요법과 괄사요법으로 담을 수 없는 새로운 자기파동치료의 영역이다.

2) 귀는 컴퓨터 회로, 목은 목숨줄

인간의 뇌를 컴퓨터라 가정했을 때 귀 주변은 컴퓨터로 정보를 들여보내고 나오게 하는 복잡한 회로들이 모여 있는 곳이다. 귀 주변으로 12개의 신경다발이 지나간다.

나는 평소 길목의 테라피를 중시하는데, 손목, 발목, 그리고 목이 인체의 길목이다. 손목과 발목을 통해 각기 절반의 경락과 혈관과 신경들이 지나가고, 특히 목은 뇌를 통해 전달되는 혈액과 신경들이 모여든 집합소이니 중요성은 더 말할 나위가 없다.

목의 미주신경은 흉쇄유돌근을 따라 내려가 몸속 장기들로 연결된다. 유미테라피는 어느 부위든지 유익하지만, 특히 미주신경이 지나는 흉쇄유돌근과 귀 주변의 나비뼈(접형골)와 후두골과 만나는 경추 2번 쪽 관리는 매우 중요하다. 두개골 균형을 되찾을 수 있는 것이 바로 유미테라피이다.

3) 참 좋은 자병자치의 벗 '유미테라피'

유미테라피의 효능은 겪어보지 않고는 표현할 수 없을 만큼 즉각적이고 놀랍다. 하지만 여전히 유미테라피는 계속 진화 중이다. 진리는 놀랍도록 단순하고 우리 가까이 있으며, 병이 있으면 치료법이 반드시 있다고 믿는다.

많은 사람들이 각기 다른 질병의 고통 속에서 살아가지만, 현대의학을 비롯하여 한의학과 민간의술도 해결책을 제시하지 못하고 있다. 현대의학뿐 아니라 민간의술조차 위험성이 매우 크다.

그래서 치료법의 제일은 안전이고 예방이다. 그런 면에서 유미테라피는 최강자이다. 스스로 관리하여 질병을 예방하고 건강을 스스로 챙기는 자병자치 건강법이기 때문이다.

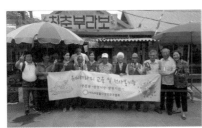 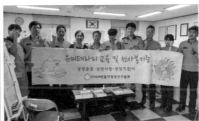

강화도 실향민 대상으로 유미테라피 봉사활동 / 119구조대 석수 교육

4) 미래 전자약 시대를 선도하는 유미테라피

지구는 거대한 자석으로 자력의 힘은 인간을 비롯한 모든 생명체에 커다란 영향을 미치고 있다. 은하계의 모든 별들은 돌고 있는 에너지체이다.

태양 역시 자기파동에 의해 강력한 초고온을 형성한다고 추정한다. 인체 속의 대부분이 물이다. 그 물속 수소이온은 지자기에 감응한 생체자기에 의해 소용돌이치면서 소용돌이 원자로를 만들어 상온에서 핵융합을 하여 에너지를 얻어 생명을 유지한다.

자력의 힘은 이렇듯 우리 세포의 전자를 돌리는 원천의 에너지로 생명의 원동력이며 현대사회에서 부족해지는 자기력을 충원해 주면 인체의 생명력은 놀랍게 빠르게 되살아난다.

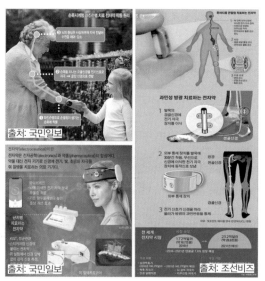

먹는 화학약품시대는 가고 전자가 약이 되는 시대다. 몸속에 설치한 전자장치가 약물 대신 미세한 전기신호를 뇌로 보내 다양한 질환을 치료하고 있다. 알츠하이머, 파킨슨과 같은 뇌신경질환에서 고혈압, 천식, 류마티스 관절염, 간염과 암, 비만, 당뇨, 루푸스, 과민성 증상까지 관리한다. 전자약과 디지털 치료제. 전자를 이용한 하드웨어 치료기기는 '전자약', 치료용 애플리케이션, 치료용 비디오게임과 같은 소프트웨어 치료기기를 '디지털 치료제'라고 한다.

인체 내 혈액순환과 뇌척수액 순환, 림프순환, 호흡기 순환까지 생명력을 관장하는 순환의 장애를 풀어 생명현상을 돕고 생명에너지를 극대화시키는 미래예방의학 '유미테라피'를 가정주치의로 자신 있게 권한다.

우리 교육이 자기력과 생명에 대해서는 무관심하다는 생각이 든다. 생명을 다루는 의사뿐 아니라 일반인들과 학생에게 자기력과 생명에 대하여 가르치는 교육이 반드시 필요하다.

5) 미래의학의 화두 '셀프근막건강법', '예방의학', '파동의학'

2024년 2월 한국은 의료계 밥그릇 지키기를 위한 의대정원 확대 반대로 의사들이 병원을 이탈하는 사태가 있었다. 이 또한 지나가겠지만, 내 건강은 내가 지켜야 한다는 것을 다시 한 번 통감한다.

이미 코로나19 사태로 중국에서는 아파트단지가 거대한 감옥이 되어 병원도 못 가고 약도 구하지 못하는 상상 못할 일이 실제로 벌어졌다. 한국이라고 예외일까! 코로나바이러스 검사를 강요하여 입원도 어렵고 환자의 보호자도 마음대로 가족 곁에 있을 수도 없는, 참 보고도 믿을 수 없는 일이 현실로 벌어지지 않았던가! 내 몸을 관리할 주체는 나 자신이고, 의사는 보조자일뿐이란 사실을 명심해야 한다.

상점가서 쇼핑하던 시대에서 방 안에 앉아 온라인 쇼핑하는 시대로 변화된 것처럼 의료에도 원격진료가 등장했다. AI가 산업과 생활을 변화시킬 뿐 아니라 의료도 변화시키고 있다. AI 기술은 놀랍도록 빨리 성장하여 AI 간호사보다 의사가 먼저 대체될 것이라고 한다. 이런 변화들은 이미 우리의 코앞에 왔다.

질병이 오기 전 미리 예방하는 '예방건강' 시대로 응급상황이 아니라면, 나와 가족의 건강은 집에서 스스로 DIY셀프건강법을 실천하게 될 것이다. 수술과 화학약품의 의학 시대는 가고 보다 안전한 파동의학의 시대가 활짝 열렸다.

2. 태풍, 핵 원자로와
유미테라피의 공통점

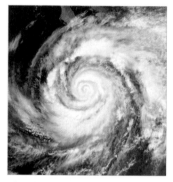

태풍의 눈은 전자에너지의 극대화로 이뤄진 현상이다. 마사지 도구 천사봉을 이용하여 태풍의 눈과 같은 에너지 폭풍을 만든다.

① 태풍의 파괴력은 어마어마하다.

2019년 미국에 허리케인 도리안이 폭발적 위세로 사람들의 안식처를 순식간에 초토화해 버렸다. 태풍의 이런 위력은 놀랍게도 외부에서 주어진 힘이 아닌 내부 환경적 요인에 의해 발생한다.

핵원자로도 마찬가지이다. 원자로는 엄청난 속도로 돌며 전자를 방출시키면서 놀라운 에너지를 자체에서 발현한다. 그러나 인간의 과학으로 만들어진 핵 원자로는 인간에게 양날의 칼로 위협이 되고 있으니 문제이다.

② 인체의 상온핵융합은 생명살림의 손길이다.

우리 인체 속에서는 이런 원자로 가속기가 수없이 많이 존재하고 있다. 상온에서 작동하는 핵융합 원자로 내부에서 수소이온이 빛의 속도로 돌면서 다른 원소와 합체되어 새로운 원소로 탄생되는 변환과정이 일어나고 있다.

③ 태풍과 원자로, 유미테라피의 공통점

태풍과 원자로와 유미테라피는 전자에너지의 소용돌이로 만들어진 가속기인 원자로처럼 작동한다는 면에서 같지만, 태풍은 폭발적 순간 에너지로 모든 것을 삼키는 데 반하여 생체 원자로는 예수님이 행한 오병이어의 기적보다 더 놀랍게 작은 것으로부터 엄청난 에너지를 만들어 생명을 살린다.

④ 인체 상온핵융합의 오작동과 약화를 되돌리는 유미테라피

태풍과 핵원자로보다 더 정교하고 놀라운 상온 핵 원자로인 인체에 생체자기장의 약화와 교란이 생기면, 원자로가 제대로 가동되지 않아 우리는 병들고 노화한다. 이때 자기파장을 활용한 유미테라피는 생명체에게 강력한 생명에너지를 순식간에 부여한다.

⑤ 유미테라피의 천사봉(Angel Stick)으로 신체 부위를 문지르는 단순한 운동에너지는 태풍의 눈이 된다.

도구인 천사봉의 전자에너지를 활용한 유미테라피는 단지 피부를 문지르는 반복적인 운동으로 인체에 볼텍스 에너지를 작동시킨다. 그러면 인체 내부의 이온들이 혼돈에서 질서를 찾으면서 에너지공장 가동력이 떨어졌던 미토콘드리아의 원자로를 강력하게 가동시켜 에너지 생산이 활성화된다.

⑥ 지자기와 감응하는 생명체 내 전자가 곧 생명의 원천이다.

모든 생명체는 생체전기체로 생명전기는 전기를 띤 물질인 전자의 활동성이 곧 생명력이다. 전자 없이 생명은 존재하지 않고, 전자의 운동성을 부여한 것은 지구의 자기장이다. 그러므로 지자기가 곧 생명의 근원이다.

⑦ 상온핵융합을 주도하는 전자를 제어하면 생명현상을 우리가 제어할 수 있다.

보고 듣고 말하고 생각하고 움직이는 모든 것이 뇌신경을 따라 움직이는 생체전기에 의해 작동한다. 인체는 상온에서 작용하는 핵융합 원자로에서 에너지를 만드는데, 그 에너지의 60% 이상이 인체전기로 사용된다.

가장 가벼운 원소인 수소. 욕조에 물을 채운 후 하수도 마개를 열게 되면, 물이 작은 구멍으로 빠져나가면서 소용돌이가 치듯 인체 내 수소원자로에서 전자가 빠져나가면서 생명현상에 필요한 새로운 원소들을 만들기도 하고, 엄청난 에너지를 만들어내면서 인간은 생존한다.

⑧ DNA가 유전정보의 카세트테이프라면, 유전정보는 전자에너지로 담겨 있다.

유입된 전자로 인해 새 원소가 만들어지고, 존재하던 원소가 사라지기도 한다. 결국 생명과 사멸은 전자 속에 비밀이 있다. 전자는 열린 공간과 닫힌 인체를 연결하는 매개체로, 생명체의 전자에너지를 되살리는 일은 곧 생명을 되살리는 것이고, 우리가 알고 있던 유전자 정보는 DNA 그릇에 담긴 전자에너지라고 말할 수 있다. 결국 전자에너지의 균형을 되찾게 되면 죽어가던 생명도 되살릴 수 있다는 의미다.

모든 생명체의 엄마인 지구는 지자기 파장으로 모든 생명체를 생명의 손길로 쓰다듬고 있다. 유미테라피와 함께 인체의 생체자기력을 회복하여 질병의 고통이 없는 세상으로 만들어가자.

3. 바바라 브레넌과 천사봉 원리

인간에게 손은 매우 중요하고 독특한 부위로, 건강에서 손의 역할은 매우 중요하다. 엄마의 손이 아픈 자녀의 배를 문지르게 되면, 두 개의 생육광선이 만나 복사열을 만들어 체온이 상승한다. 이 생육광선의 힘은 놀라운 에너지를 가지고 있다.

그런데 독특하게 손에 더욱 강력한 에너지를 가진 사람들도 있는데, 바바라 브레넌도 그런 특별한 경우이다. 원래 NASA 고다드 우주비행센터 물리학자로 우연한 기회에 본인에게 상대방의 에너지장인 '오라'를 볼 수 있는 능력과 손의 치유력을 알게 되었다. 사람의 에너지장 오라를 보고 진단하고 손상된 에너지장을 손으로 치료하였는데, 에너지장을 보고 질병, 성격 등 대부분을 진단하였다. 바바라 브레넌은 전 세계를 다니며 워크숍을 하고 미국 플로리다에 4년제 에너지힐링 전문

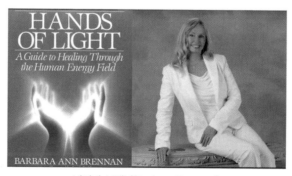

바바라 브레넌(Barbara Brennan)

교육기관으로 직업학교(vocational school)를 운영하고 있다.

그녀의 말에 따르면 척추를 다치거나 진단을 위해 방사선물질에 노출된 경우에도 오라에 흔적이 10년까지 남아있다고 하는데, 그녀가 이야기하는 오라는 색상도 매우 다양하고, 모양도 매우 구체적이다.

초기 암의 경우 회청색에서 점차 검은색으로 변화며, 암이 전이된 경우는 흰 반점이 마치 화산이 분출하는 것처럼 보인다고 한다. 술, 마리화나, 코카인 등 약물에 의해 오라가 손상되는데 이 경우 '에테르 점액' 상태를 만든다고 한다. 또한 화학요법 같은 독한 약을 사용한 경우엔 전체 에너지장을 막히게 한다고 설명한다. 하지만 바바라 브레넌과 같은 능력은 누구에게나 있는 것이 아니고, 연습하여 쉽게 얻을 수 있는 능력도 아니다.

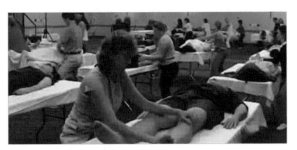

에너지힐링 워크숍 장면

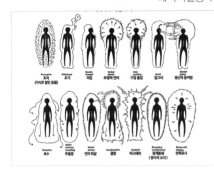
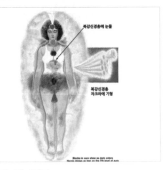

바바라 브레넌이 묘사하는 오라 에너지장

나는 생명의 근원은 전자의 소용돌이 현상이라는 사실을 발견하게 되었고, 전자의 소용돌이 현상을 쉽게 만들어서 건강관리에 활용할 수 있는 유미테라피 건강법과 스스로 생체에너지를 활성화시키는 도구인 천사봉을 개발하게 되었다. 천사봉은 바바라처럼 특별한 초능력자가 아니라도 누구라도 들고 문지르면 스스로 진단하고 질병을 예방하고 스스로 치유할 수 있는 에너지장 치유 마사지 도구이다.

현대의학은 응급의학으로 특화시키고, 생활습관병과 근육의 지속적 긴장과 왜곡으로 만들어진 신체불균형에서 오는 생활 속 대부분의 질환들은 미리미리 스스로 예방관리해야 한다. 자기장의 원리를 활용하여, 들고 문지르면 자기폭풍이 강력하게 발생하도록 만들어진 셀프건강도구 '천사봉'으로 살살 문지르거나, 닿기만 해도 아프다면 그곳은 전기저항이 높아져 생체에너지장이 약화되어 순환장애가 발생한 곳이다. 그런 부위를 천사봉로 문질러주면 된다.

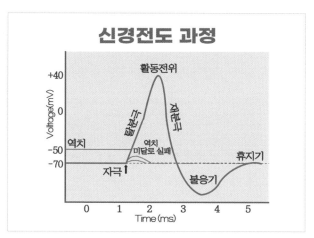

세포 휴지기 시 적정 세포막전위차 −70mV로 세포 밖의 나트륨 양이온이 세포 내 칼륨양보다 많기 때문에 음(마이너스) 전위를 띠게 되고, 반대로 활동전위 시 세포 내외부 전위가 역전되어 세포 밖이 음 전위가 되고 세포 내부는 +30~+40mV의 양(플러스) 전위로 바뀌게 된다.

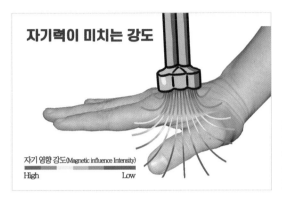

자기력이 미치는 강도(세포
가 정상 역할을 하기 위한 적
정 세포막전위차를 회복하는
데 자기력이 가장 안전하고
효과적이다.)

　전기도 필요 없고, 약도 필요 없다. 엄마 손에 천사봉을 들면, 엄마
가 가정주치의가 되고, 가족들의 건강은 업그레이드된다. 천사봉을 들
면 초능력을 타고 나지 않았어도 누구라도 에너지 치료사가 된다.

4. 최고의 미토콘드리아 건강법

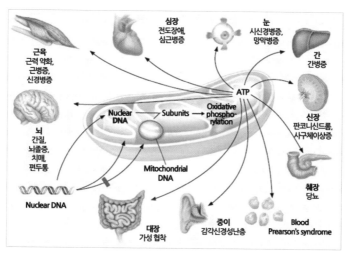

미토콘드리아 이상으로 오는 질병들이 많다. 근력약화, 근병증, 신경병증, 뇌에 오는 간질과 뇌졸중, 치매, 편두통, 대장 가성협착, 중이의 이상, 당뇨, 신장 사구체이상증, 간병변, 눈망막병증, 심장의 전도장애 등도 미토콘드리아성 뇌근육병증에 속한다.

　미토콘드리아는 고유의 DNA를 가지고 있어 인체와 별개의 생명체였다고 하는데, 인체 화력발전을 담당하는 에너지공장이다. 이 미토콘드리아 하나는 휴식상태에서 60와트짜리 전구 한 개를 밝힐 정도의 에너지를 발생한다고 알려져 있는데, 건강장수의 열쇠로 여겨지고 있다.

　미토콘드리아의 에너지 효율이 떨어지면 제일 먼저 체온이 떨어지고 순환장애가 일어나면서 암도 발생하게 되는데, 전신에 걸쳐 다양한 질병을 야기시킨다. 미토콘드리아 효율을 높여주면 활력 있는 생활이 가능하고, 다양한 중증질환에서 해방될 수 있는 것이다. 미토콘드리아를 건강하게 해주려면 어떻게 해야 할까?

1) 식물의 엽록체와 동물의 미토콘드리아

식물이 태양빛의 파장을 흡수하면 엽록체 안으로 전자에너지가 유입되어 광합성 작용이 일어나서 식물은 저분자의 물질을 고분자로 합성하는 동화작용을 한다면, 동물은 반대로 식물이 만들어놓은 고분자 물질을 미토콘드리아에서 분해하는 이화작용으로 에너지를 만들어서 생존한다.

인체는 식물이 빛 에너지를 이용하여 탄소와 산소로 합성해 놓은 탄수화물을 포도당으로 잘게 쪼개는 일부터 시작한다. 포도당이 미토콘드리아에 들어오면 산소와 화학반응을 시켜 에너지를 만드는데, 엄밀하게 말하면 만드는 것이 아니라 식물이 저장해 놓은 에너지를 꺼내어 사용하는 것으로 볼 수 있다.

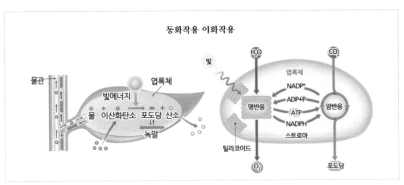

식물의 동화작용: 엽록체 안에서 일어나는 광합성 작용(명반응과 암반응)의 핵심도 전자를 주고받는 과정이다.

2) 에너지 생산의 핵심 '전자전달계'

미토콘드리아의 에너지 생산과정에서 핵심은 바로 미토콘드리아 내막에서 일어나는 전자를 전달하는 전자전달계 과정이다. 전자전달계는 말 그대로 전자를 전달해 주는 과정으로 에너지를 얻기 위해 반드시 전자가 필요한데, 전자를 산소에서 받게 되는 것이다.

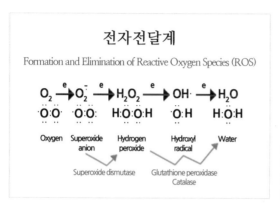

미토콘드리아에서 가장 중요한 과정인 전자를 전달하는 과정에서 산소와 수소가 만나 중화되어 에너지가 발생한다.

우리가 호흡으로 흡입한 산소는 인체의 미토콘드리아 전자전달계에서 전자로 사용된다는 사실은 너무도 중요한 내용이다. 전자전달계 과정에서 산소가 부족하게 되면 당연히 에너지 생산에 차질이 빚어지게 되고 미토콘드리아 이상에서 오는 수많은 질병도 발생하게 되는 것이다.

3) 미토콘드리아 건강법 '유미테라피'

미토콘드리아에 에너지 생산에 필요한 포도당과 산소는 모두 혈관을 통해 혈액으로 공급되는데, 밥을 굶었거나 적혈구가 배달한 산소가 부족하여 에너지 생산에 필요한 재료가 부족한 경우가 발생하거나 근막 왜곡으로 모세혈관을 통해 미토콘드리아에 포도당과 산소를 공급하지 못하게 되거나, 체온이 떨어지게 되면 미토콘드리아에서 에너지 생산 효율이 떨어지게 된다.

이런 미토콘드리아 에너지 대사효율을 높여주는 매우 단순한 결론은 바로 필요한 전자는 내어주는 것이다. 필요한 전자는 내어주고 산소가 유입되면서 발생하는 양날의 칼인 활성산소는 만들어지지 않게 해주는 안전한 에너지 생산방법이 있다면 얼마나 좋을까?

이런 금상첨화 같은 건강법이 세상에 나왔다. 천사봉으로 문지르면 자기파동 회오리를 만들어주는데, 자기장의 흐름이 바로 전자의 흐름이고 자기장이 흐르는 길을 따라 전자가 미토콘드리아로 유입된다. 천사봉으로 문지르면 눈에 보이지는 않지만, 세포 속 미토콘드리아에 부족한 전자에너지를 전달해 주는 획기적인 건강법이 유미테라피다.

통증 부위를 천사봉으로 문지르게 되면 평소 순환장애 부위에 냉기가 빠져나가면서 순간 더 차가움을 느끼게 되는 독특한 반응이 생긴다. 미토콘드리아가 활성화되면서 에너지 생산이 폭발적으로 증가하게 되면서 냉기가 빠져나가고 나면 순환장애 부위가 따뜻해지면서 통증도 사라지게 된다.

4) 적색근육을 집중 관리하라!

백색근육에 비해 적색근육은 미토콘드리아가 많이 분포되어 있고, 그래서 산소부족 시 더 취약한 근육으로 에너지가 많이 필요한 근육이기도 하다. 적색근육은 지구력 근육으로 엉덩이와 복부의 코어근육 위주로 관리하면 된다.

질병 치유의 핵심인 미토콘드리아 관리가 생각보다 너무 쉬워서 싱거운가? 단순해 보여도 실천은 쉬운 일이 아니니 실천해서 스스로 검증해 보길 권한다. 노화가 지연되고 활기찬 생활을 하기 위해서는 믿고 실천해야 한다. 머지않아 최고의 미토콘드리아 건강법으로 천사봉 유미테라피가 세계 방방곡곡에서 보편적으로 활용되어 세계 속의 천사봉 유미테라피로 자리매김할 날이 머지않았다고 나는 확신한다.

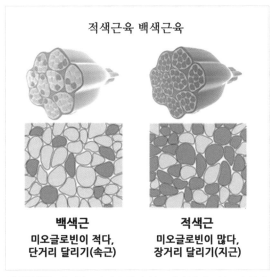

적색근육은 미토콘드리아가 많이 분포되어 관리포인트가 된다.

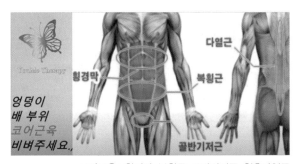

코어근육: 횡격막, 복횡근, 골반기저근, 척추다열근

5. 아픔의 미학

무슨 귀신 씨 나락 까먹는 소린가? 아프면 낫는다니!

장난이 아니고 생명체를 전기체로 보면 아파야 낫는다는 것은 명제다!

1) 진통제에 길들여진 사람들

현대인들은 모두가 바쁘다. 일을 하든지 공부를 하든지 놀든 모두가
바쁜 세상이다. 감기가 오면 앓아야 하는데 앓을 시간이 없다. 아파서
누운 사람에게 하는 말이 "병원 가봐" "약 먹지"이다. 앓아누울 시간이
없고 통증은 더더욱 싫다.

진통제의 전 세계 매출은 어마어마하고, 점점 강도가 강해져서 예
전에 말기 암 환자에게나 처방하던 마약성 진통제를 쉽게 처방받을 수
있는 세상이 되었다. 도대체가 아픔은 피하고 싶은 것이다.

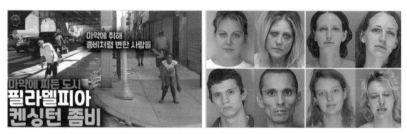

마약 펜타닐로 중독된 사람들(진통제가 점점 남용되어 심각한 사회문제가 되고 건강에 악영
향을 미친다. 진통제는 통증의 원인을 사라지게 하는 게 아니라, 뇌신경전달을 둔화시켜 통
증에 둔감하게 만든다. 결국 몸은 점점 망가지게 된다.)

코로나백신 맞고 통증이 올까 미리 진통제를 너도나도 찾아대고 타이레놀이란 특정 진통제를 질병청의 누군가가 언급하는 바람에 타이레놀 파동이 나기도 했었다. 미국에서 마약성 진통제 펜타닐을 쉽게 처방하여 중독된 사람들이 길에 널브러져 있고 좀비처럼 걸어 다니는 영화 같은 일이 현실이 되었다.

진통제는 통증의 원인을 없애는 것이 아니라 뇌신경 전달을 둔화시켜 신경에 왜곡을 가져와서 반복하여 복용하면 뇌신경에 이상이 오게 된다. 생리통이나 두통에 함부로 진통제를 오남용하면서 암 환자들이 붙이는 패치 형태의 마약성 진통제까지 있으니 21세기는 진통제의 시대라고 해도 과언이 아니다.

2) '아프면 낫는다'는 진리를 외면한 현대인들이 치러야 할 대가

그런데 이렇게 아픔을 피한 대가가 얼마나 가혹한지 알고도 진통제를 찾을까 싶다. 뇌신경 전달이 둔화되면 아픔만 둔화되는 것이 아니다. 뇌신경 전달을 해서 호르몬도 만들고 내 몸의 생명작용이 이뤄지는데 서서히 뇌와의 교신이 약화되고 교란되면서 내 몸 구석구석 장기, 기관들이 병들기 시작한다. 마치 냄비 속 개구리처럼… 아차! 싶을 때는 이미 늦은 것이다.

3) 생명은 전기다 그래서 아파야 낫는다

생명체가 아픈 이유는 전기체이기 때문으로 아프다는 것은 전기가 잘 흐르지 못한 부위에 전기저항이 커진 것이다. 그뿐인가! 아픈 통증이 곧 치유의 신호로 생체전기가 소통되어야 만병이 낫게 되는 것이다. 통증을 회피해서는 절대 회복되지 못한다는 것이 진리다.

극단의 살이 타는 통증을 유도하는 직접구 뜸도 강력한 전기신호를 만들어 치유하는 방법인데, 근막을 훼손시키기에 극단적인 방법이라 절대 하면 안 되지만 이마저도 생사가 오락가락하는 상태에서는 선택할 수 있는 방법의 하나였다. 쾌락의 자극은 저장되지 않지만, 신기하게도 통증의 자극은 전기에너지를 충전시켜 주는 것이다.

4) 통증은 병든 세포가 보내는 SOS 구조신호

공동철 님은 그의 저서 《아프면 낫는다》에서 이와 같이 통증을 예찬했다.

아픔은 소중하다.

아픔은 쇠약한 것을 강하게 한다.

아픔은 문제를 해결한다.

아픔은 병을 낫게 한다.

아픔은 어떠한 중병도 나을 수 있다.

아픔은 아픔만이 아픔을 치료한다.

아픔은 부족한 부분을 채운다.

아픔은 불구도 장애도 극복할 수 있다.

아픔은 차원 높은 인간을 만든다.

아픔에서 걸작이 나온다.

아픔은 생명력이다.

아픔을 외면하지 않으면 늙지 않는다.

이 주옥같은 아픔 예찬은 모두가 진실이다. 나는 통증을 넘어선 세계를 보았다. 보고 있다. 처음 천사봉 유미테라피를 만난 사람들은 두 번 놀란다. 처음엔 통증에 놀라고 두 번째는 빠른 회복력에 놀라게 된다. 만약 문제가 있는데 통증이 없다면 제대로 관리하지 못한 것이다. 천사봉으로 살살 건드려도 아프다고 놀라기도 하고 그 아픔을 넘어 스스로 문제를 해결했다는 사실에 또 놀란다.

초기에 유미테라피 회원은 이구동성으로 이야기한다. "좀 덜 아프게 하는 방법이 없을까요?" 단연코 없다. 통증이 적으면 적게 회복되고 늦게 회복될 뿐이다. 통증 없는 회복은 가짜이기 때문이다.

5) 아픔 느끼는 신경세포가 '면역형성 지원군'

대구경북과학기술원 뇌·인지과학 최한성 교수는 아픔을 느끼는 신경세포가 면역 형성을 돕는 지원군으로 우리의 신경계는 외부 환경에 대한 정보를 받아 감각을 형성하고 기억과 감정, 생각을 가능하게 하고 근육을 통제해 운동 능력을 만들고, 호르몬의 분비나 체온 등 생리적인 기능도 조절한다. 면역계도 신경계와 상호작용한다는 것이 밝혀지고 있다. 다양한 종류의 면역세포는 뼛속 골수에 있는 조혈모세포에서 생겨나는데, 면역세포는 간혹 조혈모세포가 뼈 밖으로 잘 나오지 못하는 경우도 있다. 이는 골수이식 수술의 성패를 결정하기에 이동하는 능력은 아주 중요하다고 언급했다.

미국 아인슈타인 의대 폴 프레네트(Paul Frenette) 교수는 통증을 느끼는 통각신경과 조혈모세포의 이동이 서로 관련이 있다는 연구 결과를 최근 〈네이처〉에 발표했다. 통각신경은 상처나 뜨거운 물체에 데었을 때 아픔을 감지하여 두뇌로 전달한다. 통각신경이 줄어들면 조혈모세포도 줄었다. 캡사이신을 사용해 자극해 보니 조혈모세포가 늘어났다.

이뿐 아니라 의과학 분야에서 아픔이 통각신경을 자극하여 조혈모세포 이동을 촉진시켜 면역세포를 활성화한다는 것은 꾸준히 밝혀지고 있다.

6) 난치성 질환의 큰 원인 '진통제 남용'

아픔의 미학을 깨닫지 못하고 당장 눈앞의 작은 통증에 진통제를 찾은 대가는 난치성 질환의 홍수다. 작은 문제가 눈덩이처럼 커지게 만드는 것이 바로 진통제 오남용으로 통각신경이 둔화되면서 점차 중추신경계 마비라는 끔찍한 결과를 초래하는 것임을 반드시 기억해야 한다.

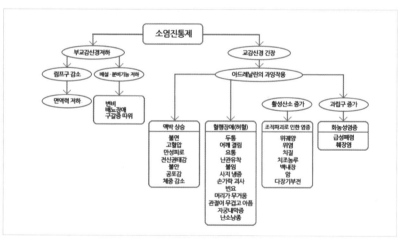

소염진통제를 복용하면 교감신경이 긴장하고 부교감신경은 둔화되면서 아드레날린을 과다분비하고 결과적으로 몸이 점점 망가지게 된다.

6. 정신질환은 실제로 근육병이다

유미테라피에서는 정신병으로 분류하는 대부분의 질병을 '정신병'이 아니라 근육의 지속적 긴장이 만든 근육병이라고 단언한다. 뇌신경 전달을 방해, 왜곡시킨 근막의 왜곡을 풀어주면 드라마틱하게 해결되기 때문이다.

뇌신경 전달을 약화시키는 신경안정제와 약물들은 결국에는 질병을 더 악화시킬 뿐이다. 왜 공황장애, 자폐, 틱장애, 우울증 등 정신병으로 치부되는 뇌신경질환들이 실제로 근육병으로 단언할 수 있는지, 셀프근막건강법 유미테라피로 스스로 또는 가족의 도움으로 해결할 수 있는가를 알아보자.

1) 급격히 늘어나는 정신장애

자폐증, 틱장애, ADHD, 조현병 등 최근 자주 듣는 용어들이다. 언젠가부터 우리 주위에는 ADHD가 흔해졌고, 자폐아의 비율도 160명 중 한 명꼴이다. 미국의 경우 이미 100명당 1명꼴로 늘어났고 늘어나는 속도는 빠르다.

ADHD(주의력결핍 과잉행동장애), 틱장애, 자폐가 흔해진 건 임신과 출산에서 발생하는 문제들과 나쁜 먹거리와 게임중독 등 다양한 원인이 있는데, 결국 바로잡으려면 몸의 틀어짐이나 전자적 불균형에서 균형을 되찾아야 한다.

2) 여아보다는 남아, 선진국일수록 더 많은 정신장애가 온다

남자아이들의 정신장애가 여아들에 비해 월등히 높게 나타난다. 실제 남녀 유병률은 학계에서 보는 4대 1보다 높은 9대 1로 심각한 남아 편중현상이 있었는데, 최근엔 여아 발병도 늘어나는 추세라고 한다. 엘리트여성 자녀에게 훨씬 더 많이 자폐와 ADHD가 나타나며, 특히 경제적 여유가 있는 강남이 'ADHD 특구'로 불리기까지 하는 심각한 현실이다.

정신장애에 대한 사회적 편견으로 인해 숨겨야 하는 현실이 질병으로 인한 사회적 문제를 키우고 있다. 이제는 예방치료를 넘어 ADHD 학생들이 존재한다는 것을 인정하고 학교교육을 받는 이런 학생들을 위한 대책을 세워야 할 지경에 이르렀다는 것은 슬픈 현실이 아닐 수 없다.

3) 유전보다 생체자기력의 교란이 문제

학업에 대한 스트레스와 잘못된 합성화학물질 범벅의 먹거리도 문제이지만, 뇌 신경회로에 영향을 미치는 생체자기장의 교란이 더 큰 문제로 보인다. DNA는 유전정보를 입력해 두는 tool(도구)로 도구에 입력되는 정보는 우리가 USB에 저장하는 것처럼 전자적 형태로 존재한다. 마치 카드에 자석을 가까이 대면 저장된 정보가 교란되어 사라지듯이 우리의 생명현상을 이끄는 정보는 바로 전자적 에너지다.

산모가 학업이나 업무적 스트레스, 컴퓨터, 전자파에 과다하게 노출되고 피부에 바로 흡수되는 화장품과 약품, 질 세정액 등의 화학물질에 노출되면 당연히 생체자기장과의 간섭이 되어 태아성장에 악영향을 미치게 된다.

4) 다양한 정신장애의 원인들

하버드대 허준렬, MIT 글로리아 최 교수 부부는 임신 중 감염이 자폐증을 유발한다는 논문을 발표했다. 제초제인 글리포세이트가 태아의 뇌형성 과정에서 정상 단백질 글라이신을 대신해 오편입되어 자폐증 뇌의 문제를 일으키기도 한다는 연구도 있다.

임신 중 점차 늘어나는 과다한 진단기기 사용, 출산 시 분만촉진제와 압착기 사용, 두개골의 충격 등의 사고, 예방접종 시 백신에 함유된 수은, 어린 시기부터 컴퓨터, 핸드폰, 게임노출 등 아이의 건강을 해치는 복병은 무수히 많다.

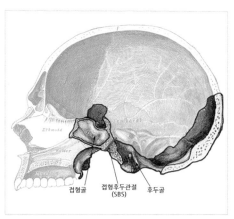

접형골과 후두골의 불균형은 삼차신경 전달에 이상을 초래하고, 뇌기능 장애를 가져온다.

자폐와 ADHD의 경우 상경추의 왜곡이 후두골의 회전을 일으키면서 접형골(나비뼈)과 후두골의 접합 부위인 SBS의 왜곡을 가져오게 하여 뒤틀림 양상에 따라 다양한 증상이 나타난다. 호수에 돌을 던져 파동이 이는데 다시 돌을 던지면 간섭파가 생기듯 파동 세계에서의 에너지 교란이 정신장애의 가장 큰 원인이다.

5) 성인 ADHD와 치매 발병의 연관성

성인 ADHD의 경우 치매 위험이 3배 넘게 높다는 연구 결과도 나왔다. 이는 신경전달물질의 장애가 두 질병에 다 같이 작용하기 때문인데, ADHD에는 폭력적인 증상 외에도 기억력 저하가 나타나면서 치매로 이어지는 경우가 많다. 지속적 약물 투여로 인한 부작용이 심각하여 최근에는 두뇌훈련법 등으로 훈련시키기도 한다.

6) 현대의학에서의 해결책이 있는가?

이런 정신적 장애를 두고 유전을 탓하고 오염된 환경을 탓하기만 할 것인가? 다양한 정신장애뿐 아니라 치매도 예방과 치료관리법이 거의 없다. 그런데 의외로 자기파동을 이용하여 정신장애를 고친 사례는 많다. 이유 없이 자살 충동을 느끼거나 우울증에 걸렸을 때 심포와 삼초 경락의 막힘을 풀면서 개선되기도 한다.

이렇듯 자기장의 교란을 해소하면 뇌신경 질환이 빨리 호전되는 이유는 심포와 삼초 경락이 해부학적 장기는 아니지만, 인체 에너지 흐름에 관여하는 경락이기 때문이다. 경락을 순환시키는 원동력은 전자에너지로, 자기력이 막힌 에너지 흐름을 터주고 목과 머리의 나비뼈(접형골)의 균형을 되찾으면 빨리 호전된다.

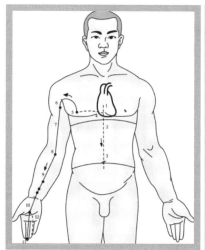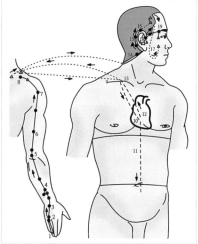

심포경락과 삼초경락은 에너지의 흐름을 의미한다. 심포는 심장을 싼 근막으로 혈액을 통해 생체전기 흐름을 조절하고, 삼초는 실제 장기가 존재하지는 않지만 인체를 상중하로 나눠 조화롭게 균형을 유지하는 역할을 담당한다. 한의학이 실제로 '에너지 의학'이었다는 반증이다.

7) 정신장애의 희망, 유미테라피

유미테라피는 자연의 에너지이며 생명의 근원인 생체전기를 자화라는 단순한 과정을 통해 자연 충전시키는 획기적인 자기파동요법이다. 자기파동을 활용한 천사봉으로 통증이나 순환장애 부위를 문지르면 피부 깊이까지 자기력이 미치면서 자기장이 형성된다. 그러면 순간적으로 자화가 되면서 세포 속 수소이온과 적혈구의 철이온을 비롯한 이온들이 전자를 얻게 되어, 부족한 전기값을 충전받으면 통증이나 순환장애가 순간 해소된다. 이때 혈액 속 대부분을 차지하는 혈장 속 수소이온들이 일정한 방향성을 갖게 되면서 정렬하여 혈액순환장애를 해소시켜서 림프에 정체되어 있던 피로물질들을 아주 쉽게 배출시켜 준다.

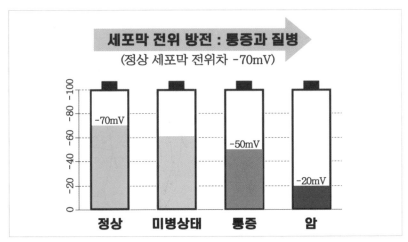

세포의 휴식기에 정상 막전위(세포막 내외의 전위차)인 -70 mV를 유지하지 못하고, −50mV 정도로 내려가면 통증이 오기 시작하고, −20mV 이하로 떨어지면 암세포가 만들어지거나 세포가 사망하게 된다.

유미테라피는 천사봉으로 문지르기만 해서 자화시키는 안전하고 물리적인 방법으로 음전하를 보충해서 세포막전위값을 높여주어 세포에 생명력을 불어넣어 준다. 부족한 전기값이 충전되면 세포는 건강한 상태로 되돌아가면서 통증이 관리되고, 순환장애가 개선되고 림프 청소까지 되니 일석삼조인 셈이다.

8) 구체적 정신장애(자폐, 틱장애, ADHD)의 유미테라피 방법

1) 유미테라피는 전자에너지 균형을 되찾고 틀어진 신체구조의 균형을 되찾아주는 자기파동요법으로, 기존의 건강법과는 전혀 다른 셀프건강법이다.

천사봉으로 정상 부위를 비비면 통증이 전혀 없지만, 순환장애가 있는 부위는 통증이 상당히 심하다. 그래서 천사봉으로 문질러서 통증이 심한 부위는 순환장애 부위라는 것을 누구라도 알 수 있으니, 천사봉으로 진단과 관리치료가 동시에 가능하다. 정신장애를 관리하는 유미테라피의 포인트는 신체의 균형과 전자에너지의 균형을 찾는 것이다.

혈자리나 경락학을 몰라도 쉽게 스스로 자기 몸을 관리할 수 있다. 한의학 측면에서 보면 에너지 흐름에 중요한 길이기 때문에, 심포와 삼초 경락을 관리하면 도움이 된다.

2) 심포는 심장을 싸고 있는 보자기 근육이다. 팔목 위쪽 내관혈 자리 위아래로 많이 막혔을 것으로 판단된다. 겨드랑이에서 손바닥을 향해 팔 안쪽을 천사봉으로 쓱쓱 풀어준다.

3) 성질이 불같아 참지 못하고, 욱하면서 집중하지 못한다는 것은 심장이 힘들다는 반증이다. 가슴의 압박을 풀기 위해서 가슴근육을 천사봉으로 풀어준다.

4) 삼초란 인체를 상, 중, 하로 나눠 에너지의 흐름이 연결되는 것을 의미한다. 상초는 호흡순환을, 중초는 소화흡수를, 하초는 배설과 생식기능을 관리 조절한다.

삼초 경락은 네 번째 손가락에서 시작되어 어깨를 지나 목을 통해 귀를 돌아서 눈을 통과하는 경락이다. 제대로 순환되지 않고 막히니 짜증과 화를 내고 참지 못하게 된다. 목과 어깨를 삼초경 방향을 따라 천사봉으로 비벼준다.

5) 손등 쪽을 향해 팔의 바깥쪽도 천사봉으로 비벼준다. 팔의 안팎으로 자화될 때까지 충분히 비벼서 순환시켜 주도록 한다.

6) 핸드폰의 무리한 사용이나 잘못된 생활습관으로 인해 거북목이 되거나 여러 원인으로 두개골이 틀어지면서 연속적으로 나비뼈(접형골)가 틀어지게 된다. 그러면 나비뼈의 터키안장에 들어있는 뇌하수체에 자극을 주게 되어 뇌기능 이상을 일으키게 된다.

두개천골요법 등 다양한 치료법이 존재하지만 나비뼈의 틀어짐을 교정하기는 너무도 어렵고 위험하다. 그러나 유미테라피는 틀어짐의 원인이 된 림프 노폐물을 자력에 의해 효과적으로 처리하고, 전자에너지를 자연충전시켜 어떤 요법도 가능하지 않은 나비뼈 균형잡기에 놀라운 효과를 보인다.

코에서 눈썹 주변, 귀 주변을 돌아 목까지, 목의 경추라인을 따라 경추 1번에서 대추혈까지 귀에서 턱까지, 얼굴 전체와 특히 머리카락이 난 부위를 촘촘히 천사봉으로 비벼서 풀어주면 나비뼈의 불균형을 드라마틱하게 바로잡아 준다.

결국 두개골과 목, 얼굴의 세세한 모든 부분과 나비뼈가 복합적으로 연결되어 있다는 것을 알 수 있다. 때문에 접형골의 균형을 찾는 것이 무엇보다 중요하다.

7. 죽은 시체 학문 '해부학'의 비애

1) 이름 없던 들꽃 '사이질'의 반란

세상에 이름 없는 들꽃은 없다. 다만 우리가 실체를 모를 뿐이다. 의과학자들은 그동안 그저 피부 아래 근육 사이사이에 있는 어떤 물질인데 중요하지 않아 이름조차 없이 사이에 있는 물질이라 '사이질'로 명명했었다.

2) '근육을 감싸는 막' 정도로 알았던 근막(사이질)

지금까지 그저 '근육을 감싸는 막' 정도로 알았던 근막(사이질)이 실은 온몸을 켜켜이 연결된 거대한 다중복합 matrix(망)으로 생존에서 매우 중요한 역할을 했다는 것이 속속 밝혀지고 있다.

근막은 세 겹의 강한 결합조직으로, 세포액이 흐르고 있다. 장기와 조직, 세포들을 보호하고 있을 뿐 아니라 전기생산, 연골과 뼈를 만드는 핵심으로, 배아의 세포분열 시 중배엽에서 유래한 부위로서 끊어지지 않은 연속 시스템으로 인체 내에서 모든 조직과 세포, 장기의 유기적 관계를 만들고 있는 신체에서 가장 큰 장기이다.

3) 해부학 중심의 '죽은 시체 학문'의 비애

해부학이 발달하면서 현대의학의 기초가 되었기에 피부 아래 동맥과 정맥, 근육들 사이에 존재하던 어마어마하게 큰 사이질은 발견된 상태에서는 살아있지 않아 말라버린 조직에 불과하여 그저 다른 장기 조직이나 근육과 혈관 등을 충격에서 보호하는 역할을 한다고 생각해 왔던 것이다.

4) 사이질(근막, Fascia)은 생체전기를 만들고,
　한의학의 경락이 지나길 길

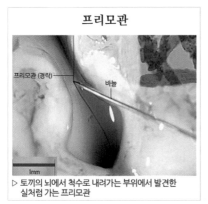

프리모관

프리모관 (경락)

바늘

1mm

▷ 토끼의 뇌에서 척수로 내려가는 부위에서 발견한 실처럼 가는 프리모관

북한 한의학계 김봉한이 봉한소체와 봉한관 (프리모관), 이 프리모관을 흐르는 줄기세포의 씨앗을 '산알'이라고 명명하였다.

근막(사이질)의 형태는 콜라겐과 단백질 망 구조로 인체 절반에 가까운 체액을 담고 있다. 놀랍게도 그저 단백질 덩어리로 보았던 근막(사이질)이 장기나 근육이 움직일 때 압력에 의해 전기를 만들고 있으며, 동양의학의 경락의 길과 흐름을 함께 할 것이란 사실을 아이러니하게도 현대의학에서 추정하게 된 것이다.

현대의학이 처음에 쓸데없다고 잘라내던 흉선과 맹장이 실제로는 면역과 미생물에 있어 중요한 역할을 한다는 것을 뒤늦게 깨달았듯이 현대의학이 근막(사이질) 발견으로 흥분하는 데 씁쓸한 마음이 든다.

5) 근막(사이질)과 림프와의 관계

림프관은 정맥과 동맥이 모세혈관으로 연결되는 부근에 함께 연결되어 흐르면서 모세혈관으로 채 흘러 들어가지

못하는 고분자 단백질 노폐물을 주로 처리한다. 3리터 정도인 림프액은 근막 공간과 림프모세혈관에 열려있어 서로 체액균형을 맞추고 있다.

피부를 천사봉으로 마사지하면 제일 먼저 근막 세포가 활성화되고, 근막으로 새어나온 림프액 속의 노폐물들이 피부로 함께 밀려 나오기도 하는 것이다. 근막은 모든 장기조직과 연결되어 장기를 충격에서 보호하면서 필요한 생체전기도 생성하고, 림프조직과 상호작용하면서 노폐물을 배출시키는 중요한 역할을 하는데, 이것이 모든 장기조직의 보조자 역할을 한다고 여겨진다.

6) 오장육부와 조직들로 통하는 고속도로 근막(사이질)

침술이 내부 장기와 조직을 치료하는 효과를 보이는 것은 사이질이 바로 내부 장기들로 통하는 고속도로이기 때문이라고 과학자들은 추정한다. 암세포도 이 고속도로를 통해 퍼질 것이며 섬유근육통이나 경화성 질환, 염증성 질환도 근막 문제일 거라 의심하게 된 것이다.

7) 근막 이상으로 오는 질병들

근막의 이상으로 오는 질병은 전신적 증상을 나타내는 교원병, 섬유신경통 등 심각한 통증과 나쁜 예후를 가져온다. 발열, 발작, 정신질환, 탈모, 손발톱 변형, 류마티스 관절염, 루푸스, 폐렴, 경련발작 등 실로 다양한 질병을 불러오는데, 그 이유는 전신의 모든 장기와 조직, 세포가 다 연결되어 있기 때문이다. 이런 근막 이상으로 오는 질병은 점점 늘어나고 있다.

8) 최고의 근막관리법, 유미테라피

결국 유미테라피에서 천사봉으로 피부를 문질러 마사지할 때 가장 먼저 근막의 전기생산에 활력을 불어넣어 주고, 노폐물을 신속히 피부로 배출하여 주면서 장기조직과 연결된 근막을 통해 질병이 빨리 호전될 수 있다는 의미이다.

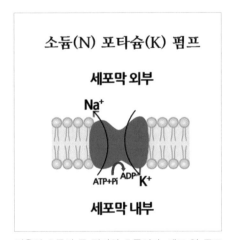

이온의 흐름이 곧 전기의 흐름이다. 세포 안 주로 칼륨이, 세포 밖은 나트륨이 존재

세포막전위차가 떨어진 사이질 세포 속 수소이온에 회전운동에너지를 가하여 활발하게 전기생산이 되면 결국 생명현상인 세포 안팎으로 물질교환이 활발해지면서 근막과 연결된 각 장기와 조직의 기능은 호전된다.

장기와 조직들은 생체전기

로 작동된다. 갑자기 과전류가 흐르거나 충격에서 보호받아야 하는데 근막이 그런 충격을 흡수하는 장치로 추정되고 있다.

결국 피부에 가해지는 지나친 압박은 근막 건강에 도움이 안 되며, 지나친 피트니스 운동도 오히려 독이 될 수 있다. 진정한 의미에서 건강운동법은 피부 아래 존재하는 근막을 활성화시키는 자기파동요법이 미래형 최고의 건강법이다.

8. 세상에 병명이 많은 이유

1) 병명이 점점 늘어나는 이유는 질병을 잘 몰라서다

유미테라피를 창안하고 교육하는 나는 의사도 의학자나 과학자, 치료사도 아니다. 그런데 새 건강법 유미테라피를 창안했다. 질병명을 나열하는 이유는 병이 발생한 원인을 잘 모르기 때문에 증상별로 구분하다 보니 7만여 가지로 늘어나게 된 것이다. 그것이 바로 유미테라피가 세상에 나온 이유이기도 하다,

이제 만병이 넘쳐나는 세상에서는 내 병은 내가 알고 내가 관리하는 주체가 되지 않으면 안 되는 세상이다. 개개인이 유미테라피 셀프근막 건강법으로 스스로 질병을 예방하고 서로 도와서 대부분의 질병을 아주 간단한 방법으로 해결할 수 있다고 자신 있게 말하는 바이다. 제대로 된 치료법이 존재한다면 왜 유미테라피까지 필요하겠는가! 치료법의 홍수 속에 진정한 치유법이 갈급한 시대다.

2) 슈퍼바이러스만이 아니다. 인간을 비웃는 질병 천국

하지만 현실을 돌아보면 세상엔 병명도 참 많고, 치료법도 정말 다양하다. 치료 방법과 약도 계속 개발되고 건강보조제와 식품도 계속 늘어난다.

그런데 병명은 계속 늘어나고 병으로 고통당하는 사람도 기하급수

적으로 늘어나고 있다. 의과학이 발달했다지만 원인을 알 수 없다는 불치병은 우리를 비웃기나 하듯 점점 늘어나고 암 정복은커녕 흔한 아토피 하나도 못 잡아 병원과 약은 늘어간다.

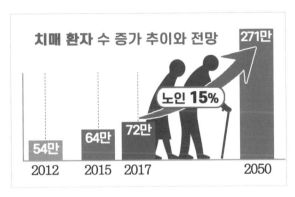

치매환자가 가파른 증가 추이로 2050년엔 인구 271만 명이 치매를 앓을 것으로 전망된다.

3) 삶의 질 저하, 개인과 국가의 재정이 심각하다

늘어나는 수명을 비웃기라도 하듯 치매와 생활의 질을 떨어뜨리는 류마티스 질환 등 온갖 통증관련 질병이 무섭게 늘어나고 있다. 국민건강보험 재정은 나라마다 바닥이 나고 있다. 단지 우리나라의 문제만이 아니라 전 세계적인 실정이다.

질병은 개인에게도 고통이지만 국가의 재정이 바닥날 만큼 의료장비는 고가이고, 치료약 1알에 수십억짜리까지 등장했다. 수명이 늘어날수록 고통 속에 살아야 하는 나날이 늘어나고 주머니는 비어가는 현실에서 다른 도리가 없다.

희귀병은 갈수록 늘어나고, 희귀병 치료제 척추근육위축증 치료제의 경우 1회 투여 비용이 25억 원에 달할 정도로 비싸다. 이대로 가면 국가와 개인의 파산은 시간문제다.

4) 현대인 대부분의 질병은 생활습관병인 동시에 신체불균형 질병이다

현대의학뿐 아니라 민간의학, 한의학까지 현대인의 질병은 점점 더 해결하기 어렵다고 토로한다. 제약사 노바티스는 척추근육위축증 1회 투여 약값으로 25억 원을 책정하였고, 연간 2억 원이 넘는 비용을 지불해야 하는 약이 무려 11종에 이르는 고가약 시대다.

환경오염으로 인한 공해, 먹거리에 무차별적으로 살포되는 농약과 제초제, 가축에게 투여되는 어마어마한 양의 항생제, 유전자조작작물, 수은 함유된 백신, 그런 것 때문일까? 우리가 간과하는 것이 바로 신체 속이 아닌 신체 외부의 물리적 불균형이란 사실이다.

물리적으로 틀어진 신체는 단계적으로 몸을 무너뜨리면서 내분비계와 내부 모든 순환계를 죄다 교란시킨다. 그런데도 잘못된 피트니스 운동으로 현대인을 내몰고 있다. 무너진 균형상태로 운동하면 몸은 점점 더 무너진다.

5) 장님 코끼리 만지기

사람들이 나에게 묻는다. "내 병명이 뭐고, 증상이 이러한데 도움이 될까요? 어디를 관리해야 하나요?"

내가 책을 쓰는 중에도 질병별로 어디를 어떻게 해야 하는지 써야 한다는 것이 이율배반적이라고 느끼고 있다. 몸은 유기적으로 연결되어 반드시 서로 영향을 미친다.

질병을 세분화시키는 것은 누구를 위한 일인가? 만병의 원인은 몇 가지뿐이다. 만 가지 병으로 구분했지만 더 미궁으로 빠져들고 있다.

세분화되었으니 더 잘 치료하고 관리할 것이란 환자와 보호자들의 기대와는 달리, 질병이 어떤 원인으로 생기는지, 질병 치료를 어떻게 해야 할지 잘 모르니까 증상마다 병명을 갖다 붙이는 것이다.

6) 가장 큰 질병의 원인, '신체불균형'

셀프근막건강법 유미테라피에서는 순환장애를 일으키는 신체불균형이 생체전기로 작동하는 인간의 전기적 흐름의 불균형을 초래하여 건강을 해치고 질병을 만드는 제일 큰 원인으로 본다.

현대사회에서 인간은 과도한 스트레스와 반복적 동작으로 인해 근육긴장이 지속되면서 신체의 불균형을 초래한다. 그래서 유미테라피에서는 스스로 신체불균형을 근막 마사지를 통해 바로잡아 생체전기 흐름을 정상화하여 질병을 예방 관리한다. 플론 신체불균형이 해소되기 전에도 천사봉으로 관리하면 생체전기불균형이 해소되어 도움이 되지만 근본을 고치려면 질병의 증상이 아닌 질병의 원인을 찾아 관리해야 한다, 불균형한 신체 부위를 정상으로 회복해 주면 증상들이 차례로 사라지게 된다.

7) 질병의 주요 원인들

장내 미생물의 다양성이 깨져서 오는 미생물 불균형과 마음에 일어나는 생각의 부조화, 불의의 사고와 사소한 사고들, 변화되는 환경도 영향을 미친다. 바르지 못한 식품과 약물남용, 항생제와 방부제도 원인이 된다.

하지만 오장육부를 망가뜨리는 가장 큰 실제적 숨은 원인은 바로 신체의 불균형에서 비롯된다. 인체가 과도한 스트레스를 받게 되면 가장 먼저 스트레스 근육부터 긴장하게 된다. 그러면 근육 사이사이에 존재하는 생체전기 흐름의 장기인 근막의 전기흐름을 방해하게 된다. 차차 긴장이 심화되면 근막 사이사이를 지나던 혈관과 신경, 림프기관까지 영향을 받게 되면서 신체의 불균형은 다른 여러 장기조직의 문제로 비화된다.

우리가 일반적으로 자가면역질환이라는 암, 아토피, 류마티스 관절염조차 유미테라피로 균형을 되찾으면서 생체자기를 정상으로 되돌려 빠르게 호전될 수 있다면 지금까지 우리가 이해했던 질병의 원인에 대하여 다시금 돌아봐야 하지 않을까?

8) 질병은 달라도 질병예방 관리의 공통과제는 신체불균형 바로잡기

유미테라피에서는 병명이 달라도 신체의 불균형을 바로잡아 건강한 신체를 만드는 데 중점을 둔다. 그러면 질병이 예방되고 면역력이 강해져서 질병에서 해방되고 건강한 몸이 된다.

1) 맨 처음 통증관리를 해야 한다.

통증이 심하면 그 부위를 먼저 관리한다. 통증은 삶의 질을 떨어뜨리지만, 현대인들은 지나치게 통증을 회피하려고 진통제를 달고 살다가 질병을 키운다.

뇌신경 전달은 통증으로 내 몸에 SOS를 보내고 내 몸 스스로 치유한다. 이 과정을 회피하다 보니 뇌신경 전달 기능이 약화되다가 점점 망가지고, 수습하려면 이미 병이 깊어져 있다. 그렇다고 무조건 통증을 방치하면 삶의 질이 떨어진다. 유미테라피는 전자약을 세포에 공급하는 마사지요법으로 어떤 화학약보다 통증관리가 빠르고 부작용이 없어 안전하다. 신체불균형과 현대인의 생활환경에서 비롯된 생체전기 흐름을 개선시키면 통증도 제어되고, 세포교환이 활발해진다.

2) 두 번째로 뇌척수액 관리가 필요하다.

가장 중요한 뇌척수액 순환장애를 꼬리뼈에서 목까지, 척추기립근과 다열근의 문제를 풀어준다. 뇌척수액 흐름을 방해하는 척추 근육의 경직, 석회화, 틀어짐과 눌림을 풀어내는 것이다.

다열근은 마치 척추 사이사이를 바느질하듯 사선으로 촘촘히 박힌 근육으로 요통, 척추 불균형을 해소하는 데 매우 중요하다. 하나라도 어긋나면 뇌척수신경 부위 관련된 내부 장기에 영향을 주기 때문에 뇌신경 전달이 정상으로 가도록 반드시 해결해 주어야 한다.

3) 마지막으로 주요 관절 관리도 필요하다.

주요 관절 부위인 발, 골반, 목의 불균형을 푸는 것으로 이 역시 근육의 경직, 석회화, 틀어짐과 눌림을 풀어낸다. 발 아치의 균형을 잡는 것부터 시작한다. 발바닥, 발등, 발가락, 특히 엄지발가락에서부터 복숭아뼈를 따라 안쪽 무릎 – 허벅다리 – 골반까지 틀어진 경우가 매우 흔하여 몸을 불균형하게 만든다. 그래서 발의 균형 회복이 매우 중요하다. 시니어의 경우 질병보다 낙상, 골절로 인해 삶의 질이 떨어지고 시망에 이르는 경우가 많아서 더욱 중요한 것이 관절 부위다.

골반과 목, 횡격막과 견갑골, 쇄골과 가슴, 어깨와 팔 등 각자의 상태에 따라 좀 다르겠지만 긴장되고 왜곡된 근육들을 중요하게 관리해야 한다. 결국 병명은 많지만 관리할 곳은 결국 불균형을 유발한 곳으로 사람마다 차이는 있지만 공통적으로 관리해야 할 부위가 존재한다.

9. 새로 쓰는 미래영양학

1) 모든 생명체는 상온에서 핵융합을 한다

인류가 핵융합과 핵분열을 활용한 역사는 매우 짧지만 실은 인체뿐 아니라 모든 생명체는 상온에서 핵융합을 하고 있다. 현대영양학의 오류를 제시하고, 새로운 영양학을 다시 써야 한다는 나의 글을 읽고 지인은 적지 않게 걱정하였다. 자칫 그런 시비가 걸릴 내용으로 인해 건강한 세상을 위한 나의 노력 전체가 사람들에게 폄하될까 걱정된다는 것이다. 하지만 생명체가 상온핵융합을 한다는 연구와 결과는 갈수록 늘어가고 있고 엄연한 실체다.

2) 상온핵융합의 의미

현재 어떤 뛰어난 과학자도 상온에서 핵융합을 재현할 수는 없다. 그런데 모든 생명체는 이런 놀라운 일이 매 순간 일어나고 있다. 상온에서 핵융합이 이뤄진다는 의미는 생존에 필요한 성분을 생명체 스스로 만들어 사용한다는 의미로, 현대영양학의 기초를 뒤흔들어 새로운 영양학을 써야 한다는 것을 의미한다.

3) 현대영양학의 오류

현대영양학의 가장 큰 오류는 식품의 칼로리가 인체 내 에너지 시스템과 전혀 다른 엉뚱한 방식으로 계산되었다는 섬이다. 또한 3대 영양소와 미네랄에 대하여도 현대의학은 문제투성이다. 잘못된 학문의 기초는 식생활에 오류를 일으켰고, 질병의 도화선이 되었으며, 건강생활을 오히려 막는 결과를 초래했다.

4) 탐욕과 손잡은 현대영양학이 만든 질병시대

게다가 식품산업과 손잡고 어리석은 일련의 식품쇼핑을 하게 만드는 오류를 범하게 만든다. 사람들은 과학, 의학, 식품학 오류의 틀에 갇혀 오랜 세월 검증되고 자리 잡았던 조상들의 건강한 식문화를 과학적이 아니라는 이유로 버리고 대신 잘못된 식문화가 자리 잡으면서 심각한 사회문제가 되었다.

현대의학과 영양학이 계속해서 발전한다는 건 거꾸로 미숙하거나 오류를 계속 고쳐나간다는 의미일 수도 있다. 우리가 철석같이 믿던 의학과 영양학의 함정에 배신하여 질병으로 고통받고 있는 현실을 직시해야 현대 질병에서의 탈출구가 있다.

5) 인체 내 상온핵융합은 더 이상 비주류가 아니다

맨 처음 인체 내 상온핵융합을 이야기했던 켈브랑(Louis C. Kervran)은 효소에 의해 원소가 변환된다는 가정을 제시했지만 에너지의 요구량이 효소의 전기값보다 매우 높아서 신빙성이 떨어진다는 비판으로 비주류로 치부되어 왔다.

하지만 1963년 일본 응용미생물학 고마키 히사지 교수는 토양 속 미생물인 효모균, 곰팡이류를 이용하여 상온에서 칼륨 원소가 질소와 산소가 결합하여 인(P) 원소가 새롭게 만들어지는 것을 증명했다.

6) 생명체는 생존을 위해 스스로 새 원소를 만든다

1970년대에는 캐나다 국립연구기관에서 소금 속 나트륨이 체내에서 마그네슘으로 원소가 변환된다는 사실을 증명해 냈다. 칼슘이 전혀 없는 환경에서 닭이 칼슘이 주성분인 달걀껍질을 만들어내고, 프랑스 해양연구소 연구 결과 게나 새우의 껍질 속 엄청난 양의 칼슘 역시 바닷물의 마그네슘으로부터 만들어냈다는 것도 밝혀졌다.

미국 육군재료연구소는 켈브랑과 일본 고마키 실험처럼 칼륨에 수소를 작용시켜 칼슘이 생성되는 것을 실험으로 증명했다. 식물 엽록소에서 원소변환이 일어날 때 분자들이 체인처럼 쌓이면서 전류가 생성되고, 마치 사이클론과 같이 만들어진 가속기 속에서 수소이온이 빛의 속도로 돌다가 전자가 튀어나오면서 핵반응이 일어난다고 인체 내 상온핵융합에 대하여 설명하고 있다.

7) 마그네슘과 철의 치환으로 인간이 생존한다.

1915년 노벨화학상을 수상한 리하르트 빌슈테터 (Richard Willstätter)는 식물의 클로로필(엽록소)과 인체 헤모글로빈의 분자구조가 매우 흡수하고, 마그네슘이

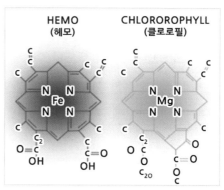

헤모글로빈과 엽록소는 에너지 생성과 생명유지에 매우 중요하다. 흥미롭게도 이 둘은 동일한 구조를 가지고 있고, 우리가 식물을 섭취하면 엽록소 내부의 마그네슘이 철로 치환되면서 헤모글로빈이 된다.

철분으로 치환되어 피를 만든다는 것을 밝혀냈다. 하지만 우리는 여진히 철분이 모자란다고 흡수도 되지 않는 애꿎은 철분을 먹고 있으니 씁쓸하다.

8) 상온핵융합 능력이 강한 독립영양인간(autotroph)

과거에 신선들이 솔잎만으로 살았다고 하는데, 먹지도 배설하지도 않고 생존하는 독립영양인간들은 상온핵융합의 맥락에서 충분히 가능한 이야기다. 전 세계에 3천여 명이 있다는 오토트로프는 공간 속 무기물을 유기물로 변환하여 생존하는 능력이 일반인보다 강화되어 있다고 보인다.

러시아의 독립영양인간 크라스토다르는 67세가 된 2005년 생물학적인 피부와 장기의 연령이 조사 결과 20대 수준으로 건강을 유지하고 있었으며, 오래 고통받던 만성병이 나았다는 것이 밝혀졌다. 2003년 영국 BBC는 인도의 프라흐라드 자니가 60년 이상 금식하면서 생존했다고 방송하기도 했다.

인체는 원래 세포막 안팎의 전위차로 세포 안팎의 이온들이 이동하여 세포가 생존하듯이 세포의 수력발전으로 에너지를 얻어 생존해 오던 방식에서 언젠가부터 미토콘드리아와 협업하면서 포도당을 이용한 화력발전 에너지에 주로 의존하여 생존하는 비효율적 에너지체로 변환되었다.

볼즈스크대학의 철학자 니콜라이 표도로프(Nikolai Fyodorovich Fyodorov) 교수는 미래 인류는 우주의 공간 에너지를 흡수하여 영양분으로 변화시키는 독립영양생물로 진화할 것이라고 주장하는데, 현대인들이 새겨들을 부분이 있다고 보인다.

9) 식량부족과 GMO(유전자조작작물)은 시대착오적 판단

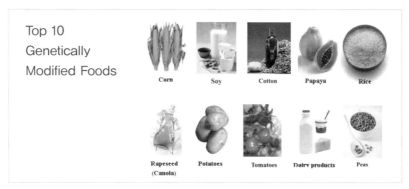

세계 10대 유전자 식품. 유전자를 조작한 GMO 식품들이 토마토를 시작으로, 옥수수, 콩, 쌀, 카놀라에서 연어까지 점차 늘어나 우리의 식탁을 위협한다. GMO식품은 특히 불임을 유발하는 것으로 알려져 있다. 한국은 GMO식품 섭취 1위 국가로 GMO 식품 표기를 하지 않는다.

모든 사람이 당장 독립영양인간이 될 수는 없겠지만, 점차 늘어나는 육류수요로 인해 밀림이 불태워지고, 열악한 환경에서 사육되는 가축들, 점점 탐욕스러워지는 인간의 모습은 미래 지구환경과 인류생존에 심각한 문제를 안고 있다. 식량부족을 내세워 세상에 존재하지 않는 GM종자를 만들고, 몸을 해치는 화공약품 수준의 먹거리를 만드는 잘못된 현대산업사회는 이제 막을 내려야 한다.

갈수록 늘어나는 비만과 불치병, 생활습관병들은 오류의 현대영양학이 만든 끔찍한 재앙이다. 넘침은 부족함만 못하다. 현대영양학의 오류에서 벗어나 미래지향적인 새로운 영양학이 필요한 시대이다.

10. 자연과의 조화로운 상태가
곧 건강이다

1) 모든 생명의 근원, '빛'

세상이 창조될 때 제일 먼저 '빛'이 있었다. 그 이후 인간과 만물이 태어났다. 불교의 '색즉공 공즉색'은 '보이는 것에 실은 실체가 없으며, 비어있는 것처럼 보이는 것에 실은 실체가 있다'는 의미이다. 곧 모든 물질은 에너지이며, 에너지가 물질이기에 보이는 것에 집착하지 말라는 것이다.

2) 양자물리학으로 본 세상과 건강

양자물리학의 세계가 열리면서 물질과 에너지를 별도로 보는 이분법적 사고는 설 자리를 잃었다. 하지만 여전히 현대의학에서는 물질과 에너지, 몸과 마음을 분리하여 판단하고 치료하려는 어리석음을 저지르고 있다. 물론 많은 사람들이 또한 그러하다.

천체우주와 인간, 미생물과 인간, 식물과 동물, 물질과 비물질, 생명체와 비생명체, 이 둘 사이의 간극은 점점 사라지고, 환원적 사고는 더 이상 설 자리를 잃었다. 통합체인 인간과 우리를 둘러싼 수많은 존재들은 이 시간에도 서로 간섭하고 소통하고 교류하면서 존재하고 있다.

양자물리학을 기초로 본다면 정확하게 어디까지가 내 몸이며 진정한 내 몸인지를 명확하게 선을 그을 수가 없다. 단지 사유하는 존재인 관찰자로서의 나만 존재할 뿐이다.

3) 우주는 사랑이다

인간의 존재를 우리를 둘러싼 모든 삼라만상과의 합일체로 보면 우주의 섭리인 '조화로움과 사랑'으로 상대에 대한 의타심으로 거듭나야만 건강하고 행복한 존재가 되는 것이다. 나 하나만 잘 살겠다는 이기심을 갖는 순간 나를 둘러싼 모든 것은 아수라장으로 바뀌기 때문이다.

아인슈타인의 말처럼 우리는 99.99%가 빈 공간 속을 여행하는 시간 여행자일 뿐인가? 우주에 파동만 가득할 뿐이다. 보이는 것 모두가 환상인 '한여름 밤의 꿈'을 꾸고 있는지도 모를 일이다.

4) 파동과 파동의 공명현상이 질병을 치유한다

우리는 모두가 떨고 있는 존재들로 모든 삼라만상은 고유의 파동을 가지고 있다. 인체 각각의 장기마다 고유의 파동을 지니고 있으며, 1931년 미국의 라이프(Royal R. Rife) 박사는 암 바이러스를 스스로 파괴하도록 유도하는 전자기 주파수로 말기 암 환자를 치료하여 대부분을 완치하여 '모든 질병의 종식'이라는 모임에서 갈채를 받았다.

그는 지구상에 존재하는 모든 생명체가 보유한 고유의 주파수를 '바이오 파동'이라 칭하였다. 의문의 화재와 사고로 연구진은 모두 의문사를 당했지만, 그의 치료법은 멈추지 않고 학자들에 의해 세계로 속속 퍼져나가고 있다고 한다.

동양의 기(氣)가 서양에서의 양자(파동)로 결국 기(파동)의 존재인 인긴은 파동에 이상이 생기면 질병이 발생하고, 파동의 문제를 바로잡아 주면 건강을 되찾을 수 있는 것이다. 기(파동)는 쉽게 설명하여 결국 전기다. 생체전기를 모르고는 질병 예방과 해결, 건강관리와 생명을 논할 수 없다.

5) 지구의 지자기와 공명(共鳴)한다

독일 우주물리학자 슈만(Schuman)이 1952년에 발견하여 발표한 '슈만 공명'은 지구 고유의 진동 주파수로 지구와 지구상공 55km의 지구를 둘러싸고 있는 전리층 사이에서 공명하고 있는 주파수로 평균 7.8Hz이다.

어머니인 지구의 심장박동과 인간이 몰입했을 때의 뇌파 역시 같은 7.8Hz로 일치한다. 결국 엄마와 태아의 심장이 함께 뛰듯 지구와 인간 역시 공명하는 존재이다. 사랑과 용서, 배려의 마음과 좋은 파동의 물, 자연의 식품들과 나무의 파동 등은 인간의 파동과 공명할 것이다.

반대로 슬픔과 분노, 공포와 불신 등 나쁜 생각과 나쁜 물과 오염된 음식, 전자파를 발생하는 핸드폰과 컴퓨터, 인공적 가공품과 산업폐기물, 질병을 일으키는 세균에서 나오는 파동은 우리 고유의 파동과 간섭하여 나쁜 영향을 준다.

6) '전자'에 해답이 있다

양성자. 중성자, 전자 중 변화를 일으키는 것이 바로 '전자'이다. 또한 빛으로 식물이 합성한 에너지를 인간이 음식물을 섭취하여 그 속에 숨어있는 에너지를 빼내어 사용하고, 에너지를 운반하고, 에너지를 변환시키는 중심에도 '전자'가 있다.

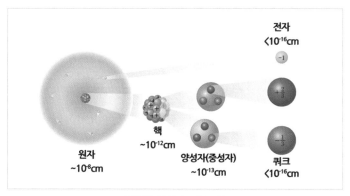

물질의 구성과 표준모형

인체 에너지가 부족하다는 것은, 즉 인체 세포액 속 이온화된 미네랄의 균형이 깨져 필요한 만큼의 전자가 부족하고 전자의 이동이 원활치 않다는 의미로 해석할 수 있다. 세포 내의 산화작용 역시 전자의 부족 현상이다. 침과 약, 뜸을 포함한 모든 치료행위 자체가 깊이 이해하고 보면 부족한 전자를 인체에 공급하는 행위라고 볼 수 있다.

핵을 중심으로 전자를 돌게 하는 원초적 에너지가 바로 지구의 자기력이다. 지자기의 파동을 인간에게 전달하여 공명하도록 하는 것이 진정한 치료의 핵심이라고 볼 수 있다는 이야기다. 인체 내 복잡한 화학 반응과 구조식을 보면 결국 음과 양의 균형이 답이라는 말이다. 심지어 통증을 느끼는 것도 결국 통증 부위에 전기가 부족한 전자기적 문제로 귀결된다.

7) 세상사 마음먹기 달렸다

마음과 몸은 하나인가?

물질과 에너지가 다른 말인가?

빛은 입자인가? 파동인가?

빛은 입자인 동시에 파동이고, 물질이 곧 에너지이며 몸과 마음은 결국 하나이다. 아주 작은 존재인 소립자로 만들어진 인간은 물질인 동시에 파동인 것이다. 그러니 마음먹기에 따라 세상이 달라지는 것은 당연한 결과이다.

8) 상생이 곧 천국이다

흙 한 움큼 속에도 우주가 들어있다. 이 소중한 우주 속에 인간의 이기심으로 독을 퍼붓고 우리도 함께 죽어간다. 발전이라는 미명하에 지구를 오염시키는 지구의 살인마, 기생충이 되기도 하는 존개가 곧 인간이다. 이 어리석은 짓거리를 멈추지 않고서 우리가 건강하고 행복한 세상을 꿈꾸는 것은 이율배반적이고 도저히 이루지 못할 허망한 꿈이 아닌가!

건강하고 행복하게 살고 싶다면 자연을 더 이상 파괴하지 말고, 더이상 상대방을 속이면서 이익을 취하지 말아야 한다. 나와 내 가족이 건강하기를 바란다면 우리라는 생명공동체가 함께 건강하고 잘 살도록 지금 당장 하나의 작은 실천부터 시작해야 한다. 천사봉 유미테라피는 서로가 서로에게 수호천사가 되어주어 지옥으로 변해가는 지구촌에 작은 천국을 만들고자 함이다.

나는 너이고 너는 내가 아닌가!

우리는 끝 하나다.

상생하는 세상에 건강장수의 해답이 있다.

11. '별들의 노래'과 '전자의 춤'

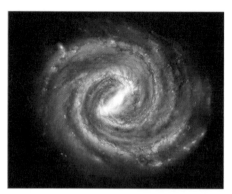

거대한 은하계가 세상에 존재한다. 농(農)은 별들의 조화로움을 표현한 글자다.

1) 혼돈에서 질서를 가져온 '별들의 노래'

농(農)자 속에는 옛사람들의 통찰력 높은 세상 이치가 다 담겨 있다. 별들의 노래가 조화로워야 농사도 잘되고, 지구생명체가 평화롭다. 결국 우주와 지구의 조화로운 균형이 모든 것의 해답이라는 의미다. 우주별과 지구별의 자기파동이 혼돈에서 질서를 가져왔고, 우주의 축소판 소우주인 인체 속에서도 균형을 찾으려는 힘에 의해 생명은 유지되고 있다.

2) 생명을 잉태한 '전자의 춤'

인체 내 세포에서 핵을 중심으로 도는 전자의 회전운동은 혼돈에서 질서를 찾아 생명을 유지하는 핵심이다. 유미테라피는 생명체의 엄마

'자연'의 따뜻한 손길을 회복시키는 자기파동 건강법이다. 생체전기의 근원 '지자기'와 공명하며 추는 '전자의 춤'이 멈추지 않는 한 유미테라피의 생명살림의 길도 쉬지 않고 지구촌 곳곳에 생명의 따스한 엄마의 손길을 전할 것이다.

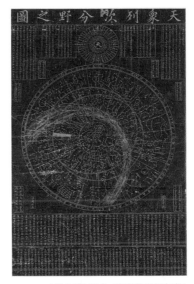

국보 제128호 천상열차분야지도
(출처: 서울대 규장각한국한연구원)

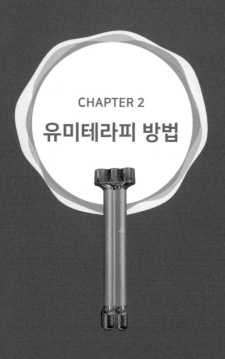

CHAPTER 2
유미테라피 방법

1. 물에도 자성이 있다 없다?

모든 생명체는 대부분 물로 만들어져 있다. 인체도 70% 이상이 물이니, 생명체는 '물텀벙'이라 해도 틀린 말은 아니다. 그런데 우리는 물에 대하여 너무도 모르고 있다.

물질에는 자성이 강한 것과 약한 것, 자성성질이 반대로 작용하는 반자성체가 있다. 물은 반자성체로 물의 이런 성질이 생명체에 매우 중요한 요소로 작용한다는 것을 나는 이해하게 되었다.

자기부상열차도 이 반자성의 원리를 이용한 것으로 철과 같은 강한 자성을 띤 물질과 달리 N극의 자기장에 일시적으로 N극이 발생하였다가 자기장 영역에서 멀어지면 다시 자성이 사라지게 된다. 이런 성질은 물이 대부분을 차지하는 생명체에서 생명을 유지하기 위한 다양한 역할을 수행하게 된다. 물이 없었다면 생명은 존재할 수 없다는 생각이 드는 까닭이다.

생명체의 대부분을 차지하는 물처럼 반자성적 성질을 지닌 것이 바로 금과 은, 구리 같은 금속이다. 왜 오랫동안 인간이 금과 은을 귀한 금속으로 여기고 가까이했을까? 가난하면 구리반지라도 손에 끼던 것이 우리의 문화였다. 금은을 귀금속으로 손목, 목, 손가락, 귀에 걸었던 이유를 알고 나는 깜짝 놀랐다. 손발과 귀는 우리가 신체 상응관계로 특별히 관리하며, 목은 생명의 고속도로로 손목과 발목에는 결국 각각 절반의 인체 순환의 중요한 길목이기 때문이다.

구리는 또 어떤가? 구리합금인 놋그릇은 구리에다 주석을 섞어 밥과 반찬을 담고 물그릇으로 사용했던 훌륭한 선조들을 어떻게 존경하지 않을 수 있겠는가! 물처럼 반자성을 지닌 물질을 가까이한 인류, 구리 합금 놋그릇에 물을 담아 소원을 빌었던 우리의 조상, 그 속에 담긴 자성과 생명력의 관계를 하나씩 찾아가면서 끊임없이 전율을 느끼게 된다. 과학이 밝혀내지 못한 선조들의 놀라운 지혜가 또 얼마나 많을까!

전자에너지가 결국 생명의 본질이고 전자의 반발력이 가장 강한 물질이 바로 자석이다. 커다란 자석인 지구에 생존하는 모든 생명체는 엄마 지구의 손길인 자기장 안에서 같은 헤르츠로 떨고 있는 한집안 식구다.

자연 속에 건강의 해답이 있고 그 해답을 엄마 지구의 자기파동에서 찾은 유미테라피가 당신의 건강장수의 동반자가 되고자 한다.

2. 관리 3단계와 자화방법

1) 관리 1단계: 자화(磁化)

본격적으로 테라피를 하기 전 천사봉으로 피부를 자화시키는 단계로, 강도는 약하지만 넓은 부위를 자화시킨다. 아무리 약하게 하더라도 피부 표면이 아니라, 천사봉으로 압력을 주어 지그시 눌러 천천히 쓸어올린다. 천사봉이 피부 표면보다는 피부 안쪽으로 파묻히도록 시행해야 효과적이다.

예비 자화단계는 본격적 관리 전에 미리 넓은 부위에 근육과 근막이 자화를 통해 이온들에 운동성을 주는 준비단계이다. 이렇게만 생체전기값이 회복되어도 통증이 완화되고 생체전기값을 잃은 세포에 에너지가 무상으로 제공되면서 세포막전위차가 변화된다. 본격적으로 테라피할 때 통증도 감소되고 테라피의 효과도 극대화된다.

평소에 이 '관리 1단계: 자화'라도 자주 하면 떨어진 세포전기값이 점차 회복되고 떨어진 체온이 올라가고, 특히 피부 가까이 존재하는 림프의 순환장애를 해소시켜 가벼운 통증은 신속히 완화되어 몸의 미병 상태가 호전되고 활력이 생긴다.

2) 관리 2단계: 림프청소

림프청소 단계는 1단계의 자화보다는 강도 있게 천사봉으로 문질러시 본격적인 림프청소와 근막 활성화가 된다. 마찰 강도를 더하여 비비면 피부에 벌겋게 사(어혈)가 올라온다. 특히 림프순환이 오래 정체된 경우 진한 색상의 사가 많이 올라오지만, 일반 피하출혈인 '멍'이 아니라 배출되어야 할 림프 슬러지가 배출되는 것이니 염려하지 않아도 된다. 사람마다 차이는 있지만 중증의 경우가 아니라면 당일에서 3일 이내에 배출된 사(어혈)은 사라진다.

3) 관리 3단계: 체형교정

3단계라고 해서 모두가 강한 통증이 발생하는 것은 아니지만, 신체적 불균형 부위와 유착된 부위를 뜯어내는 느낌으로 짧게 스냅을 주면서 테라피한다. 빨리 문제를 해결할 욕심으로 무리하게 강도를 주거나 너무 장시간 테라피하면 안 된다. 피부나 림프가 손상될 정도의 압력은 절대 사용하면 안 된다.

조직과 세포가 손상된 정도와 개인차에 따라 통증의 강도는 다르지만 다소 통증이 따르더라도 자신의 몸 상태와 감내할 통증 정도로 각자에게 적합한 수준으로 리드미컬하게 관리한다.

몸의 불균형으로 긴장이 지속되어 석회화되고 섬유화된 통증이 심한 근육, 뼈, 인대와 힘줄 등이 차차 회복된다. 3가지 단계를 적절히 섞어서 본인에게 적합한 관리방법을 찾아 꾸준히 관리하면 된다. 유미테라피는 천사봉의 자기파동을 활용하여 관리하기 때문에 근육과 근막과 주변 세포들의 손상을 최소화시킨다.

4) 관리 4단계: 통증이 심하면 문지르지 말고 누르고 흔들어라

통증을 견디지 못하게 심하게 막힌 부위나 자극에 예민한 얼굴 같은 부위, 통증에 예민한 사람의 경우, 근막손상을 최소화하면서도 적지 않은 테라피 효과를 볼 수 있는 몇 가지 관리방법이다.

피부 표면을 천사봉으로 꾹 눌러서 흔들면 내부의 근막을 강하게 자극하게 된다. 일명 '제자리 흔들기'로 필요에 따라 다음 두 가지 중 선택하여 활용한다.

① 눌러서 제자리 흔들기
② 눌러서 제자리에서 둥글게 돌리기

5) 유미테라피의 관리방향

① 중력의 반대방향

얼굴의 경우 아래에서 위를 향해 테라피한다. 세월이 가면서 내려앉는 근육을 리프팅해 주는 효과가 더해진다.

② 평소 사용하는 반대방향

항상 특정방향으로 압력을 받았던 근육은 사용하는 반대방향으로 관리한다. 가슴과 팔의 경우에 가슴은 바깥쪽을 향해 관리하고, 팔은 손에서 어깨 쪽으로 관리한다. 하지만 반드시 한 방향으로 관리할 필요는 전혀 없다. 여러 방향의 근육들이 교차하면서 왜곡되므로 엉김이 많이 풀리는 방향으로 통증이 심한데, 그런 방향으로 관리하는 것이 현명하다.

③ 질병에 따라 적합한 방향

다리 하지정맥류가 있다면 반드시 이 경우엔 아래에서 위를 향하여 관리해야만 판막 손상을 방지할 수 있다. 그 외의 경우는 어느 방향으로 테라피해도 무관하며, 오히려 통증이 강한 방향으로 관리하는 것이 왜곡관리에 효과적이다.

④ 개인차와 상황에 따른 변화

사람마다 부위마다 컨디션마다 달라서 상황에 맞춰 시행하면 된다. 부위별로 적합한 방향과 강도를 찾아 유미테라피를 시행한다. 통증에 예민하다는 것은 워낙 근육긴장이 심해서 오는 반응이기에 꾸준히 테라피하다 보면 점차 통증이 약화된다.

6) 자화방법

유미테라피에서는 자화가 가장 중요하다. 자화의 정도가 관리의 효과를 결정하기 때문이다.

① 각도: 피부에 닿는 각도에 따라 강도가 달라진다. 정상 테라피할 경우 천사봉을 약간 사선으로 피부에 닿게 하지만, 약한 자극을 원하면 피부와 천사봉이 직각이 되도록 한다.

② 강도: 지그시 눌러서 쓸어내리거나 올린다. 피부 겉만 비비면 효과가 적고, 너무 강하게 눌러서 긁어도 통증이 심하니 본인에게 적합한 적절한 강도와 방식을 찾아라.

③ 속도: 처음엔 속도가 빨라서는 제대로 자화가 안 되지만, 경우에 따라서는 속도를 빠르게 하는 편이 통증이 덜어지거나 효과가 높아지기 때문에 적당히 조절한다.

④ 예비자화는 반드시 필요하다: 주변을 자화시킨다. 관리하려는 부위 주변을 먼저 넓고 약하게 문질러 자화시킨다. 자화가 잘 될수록 정

식 테라피할 때 통증이 적다.

⑤ 반복: 자화를 위해서는 같은 부위를 적어도 30회 반복적으로 비벼야 한다. 사람마다 부위마다 큰 차이가 있지만, 피부 손상이 없고 피로하지 않다면 시간과 횟수는 더 추가해도 된다.

2. 유미테라피의 효과

많은 효과가 있지만, 유미테라피의 효과에 대하여 간단하게 정리해 보았다.

① 세포막전위차 회복(뼈, 근육, 혈관 포함 모든 세포)으로 생명현상인 세포 물질교환 활성화가 된다.

② 근육의 긴장띠 '타우트밴드'의 전기저항을 없애주어 신속하고 강력한 통증관리가 된다.

③ 빠른 압전기(에너지)를 충전하여 에너지가 발생한다.

④ 미토콘드리아 에너지효율을 높인다.

⑤ 순환장애 부위에서 냉기가 빠져나오면서 지속적 온열이 가능하다.

⑥ 효과적인 림프 디톡스가 된다.

⑦ 빠른 세포재생으로 회춘이 가능하다.

⑧ 다양한 미병상태들이 호전된다.

⑨ 많은 근골격계 질환(디스크, 척추측만, 근육질병)들이 정상화된다.

⑩ 오장육부의 다양한 병증이 해소된다.

⑪ 뇌신경질환 회복으로 치매, 중풍, ADHD, 정신질환 예방관리가 된다.

⑫ 아토피나 건선, 습진, 무좀 등의 다양한 피부질환에 탁월하다.

⑬ 피로회복, 급체, 통증 등 응급처치에 유용하고, 평소 질병예방과 건강관리로 가정주치의로 손색이 없다.

⑭ 숙면과 정신적 안정을 유지하게 해준다.

⑮ 치아건강을 위한 관리가 가능하다.

3. 유미테라피의 주의할 점

① 심장박동기 등 전자기 부착 시 유의

② 임산부, 3개월 이내 유아는 부작용은 없으나 유의

③ 인공관절, 금속 핀, 금침 박은 경우 금지

④ 피부손상 방지와 근막에 수분공급을 위한 전용오일 천사에센스 오일

   사용 필수

⑤ 출혈 시 유의

4. 유미테라피의 통증 두 가지

1) 통전통(通電痛)

전기소통이 잘 안되던 부위가 전기가 통하며 나타나는 통증으로 찌릿찌릿 전기가 통하는 느낌으로 막힌 순환장애를 터주면서 전기가 통하게 되어 나타나는 반응으로 전기값이 정상치로 복원되는 과정에서 발생하는 통증이다. 세포전기값이 회복되면 통증은 사라진다.

2) 통과통(通過痛)

정체되어 있던 통증물질이 근육과 근육 사이, 세포와 세포 사이에서 표피 쪽으로 뚫고 나올 때의 통증이다. 걸쭉하고 입자가 큰 피로물질이 많을수록, 피로물질이 깊이 있을수록 통증이 큰데, 좁은 문을 비집고 나올 때의 통증으로 세포막을 통과하면서 발생하는 통증이다.

간혹 살을 면도칼로 도려내거나 화살촉으로 찌르는 듯한 강렬한 통증이 발생하기도 하는데, 천사봉을 피부에서 떼는 즉시 통증은 사라지며, 정상세포인 경우 통증은 없다. 통과통은 강하게 테라피하지 않고 약하게 할 때도 몸 상태에 따라 나타날 수 있다.

5. 피하출혈 멍과
유미테라피로 나온 사의 차이

1) 생혈과 사혈(죽은 피)의 차이

일반적 멍은 생혈이 피부혈관이 손상되어 피하출혈된 혈종이다. 그에 비해 유미테라피를 해서 나타나는 멍처럼 보이는 흔적은 자력으로 인해 어혈(죽은 피)이 배출되기 쉽게 표피층으로 올라온 것이다.

2) 모세혈관 손상과 림프청소(디톡스)의 차이

타박상이나 근육손상으로 인해 발생한 피하출혈은 혈종으로 혈관 밖으로 새어 나온 살아있는 혈액이 멍의 상태로 존재하게 된다. 그에 비해 자력에 의해 피부층으로 빨려 올라온 어혈은 림프순환 장애로 인해 림프에 정체된 림프 노폐물들로 림프청소가 되는 과정이 빨라지는 치유과정이다.

사혈요법으로 생혈을 부항기로 빨아올리는 것은 상당히 위험한 일이다. 그러나 사혈요법이 아닌 유미테라피로 인해 피부로 올라온 림프 노폐물은 건강을 되찾는 강력한 디톡스 효과를 보장한다.

3) 림프 노폐물의 성분들

피부로 올라온 림프 유해물질의 성분을 보면 주로 입자가 큰 단백질

물질들이 많은데, 수명을 다한 적혈구와 백혈구, 요산과 암모니아와 같은 독성 가스, 죽은 세포, 버려지지 못한 지방과 콜레스테롤, 단백질 찌꺼기, 화학물질, 죽은 세균과 버려져야 할 과잉수분 등이다. 특히 피부로 들어온 세제, 목욕용품, 화장품, 연고를 통한 경피 독성물질이 림프에 많이 포함되어 있다.

림프순환은 1회 순환주기가 12시간에서 24시간으로 매우 느린데, 림프순환이 제대로 이뤄지지 않으면 부종이 생기고, 독소가 세포에 장시간 작용하면서 세포에 큰 손상이 오기도 하고, 정상순환이 안되면서 몸은 미병상태가 되면서 점차 건강을 잃게 된다. 이런 림프노폐물을 갓길로 빼주는 역할은 림프순환 장애를 풀고 순환을 촉진시켜 통증을 완화시키고 부종을 풀며, 세포의 면역력을 증가시킨다.

6. 작용반작용의 법칙

인체에 힘을 가할 때 반드시 알아야 할 것이 뉴턴의 운동 제3법칙으로 '작용과 반작용의 법칙'이다. 한 물체가 다른 물체에 힘을 가하면 다른 물체도 같은 크기의 힘으로 반대로 작용하는 힘이 존재한다는 것이다.

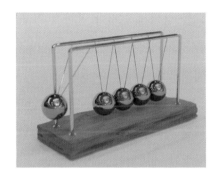

이 말은 우리가 근육긴장을 풀기 위해 마사지를 하거나 치유를 위해 신체에 자극을 주면 반드시 같은 힘으로 반대 방향의 압력이 가해진다는 이야기다. 긴장을 풀기 위해 가한 압력이 오히려 근육을 경직하게 만드는 힘으로 작용할 수도 있다. 압력을 가하는 지압, 수기요법, 괄사 등이 오히려 작용반작용의 법칙을 간과하여 부작용을 가져올 수 있다는 것을 명심해야 한다.

유미테라피의 안전한 자기파동요법

많은 사람들에게 운동이 부족하다지만 운동중독자도 의외로 많다. 과하면 부족한 것보다 못한데, 자극요법도 마찬가지다. 발 마사지를 강하게 받으면 림프가 손상되고, 지속적인 강한 지압으로 질병이 오히려 심화되는 경우를 종종 보게 된다. 약한 것이 강한 것일 수도 있는데, 이 말은 가능한 근육에 압력이 가해지지 않도록 관리하는 것이 인체를 관리하는 현명한 방법이란 이야기다.

기계적 장치로 마사지를 오래 받는 경우 근육이 딱딱해지면서 림프 손상은 물론 근육도 경화되고 쉽게 고칠 수 없는 지경이 된다. 수기치료를 강하게 받거나 마사지 기구를 오래 사용하면 해가 된다. 차츰차츰 경화되어서 본인은 잘 의식하지 못하지만, 그 원리는 작용반작용의 법칙으로 이해할 수 있다.

자기파동은 가장 부드럽고 안전하며 강력한 파동이다. 그래서 오죽하면 자석을 엄마와 같은 자비로운 돌이라고 했을까! 부드러움 속에 강력한 에너지가 숨어있어 공기와 물, 지방층과 근육, 뼈까지 침투 못하는 곳이 없으며, 날카롭게 찌르는 파동이 아니라 동심원을 그리면서 나비처럼 먼 곳까지 뻗어나가는 생명 본연의 파동이 자기파동이다.

자연의 자기파동을 그대로 활용하는 유미테라피는 아픈 자녀의 배를 사랑으로 쓰다듬어 치료하는 엄마의 손길로 병들고 고통당하는 생명을 향해 쉬지 않고 자비로운 파동을 보내고 있다.

7. 평소 관리법

1) 피로회복과 면역력 강화

대만의 장숙기 박사는 최고의 건강법이 그날의 피로를 그날 푸는 것이라고 강조했지만, 너무 단순하고 쉬운 것 같아도 실천하기는 매우 어렵다. 현대인들은 과거처럼 슬로우 라이프를 살지 못하기에 어쩌면 평범한 진리의 실천이 가장 어려운 일이다.

피로회복을 위해 가장 쉽고 간단한 일이 더운물로 샤워하는 것이다. 샤워 후 잠들기 전 천사봉으로 손바닥과 발바닥을 최소 30회 정도 비벼주면 피로회복과 면역력 강화에 도움이 된다.

누워서 잠들기 전까지 잠시 어깨에서 목을 따라 귀까지 천천히 비벼주면 하루 종일 과로와 스트레스로 인해 긴장되었던 어깨와 목의 근육

긴장이 해소되면서 피로가 회복되어 큰 도움이 된다. 만약 다리가 자주 붓는다면 다리를 저녁마다 5분 정도 천사봉으로 발에서부터 비벼주면 된다.

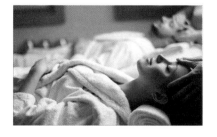

평소 취침 시 이 악물기와 이 갈기를 하거나, 젊어 보이고 싶다면 광대뼈와 저작근을 몇 분 테라피해도 좋다. 매우 단순하고 긴 시간도 필

요하지 않지만 효과는 놀라울 것이다.

2) 뇌신경 활성화

인체는 뇌신경을 따라 뇌하수체의 지시를 전달받아 작동하는 생체전기체다. 뇌신경은 뇌척수액이 원활하게 흘러야 정상화되기에 뇌척수액 흐름은 뇌 건강 유지에 매우 중요하다. 뇌척수액은 1분에 6~10회 정도 꼬리뼈에서 두개골까지 연결하여 리드미컬하게 두개천골 리듬을 따라 쉴 새 없이 흐르고 있다. 이런 흐름이 디스크파열이나 척추측만 등으로 장애가 발생하면 뇌신경 전달에 문제가 생기면서 질병이 발생하므로, 뇌척수액의 순환관리는 뇌 건강에 너무도 중요하다.

특별한 질병이 없어도 반드시 척추 라인을 따라 꼬리뼈에서 머리까지 매일 5분씩이라도 꾸준히 시간을 내어 천사봉으로 테라피하면 건강해진다. 질병 종류와 관계없이 뇌척수액 관리는 함께 해나가기를 권한다. 척추관리는 전신건강에 필수로 부부간, 가족간에 함께하면 가족애도 좋아진다.

3) 림프관리

림프관리는 평상시 생활화하는 것이 필요하다. 현대는 부족보다 과잉의 시대로 특히 식탐과 과로는 림프 노폐물을 증가시켜 생체자기력이 떨어진 상태에서 림프순환장애가 만성화되어 질병이 발생한다.

림프를 따라 머리에서 경부 림프절을 따라 목을 타고 내려와 쇄골을 지나 겨드랑이까지 관리하고, 하체가 취약하다면 종아리에서 올라와 사타구니까지 풀어주면 좋다. 매일 조금씩 약하게라도 꾸준히 천사봉으로 문지르면서 관리하고, 필요한 부위는 별도로 추가 관리하면 된다. 림프관리는 당연히 림프의 진행 방향에 맞춰 푸는 것이 효과적이다. 다리부종이나 하지정맥류가 있는 경우 발에서 위쪽을 향해 관리하는 것은 잊지 말아야 한다.

8. 부위별 관리방법

1) 척추라인 관리방법

몸의 고속도로 척추를 관리하면 치매와 중풍, 뇌질환에서 자유롭게 된다. 특히 척추측만과 근골격계 질환에 효과가 좋아 유미테라피를 하면 인체를 다림질하듯 척추가 바로 잡힌다. 뇌척수신경이 온 장기와 조직을 따라 나가는 척추 부위는 유미테라피의 기본 관리 부위다.

2) 발 관리방법

발은 신체균형을 일선에서 담당하는 곳이다. 발의 불균형을 되찾으면 많은 질병이 저절로 호전된다. 걸을 때 '발바닥이 바닥을 딛고 차면서 앞으로 나아가는 힘'과 '발가락이 꼼지락거리는 힘', 이 두 가지 파워가 회복되면 다리로 내려갔던 혈액이 제대로 순환되면서 건강이 빠른 속도로 회복된다.

발을 천사봉으로 유미테라피하면 어떤 발 마사지보다 백배 천배 강력한 효과가 있다. 불균형으로 오는 수많은 질병의 경우 틀어진 발의 균형을 찾는 게 선행되어야 한다.

3) 목, 손목, 발목 관리방법

목은 말 그대로 길목이다. 목과 손목, 발목의 순환장애를 풀면 전신의 순환장애가 대부분 해소된다. 목숨줄은 목에 달려있다고 해도 절대 과장이 아니다. 인체 길목 중 가장 중요한 목은 뇌와 내부 장기의 연결 망으로, 흉골뼈와 빗장뼈(쇄골)에서 시작하여 흉쇄유돌근을 중심으로 목 전체를 두루 관리하자.

현대인은 과중한 스트레스로 목이 긴장하고, 핸드폰과 컴퓨터 사용 등으로 거북목 상태로 변형된 경우가 많다. 거북목이나 일자목이 되면 머리의 하중을 어깨가 심하게 받고, 목의 C자 곡선이 이탈되어 충격완 충이 잘 안된다. 또, 어깨와 골반의 왜곡으로 인해 손목과 발목이 균형 을 잃게 되면 대부분의 에너지 흐름이 방해를 받게 된다. 그래서 인체 의 목 관리는 매우 중요하다. 손목과 발목, 목만 관리해도 작은 노력으 로 최대의 효과를 볼 수 있다.

4) 두피 관리방법

현대인은 두뇌활동을 지나치게 하는 반면, 신체는 덜 사용하면서 머 리로 올라간 열기가 내려오지 못하고 정체되는 경우가 흔하다. 또한 일자목이나 거북목처럼 목의 틀어짐으로 머리로 산소공급이 원활히 되지 않아 두통도 흔하다. 머리로 올라가는 산소공급이 지속적으로 장 애가 되면 치매, 노화가 빨리 온다.

치매예방과 노화방지, 아이를 총명하게 만드는 것이 두피 테라피다. 척추에서 목, 머리까지 연결하여 관리하면 치매가 예방되고, 학생은 학업성적이 오르고, 일반 두통과 심한 삼차신경통에도 빠른 효과를 보 인다.

5) 얼굴 관리방법

가장 아름다운 얼굴은 균형잡힌 얼굴이다. 얼굴은 발과 골반, 목이 틀어지면 저절로 연결되어 틀어져 균형이 깨진다. 얼굴의 균형을 찾기 위해서는 전신적 균형이 필요하다.

얼굴 유미테라피는 균형 잡는 데 목표를 두고 한다. 균형이 깨진 원인 부위인 목과 두개골의 관리와 함께 시행한다. 얼굴을 젊고 생기있게 만들기 위해 유미테라피가 효과적이다. 광대뼈에서 시작하여 저작근인 교근과 측두근 관리는 필수 코스로 머리카락이 난 부위, 얼굴의 표정근육까지 꾸준히 테라피한다.

얼굴 순환이 막히면 피부색이 칙칙해지고 피부질환과 주름이 늘고, 피부노화가 촉진된다. 자외선 차단제를 바르면 오히려 노화가 촉진되고, 화장품의 화학첨가제가 결과적으로 피부를 망친다. 피부탄력과 미백, 주름방지를 위해서는 어떤 피부관리방법보다 천사봉 유미테라피가 효과적이다.

얼굴 중 특히 귀 주변은 뇌에서 나온 12개의 신경 중 11개가 집중해서 모여 있어 삼차신경통과 비염, 얼굴비대칭을 포함하여, 위장과 대장·소장, 방광, 간담, 순환장애 등 대부분의 질환에 좋다. 얼굴 전반에 분포된 근육의 방향을 참고로 하여 관리하면 도움이 된다.

6) 엉덩이 관리방법

현대인들은 오래 앉아있으면서 특히 엉덩이뼈(장골)의 순환장애가 자주 발생한다. 엉덩이뼈가 틀어지면 척추가 쉽게 무너져 내린다. 뼈는 혈액을 만드는 곳이다. 나이가 들면서 점차 뼛속에 노폐물이 쌓이고 전자적 불균형으로 뼈가 제 기능을 하지 못하여 빈혈이 오고 혈액의 질이 떨어지게 된다. 이때 혈액의 절반 가까이 만드는 엉덩이뼈 주위를 천사봉으로 관리하면 노화방지와 빈혈개선, 양생(養生)에 큰 효과가 있다.

특히 골반 주위로 과도하게 살이 찌거나 반대로 엉덩이 살이 급격히 빠지면서 고관절 대퇴골두나 좌골 부위가 검게 변하는 것 모두 혈액생성에 문제가 생겼다는 징조이다. 나이가 들면 특히 넘어지거나 하여 엉덩이뼈 골절이 되지 않도록 주의해야 한다. 평소에 엉덩이뼈 중앙의 골반기저근이 약화되면 쉽게 넘어지고 허리통증도 오게 되니 골반기저근 부위를 관리해 주면 이런 사고를 미연에 방지할 수 있다. 골반기저근 부위를 테라피하면 요실금, 치질, 방광질환에 즉각적이다.

7) 손과 발, 귀의 관리방법

손과 발, 귀의 공통점은 인체에 상응하는 신체 부위가 존재한다는 점이다. 평소 손발과 귀의 유미테라피를 생활화하면 온몸을 관리하는 것과 다를 바가 없이 효과적이니, 병원과 약이 필요 없을 만큼 유용하다.

8) 림프와 빗장뼈(쇄골) 관리방법

림프의 순환속도는 혈액과 달리 매우 느려서 하루 이틀 또는 건강이 안 좋은 경우 일주일이 넘을 만큼 1회 순환속도가 느리다. 나이가 들고 건강이 나빠지면서 점차 림프순환은 느려져 노폐물 정체가 가중된다.

특히 몸의 균형이 틀어져 몸통(트렁크)이 무너지면 등쪽으로는 견갑골이 왜곡되고 가슴쪽으로는 빗장뼈(쇄골뼈)도 함께 틀어져서 신체균형을 되찾는데도 쇄골 테라피가 반드시 필요하다. 빗장뼈 주위와 유방과 겨드랑이 주변은 림프에서 모여든 노폐물이 많이 쌓이는 곳으로 특히 심장이 있는 왼쪽을 열심히 관리하면 매우 효과적이다.

9) 통증 부위 관리방법

평소 자주 불편하며 통증이 있는 부위에 천사봉을 대면 다른 곳과 달리 예리하고 강한 통증이 느껴진다. 이런 통증 부위를 테라피하면 어혈(사)의 색상이 매우 진하고 많이 올라오기도 한다. 염려하지 말고 천사봉으로 꾸준히 관리하면 차차 통증이 줄어들면서 회복된다.

10) 오래된 상처 부위 관리방법

오래된 상처 부위도 꾸준히 천사봉으로 관리하면 재생이 가능하다. 임신이나 급히 살이 찌면서 살이 튼 경우, 화상, 다친 상처나 수술 상처까지도 재생되는 것을 보게 된다. 다만 상처로 인해 피가 흐르는 경우는 아물 때까지 관리를 금한다.

11) 염증 부위 관리방법

치아에 염증이 오면 통증이 강하다. 치주질환의 경우도 마사지하면, 통증과 염증을 동시에 호전시켜 준다. 일반 염증으로 화농이 생긴 경우에 천사봉으로 관리하면 염증반응이 빨리 진행되면서 신속하게 치료되고 재생속도가 빨라진다. 소염제로 염증발현을 막으면 오히려 면역체계에 교란을 가져와 큰 질병으로 발전한다.

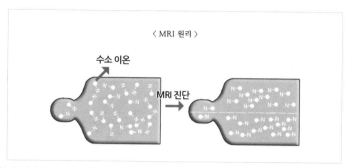

〈 MRI 원리 〉

MRI 원리 인체에 분포된 물속 수소이온은 자유분방한 방향성을 가지다가 자기장의 영향을 받
으면 특정 방향으로 정렬된다. 자료는 전자기장에 의해 인체가 중심을 기준으로 반대의 극성
으로 정렬된 모습을 보인다. 수소이온은 피부와 염증. 뼈와 근육과 핏속 모든 곳에 분포되어 있
다. MRI도 이런 원리를 이용한 의료진단기이다.

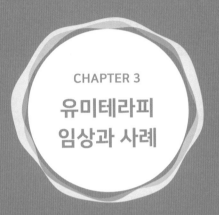

CHAPTER 3

유미테라피
임상과 사례

유미테라피 도구인 천사봉을 이용하여 2019년부터 2024년 현재까지 짧다면 짧은 시간 동안 전국에서 많은 체험사례가 쌓였다. 의사가 아닌 아픈 사람 스스로가 천사봉을 들고 자신과 가족, 이웃끼리 도와 유미테라피 마사지를 실천하고 실로 놀라운 일들이 전국 곳곳에서 일어났다.

감기몸살, 소화불량, 가벼운 일상의 불편한 증상에서부터 암이나 파킨슨, 중증 류마티스와 근무력증, 병원에서 진단도 치료도 안 되는 고통스러운 질환들까지, 작은 통증에서부터 만성적 통증까지, 특히 뇌신경질환으로 여겨지는 우울증, 공황장애, 치매 증상도 완화되어 약을 줄이거나 끊었다.

수십 년 된 이명이 사라지고, 안 들리던 귀가 들리고, 수술을 고민하던 심각한 삼차신경통이 사라지고, 다쳤던 꼬리뼈로 인해 휘어져 있던 몸이 몇 회 테라피로 바로 서고, 비틀어졌던 척추가 수술 없이 바로 서며, 거북목이 개선되고 돌같이 무겁던 어깨가 가벼워지고, 일상을 고통스럽게 하는 고질적 습진, 아토피 등의 피부병과 대상포진이 호전되고, 상처가 빠르게 재생되고, 사고로 뼈가 바스러져 더 이상 재활치료에 차도가 없던 것에도 도움이 되었다.

없애고 싶었던 주름이 저절로 사라지고 피부가 탱탱해지면서 자연성형이 되었고, 여성들의 셀룰라이트 고민도 사라지게 했다. 짧고 비틀어졌던 혀가 즉석에서 길어지고 바로 되었으며, 자녀의 성장통과 임신출산 과정에서도 도움이 되었다.

교통사고로 인한 통증, 마비, 오래된 교통사고 후유증으로 인한 심각한 체온저하와 결절과 혹들도 사라지고 있으며, 치통과 흔들리던 치아가 단단해지고 부정교합으로 수술을 고민하다가 교합이 회복되고 절대 호전되지 않는다는 비문증의 부유물이 어느 날 사라지고 없게 되었다.

수술 날짜를 잡은 심하게 무지외반 상태인 엄지발가락도 수술이 필요 없게 회복되었고, 갑상선 유두암과 갑상선 결절도 사라지거나 가라앉아 수술을 취소하였다. 평생 저혈압 상태에서 한 번 테라피로 즉각 정상 혈압으로 호전되고, 오래된 심장병이 호전되어 삶의 질이 호전되고, 복용하던 약을 끊었다.

더위를 먹어 쓰러진 아빠, 가족의 사망으로 실신한 다른 가족을 응급처치로 살리고, 자다가 숨이 가쁜 남편을 119 대신에 구할 수 있었다. 언제 어떤 상황에서 올지 모르는 응급상황에서 유미테라피의 진가는 더욱더 빛났다.

놀랍게도 이런 결과는 빠르게는 즉각적으로 왔고, 꾸준히 특별한 전문지식이 없는 환자 자신이 노력해서 얻은 결과라 더 의미가 있으며, 사람보다 반려동물의 경우 효과가 더 즉각적이었다.

강남의 메타디 치과에서 부정교합이 심한 초등학생들을 위해 협진하고, 당시 강진에 있던 상생한의원(현재는 서울 관악구)에서도 마인드가 열려있는 김태훈 원장님과 공동진료를 진행하고 그 결과들이 좋은 임상으로 쌓였다.

유미테라피의 수많은 사례들 중에 본인들이 기꺼이 공개하는 100개의 사례가 처음 세상에 공개된다. 하나하나 정말 주옥같은 생명살림의 메아리다. 7만여 가지의 질병이 존재하고 그만큼 많은 다양한 건강법이 존재한다는 것은 질병은 늘어나지만 고치기가 어렵다는 반증이 아닌가!

본인이 겪은 질병의 고통을 천사봉으로 스스로 관리해 나가는 과정을 공개하는 것만으로도 큰 용기가 필요하고, 이만한 사랑의 실천과 보시는 없다고 확신한다. 공개된 100개의 유미테라피 체험사례가 방방곡곡으로 퍼져나가, 내 병은 내가 고칠 수 있다는 희망의 메시지로 생명살림의 큰 울림이 될 것을 믿어 의심치 않는다.

전국 방방곡곡에서 기적을 일으키는 천사봉의 정체는?

국가(특허청)가 승인한 특허내용을 종합해 보면 천사봉은 자석마사지기로 누구나가 피부를 적당한 압력을 가하여 마사지하면, 근육 속 미토콘드리아의 열효율이 증가하고 림프청소, 뼈의 산화철 제거, 경직된 근육 이완, 혈액과 내분비 촉진, 골격이상의 자연교정으로 건강체형을 만들어주며, 적혈구끼리 달라붙는 연전현상을 해소시켜 혈액순환을 촉진하고 다양한 원인에서 오는 통증을 빠른 속도로 줄여주는 등의 놀라운 효과가 나타난다는 사실이다.

결과적으로 천사봉은 우리 몸이 스스로를 보호하기 위한 근육 속 심부열을 높여주어 '인체방어 시스템'을 강화시키는 도구라고 판단된다.

천사봉의 효능은 입증되었나?

- 세계적 면역학자 '아보 도우르' 박사

만병의 근원은 냉기로 체온 1도만 떨어지면 면역력 30%가 떨어지고 3도 떨어지면 사망에 이른다. 반대로 체온을 1도만 높여주어도 면역력이 500% 강해져 건강 장수할 수 있지만, 현대인 90%가 저체온 상태로 체온 35도가 되면 암이 급증한다.

- 오카모토 유타카 의사

고도로 발달한 현대의학으로도 90%의 병을 치료하지 못하고 질병의 90%는 스스로 고칠 수 있으며, 병원에 가야 할 진짜 질병은 10%에 불과하다.

- 수백 명의 천사봉 체험 사례자들

일반 국민은 물론 의사, 한의사, 전문가들까지도 천사봉으로 셀프건강법을 체험하고, 체온이 상승하면서 다양한 증상들이 빠르게 호전되는 사례들이 증가하고 있다.

1. 한의원 임상사례

상생한의원 김태훈 원장님의 임상은 매우 소중합니다. 의료현장에서 천사봉 유미테라피로 나온 결과이기 때문입니다. 의료현장에서 보다 많은 분들이 천사봉 유미테라피를 적용하여 고통받는 분들에게 희망이 되기를 진심으로 바랍니다.

1) 김태훈 원장에게 '천사봉'이란?

천사봉은 우주의 힘인 광자(포톤)를 전달하는 힐러의 강력한 도구입니다. 전자기력을 회복시켜 주고 복원시켜 주는 하나님의 선물입니다. 엄청난 천사봉의 위력을 절감하고 살고 있습니다. 모두 자부심을 가지고 열심히 주변에 전하고 위대한 역사에 같이합시다.

김태훈 원장이 바라보는 천사봉과 자기장이 건강에 미치는 영향
자기장 = 우주 = 궁창 = 전자기력 = 광자 = 생명장 = 토러스 = 격자에너지
모두 같은 개념으로 이해되어야 합니다.

자기장이 왜 중요할까요?
우리 몸을 이루고 있는 원소의 근원인 우주의 힘이 전자기력입니다. 우리 몸은 광자인 포톤으로 이루어져 있고, 이것이 파동으로 생명 장

(field)을 이루며 우리의 형체를 이루고 있습니다.

풍수나 양자물리학의 토러스장도 같은 맥락에서 이해되어야 합니다.

지구의 144(12×12)개의 격자에너지 또한 같은 맥락에서 이해되어야 합니다.

지구는 144개의 에너지 그리드(경선 12개, 위선 12개 교차점)가 존재합니다.

우리 몸에도 12경락이 존재하며, 12경락×12개의 총 144개의 주요 혈 자리가 존재합니다.

깊은 침묵의 힘
새로운 공창의 힘, 우주의 힘
새로운 전자기력(포톤의 힘)을 전달하는 광자는 힐러(치유사)입니다.

2) 공동진료 후기

용선 이유미 선생님께서 오후 진료 가능하시다 하여 오후로 천사봉 관리 환자분들 스케줄을 잡았습니다. 해박한 근육학과 해부생리에 놀랐고 세포의 생리작용에 대해 설명하실 때는 저보다 뛰어나셔서 감탄하며 배웠습니다.

침과는 또 다른 영역인 자석괄사법 유미테라피로 오래된 발목관절증 환자, 유방암 환자, 경추간판장애로 인한 손목관절의 건초염까지 다양한 사례의 환자들을 척척 봐주셨습니다. 목 주변 근육과 호흡근의 관리로 이마에 솟은 혈관이 사라지고 생체 파장이 긍정적으로 변하는 것을 보고 힘이 솟습니다. 난치병에 대한 또 한 가지의 접근법이 생겨서 너무 즐겁습니다. 선생님 정말 고맙습니다.

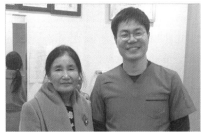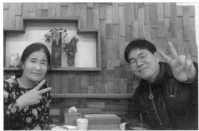

상생한의원 김태훈 원장과 유미테라피 협진

1) 대상포진 후유증 임상

- 주소증: 헤르페스로 인한 대상포진 후유증으로 인중혈부터 오른쪽으로 바늘로 찌르는 듯한 통증 호소

- 침, 뜸, 습부항 이용하여 치료했으나 큰 차도 보이지 않던 중 오랜만에 내원하여 천사봉으로 5분간 환부 천사봉으로 괄사법 시행

- 현저한 통증 감소로 놀람. 다음날 내원키로 약속하고 귀가

2) 손 부종과 염증 임상

- 주소증: 우측 손 주먹 쥐기 힘듦. 부종 및 염증 소견

- 진단: 건초염

- 양방에서는 류마티스 진단받고 류마티스내과 약물 및 독한 스테로이드제 처방받았으나 복용 중지시키고 침 치료와 습부항, 천사봉을 이용한 생체 전기장 회복에 힘씀

- 침 치료와 습부항으로 경추 5번과 내관혈 위주 시술할 때보다 천사봉의 효과가 뛰어난 것을 확인

한의원 사정상 전신적인 관리가 힘들고, 국소 부위 5분 정도밖에 해줄 수 없음을 양해 구하고 치료하던 중 환자분의 강력한 의지에 유미천사봉 구입 권유

3) 손목과 손가락 경직현상, 목 긴장과 사경증 임상
- 주소증: 오른쪽 손목부터 손가락까지 굳고 주먹쥐기 힘듦
- 라운드숄더로 인해 뒷목의 근육이 시멘트같이 단단해지고 오른쪽 목이 단축되어 약간의 사경증이 있음

전날 유미 선생님의 치료로 효과를 보셔서 아침 일찍 내원
- 시술 후 몸이 전반적으로 가벼워졌다고 함

4) 손목뼈 골절 후 재활로 호전 안 된 경우
- 세 번이나 차를 갈아타고 오시는 소중한 인연. 어제 유미 선생님 치유 후 놀랍게 호전되어 오심. 비결은 즉석에서 사 가신 천사봉으로 오랜 시간 스스로 정성껏 시술하셨다 함. 최고의 의사는 역시 본인 자신임을 느끼는 소중한 사례
- 넘어지며 우측 손목뼈 골절되어 깁스했으나 잘못 융합되어 재활 치료 했으나 호전되지 않아 본원 내원하셔서 좋은 결과가 있어서 너무 행복합니다.

4) 대퇴동맥 협착으로 서혜부 림프부종
매일 매일이 축복의 연속입니다. 천사봉과 만나고 해줄 수 있는 처치가 늘었고, 전체적인 관점에서 그동안 편협하게 보아왔던 인체관에

서 벗어났답니다. 세포막의 전위차를 해결하여 코마상태에 빠진 세포를 재생시키는 치료법이라는 확신이 듭니다. 기 치료와 사운드 테라피보다 더 빠르고 효과적입니다.

오늘 허리가 아프다 오셨던 여성분, 평소 식당 일하며 서서 일하다 무리를 하였다 합니다. 같이 일하는 동료에게 위치만 듣고 물어물어 찾아오셨습니다. 확인해 보니 림프부종이 양쪽 다리에 진행 중이었고, 문진 결과 대퇴동맥의 협착으로 진단받고 스탠트 삽입하였다 합니다.

양측 서혜부의 림프절 붓고 배꼽 안의 태양신경총 차크라 막힘. 명치와 횡격막의 막힘, 심장 차크라의 약화, 견쇄관절 목 차크라 약화가 진단되어 '순환침법' 시술 후 천사봉으로 양쪽 서혜부, 배꼽 주위, 횡격막, 가슴, 견쇄관절, 허리, 둔근 순서로 풀어드렸습니다.

다 마치고 일어나시라 했더니, 울먹이시며 잠시 이대로 있게 해달라 했습니다. 이윽고 말씀하시길 여태 여러 병원 다녀봤지만 콕 집어서 아픈 곳 맞추는 곳도 없었고, 이리 효과적 치료도 받지 못했다 합니다. 시술 후 머리가 맑아지고 하얀빛이 머릿속을 비추는 광명체험을 하셨다 합니다. 영적으로 민감하신 분은 영적인 체험도 할 수 있겠다고 생각됩니다. 내일 다시 내원하기로 약속하고 가셨습니다. 유미테라피 가족 여러분, 우리의 치료에 자부심을 가지고, 힘차게 나아갑시다.

5) 이유 없는 두통 및 현기증

- 9세 남아, 두통과 현기증 정밀 검사로도 이상 발견 못함. 호흡근육 단축 천사봉 시술로 1회에 호전

9살 남자아이, 두통 및 현기증이 자주 발생하여 서울 아산병원까지

가서 정밀 검사받았으나 이상을 찾지 못했다고 합니다. 본원 내원하여 진단하니 횡격막의 이완이 잘 안되어 소화불량이 있으며, 호흡근육의 단축이 발견되었습니다. 흉쇄유돌근과 사각근을 만질 때 자지러지듯 아파했습니다. 엉엉 우는 아이를 아빠에게 잡으라고 하며 쇄골 근처를 천사봉으로 힘차게 문질렀습니다.

양쪽 목과 쇄골 및 흉골부를 괄사해 주고, 횡격막 부근도 괄사해 주었습니다. 끝으로 두정부와 후두부 천사봉으로 살살 문질러주고 마쳤는데, 2일이 지난 오늘 연락이 와서 밥을 갑자기 폭식하듯 두 그릇씩 먹고 머리가 하나도 안 아프다고 합니다. 좋은 소식 공유하고 싶어서 올립니다.

제 생각에는 어려서 해열제와 항생제, 기관지 확장제를 너무 남용하여 신체의 균형이 무너져서 발생한 것 같습니다. 이런 아이들이 얼마나 많을까요? 주변에 이유 없이 머리가 아프고, 어지럽다고 하는 아이들 있다면, 목 주변의 호흡근을 꼭 파악해 보시고 관리해 주세요. 우리는 천사봉 지팡이를 든 천사들입니다.

6) 천사봉을 이용한 빙의치료

- 어머니의 초상 후 갑자기 발생한 가슴통증 및 위장통증, 물도 가슴이 아파서 못 마신다고 하며 내원한 57세 여자 환자분

문진 결과 요양병원에 입원했던 어머니가 옆의 치매노인이 던진 물병에 머리를 맞아 돌아가시고 억울한 마음이 생긴 경우입니다. 못다한 효에 대한 파동이 어머니의 아스트랄체를 끌어당겨 어머니 또한 환자분 전기장의 플라즈마 양적 에너지에 고통받고, 본인 또한 그로 인

해 침범 당해 고통받고 있었습니다. 천사봉으로 횡격막 이완시키고 태양신경총의 마니푸라 차크라와 심장의 아나하타 차크라의 소통을 위해 광명진언을 심장에, 천사봉을 횡격막에 적용하여 치료했습니다.

어제 1차 시술 후 대부분의 통증은 가시고, 명치 부분에 약간의 통증이 남았다고 하여 어제와 같이 치료했습니다.

7) 교통사고 후유장애

- 42세 남자. 요추 4~5번 붓고 디스크 압박 소견으로 인한 신경학적 증상인 오른쪽 발바닥으로 통증 발생. 보행 시마다 통증

- 5분간 요추 4~5번 천사봉으로 간단히 괄사 시행. 즉효하여 그 자리에서 놀라서 걸어 나감

8) 어깨와 등의 심한 통증 호소

- 36세 남자. 두 팔의 거상 시 귀 옆으로 붙이지 못하고 횡격막 부근 제한. 호흡근 단축소견 보임. 문진 시 평소 호흡이 불편했으며 심장어림 흉통 있었음

- 굳은 신체 전면 근육의 평형을 풀어주는 치료법을 시행. 천사봉으로 횡격막 괄사, 흉골 괄사, 쇄골 및 경부 흉쇄유돌근, 사각근 및 미세 호흡관련 근육 괄사 시행. 즉효하여 숨이 편하고 통증이 거의 가셨다고 놀라워함

9) 유방암 환우 희소식

골반뼈로 전이되었던 암종이 사라지고 있고, 새로운 정상 골세포가

증식되고 있는 모습 관찰되었습니다. 전반적인 컨디션이 올라서 본인도 만족스러워하십니다.

제 주관적인 판단으로, 왼쪽 림프절(쇄골하)로 전이된 림프절 암종도 많은 부분 호전이 있는 걸로 파악됩니다. 심장 부근 괄사해도 더 이상 사도 안 나오고 편안하십니다. 유방 쪽 촉진 시에도 덩어리가 작아진 소견 보입니다. 자기장을 이용한 치료가 답이라는 것을 절실히 깨닫게 됩니다.

10) 근무력증

- 68세 남자.
- 증상: 전신의 근무력증. 다리에 힘이 없어서 계단 오르기 힘들다. 전국 방방곳곳 안 돌아다닌 병원이 없다.
- 특이 소견: 흉골이 돌출되고, 양쪽 견쇄관절 돌출 소견
- 귀 주변 근육의 근막뒤틀림을 인해 주름이 잡힘. 숨길 열기 위해 흉쇄관절 주변 천사봉 관리, 흉골 천사봉 관리. 후두부 경추 1~2번을 기본으로 관리해 주고, 틀어진 발목, 골반, 허리를 순서대로 교정해 주었습니다. 현재 5회 치료받았으며 치료 후 전신의 활력이 솟고, 힘이 들어간다고 말씀하십니다. 지속적인 관리가 필요하다 생각되며, 통증에 민감하여 주 2회 치료 중입니다.

11) 인후부 악성종양 3기 두통

- 73세 남자. 인후부 악성종양 10여 개 발생하여 3기 진단받고, 수술불가 판정 후 방사선치료 십수 회 시술받음. 목 주변 근육이 눌어붙

고, 경동맥 협착되어 한쪽은 완전히 막히고, 다른 한쪽은 파듯이 색전술로 뚫어놓음.

- 주소증: 상세 불명의 두통

- 발병동기: 폐렴 증상이 5개월 전 발생 후부터 두통이 발생하여 잠도 못 자게 아프다.

- 치료기: 우측에 비해 혈관이 막힌 좌측의 근막이 거칠고, 피부에 윤기가 없음.

횡격막 풀기 수 차례 실시 - 장명음 들리며, 장의 운동 활성화 시작, 에너지의 상부로의 전달이 시작됨.

흉부 천사봉 마사지 실시 - 흉부의 굳어진 근막 유착을 풀고 심장에 전기에너지 공급

목 부분 호흡근 풀기 실시 - 호전의 결정적 이유가 됨. 괄사시 통증이 심했으나 시술 후 두통이 놀랄만하게 호전됨. 특이할 만한 소견이어서 공유해 봅니다.

12) 설염 혀 색상 호전

설염으로 자줏빛으로 변한 혀의 색상이 호전되었습니다. 경동맥 어혈로 설질 위축과 설염 및 경항부통증 환자를 심장차크라 부위와 목의 사각근, 흉쇄유돌근, 흉쇄관절 부근을 천사봉으로 마사지 후 자줏빛의 혀가 선홍색으로 바뀌는 놀라운 체험을 했습니다.

13) 관절질환에 천사봉 최고입니다

천사봉은 관절질환에 잘 들어서가 아니라 관절 부위가 근막의 왜곡

이 심화되는 부위로 관리하여야 할 주요 부위이기 때문입니다. 결국 그래서 천사봉으로 관절 문제가 잘 해결됩니다.

천사봉은 전자요법으로 순환장애, 뇌신경 전달의 문제에 매우 신속하게 작용합니다. 또한 문질러서 자기장이 미치는 세포에 즉각적 세포막전위차를 회복하여 세포의 생명력을 강화시킵니다. 물론 세포의 미토콘드리아 에너지생산 효율을 바로 높인다고 하면 누군가 증거를 대라고 하겠지요?

열이 발생하여 오래도록 열이 지속되는 것과 힘이 나는 것, 통증이 줄어들거나 사라지는 것은 전기의 저항이 많았던 부위에 즉각적인 효과를 의미하고 에너지공장이 잘 가동된다는 의미라고 대답할 수밖에요.

2. 피부미용샵 관리사례

남녀노소를 불문하고 예뻐지는 것을 원하지 않는 사람은 없는데, 건강해야 아름답고 아름다운 것이 건강한 것이다. 그런데 대한민국은 성형천국으로 이물질을 주입하거나 피부를 보톡스 독소로 마비시켜 주름을 펴고 뼈를 잘라내는 과도한 성형중독 상태다. 당장은 좋을지 몰라도 근막을 훼손시키고 돌이킬 수 없는 후유증을 남기기도 한다.

피부미용관리 현장에서 다양한 관리임상을 쌓아 유미테라피를 적용해 나가는 모습이 그래서 더욱더 소중하다.

천사봉으로 근막을 살려주면 자연성형이 되네요.
유미테라피에 푹 빠져 살아요!

저는 여수에서 피부관리실을 운영하는 티아라 한금서 원장입니다. 2년 전쯤 무리한 업무로 팔에 과부하 가 걸리더니 급기야 왼손 손목인대가 끊어져 버렸습니다. 병원에서는 수술해야 한다 했으나, 손을 쓰는 직업이면 수술을 해도 소용없다는 말씀을 듣고 수술하지 않겠다 했습니다. 두 달 재활치료 후 무리하지 않는 선에서 일을 다시 시작했습니다.

하지만 일 욕심 많은 저는 다시 무리하기 시작했고, 그 일을 감당하기 위해 재생주사를 주 1회씩 맞아가며 일하다가 귀인으로부터 천사봉을 소개받았습니다. 처음엔 천사봉을 구입하기만 하고 바쁘기도 하고 저걸로 뭐 얼마나 다르겠어? 하는 생각에 거의 사용하시 않았습니다.

그런데 어느 날 손이 너무 아파서 일을 계속할 수 있을까 걱정도 되고 통증으로 너무 힘들어 한 번 해보자! 하는 생각으로 독하게 아픈 손목을 문질렀어요. 그랬더니 놀랍게도 많이 편안해지는 겁니다. 그 후 짬을 내서 유미테라피 밴드에 들어가 관리 동영상도 보고 원리와 구체적 방법들을 습득하면서 새로운 세계로 빠져들었습니다.

놀라운 체험사례들을 보면서 왜 진작 열심히 사용하지 않았을까 후회도 되고, 이렇게 좋은데 나만 사용할 게 아니라, 티아라 고객에게도 사용해 보자! 하여 기존 기초관리에 추가하는 형태로 유미테라피를 시작해서 그동안 정말 수없이 천사봉과 날개로 고객의 얼굴과 몸을 밀었습니다.

대략 천사날개는 300회, 얼굴 천사봉 테라피는 2,000회 이상 했네요. 고객을 대할 때마다 예전에는 미용만을 생각하던 것을 천사봉을 드는 순간 생명을 살린다는 의지로 노력했던 것 같아요. 기존의 피부관리로는 알지 못했던 깊숙한 곳의 정체된 림프 쓰레기들과 근막이 뭉치고 엉키고 변형된 것이 보이고 느껴졌기 때문입니다.

처음에는 제가 이해하는 수준에서 시작했지만, 점차 더 느끼고 더 보이고 더 알아가며 숙련되고 섬세해지는 과정이었어요. 초기에는 통증과 피부에 멍처럼 (실제는 림프쓰레기가 나온 어혈) 보이는 것에 집중하던 고객들도 점차 자신의 변화와 건강이 점점 호전되면서 더 신뢰하고 관리해 주는 저와 한마음이 되어 더 적극적으로 관리하게 되었어요. 그러다 최근 한 달 사이에 관리받는 고객들에게 눈에 띄는 변화들이 확 나타나기 시작했습니다. 하관에 깊이 팬 팔자주름, 턱의 호도주름이 사라지고 축 처진 불뚝 살이 사라지면서 얼굴이 자연스럽게 리프팅 되고요. 세상에나! 그 많던 고양이주름이 모두 없어졌습니다!

레이저기기, 다양한 괄사제품들, 리프팅 제품들 등등 정말 두루두루 사용해 봤지만, 하면 할수록 정말 신기하기만 한 천사봉입니다. 2주 전부터는 고객들의 눈과 이마의 문제들을 해결하기 시작했는데, 메말라가는 눈가의 근막 때문에 나타나는 안구건조와 눈 시림, 눈의 피로 등 불편한 증상들이 사라지면서 세세하게는 안경자국, 다크서클까지도 사라졌습니다. 놀랍게도 돈을 쏟아부어도 해결할 수 없다는 '환관종(비립종)'까지 싹 사라졌습니다. 보톡스로 해결할 수 없는 콧등주름이 사라지고 불뚝불뚝 튀어 올라와 있는 이마의 혈관들이 사라졌습니다. 푹 꺼진 관자놀이가 살아나고 눈썹 위 움푹 꺼진 부위가 살아올라오면서 인형처럼 예쁜 이마가 되었습니다.

사실 저는 이전에 피부과에서 여러 시술을 권하던 피부과 실장으로 근무해서 고객들에게 움푹 파이기 전에 미리 예방하라고 미간 보톡스도 많이 권했었고, 상황에 따라 사각턱 보완하는 보톡스도, 얼굴 볼륨을 위해 필러도 많이 권했던 적이 있습니다. 당시 저는 필러는 차후에 모두 배출된다고 알고 있었거든요. 그런데 천사봉으로 테라피하면서 알게 되었습니다. 병원에서의 시술을 많이 받은 경우에 피부재생이 더욱더 힘들다는 사실을 말입니다. 심지어 병원에서 맞은 필러가 100% 녹지 않았다는 사실도 알게 되고요. 저에겐 다소 충격이었습니다. 몰라서 그랬지만 설득해 주사를 맞게 한 분들에게 죄송한 마음마저 들었습니다.

깊은 주름 생기기 전에 예방으로 보톡스 주사를 맞아야 한다는 생각이 완전히 바뀌었습니다! 말라버린 근막을 천사봉 유미테라피로 탱글탱글하게 살려내는 것이야말로 진정한 성형임을 알았기 때문입니다! 보톡스, 필러를 맞으면 맞을수록 근막이 메말라 붙고 회복도 어렵다는 사실을 새 고객을 만날 때마다 알리고 있습니다. 그래서 이제는 필러나 보톡스 같은 시술 주사를 맞지 말라고 권하게 되었습니다!

전 여전히 아직 근막을 되살리는 천사봉 유미테라피를 배우는 과정 중에 있지만, 근막훼손을 만드는 필러, 보톡스, 실 리프팅, 거상 등의 시술로부터 고객들을 지켜나갈 것입니다. 아는 만큼 보이는 것 같습니다. 저는 근막이 탱글탱글하게 살아나는 피부를 만드는 일을 하고 근막을 살려 아름다워지면서 건강해지는 두 마리 토끼를 잡는 업그레이드 된 티아라로 거듭나고 있는 중입니다. 신통방통한 '천사봉'과 원리와 관리 방법인 신세계 '유미테라피'를 창안해 주신 이유미 원장님께 진심으로 감사드립니다.

3. 개인별 체험사례

1) 혈관종 수차례 수술 후 이제 천사봉으로 관리하면서 살아요
- 거창 40대 신소원 님

2021년 12월 15일

제 몸 상태랑 테라피 후 호전된 부분 몇 자 적어볼게요. 두서도 없고, 정신도 없으니 양해 부탁드려요. 편의 위해 사용한 음슴체도 너그러이 봐주세요.

제 몸의 히스토리와 지금 상태(현재 41세)

태어날 때부터 오른쪽 무릎부터 골반, 엉덩이 생식기 부근까지 거대한 혈관종(혈관기형)을 가지고 태어남(겉으로 드러난 것도 있고 뼈 근처까지 붙어있는 애들도 있음)

- 9세 때 무릎 혈관종 제거 수술

- 12세 때 또 무릎 혈관종 제거 수술. 피 고여서 2차 수술까지 진행
(나중에 안 거지만, 출혈 때문에 열었다가 그냥 닫았다고 의사가 이실직고함)

- 19세에 난소 문제로 난소 하나 제거 수술

- 20세 무릎 혈관종 제거 위한 방사선치료 1달 정도

- 21~25세 엉덩이 주변 혈관종 제거를 위한 금침으로 전기를 흘려

보내 혈관종 줄이는 시술 3~4회 받음(척추마취로 진행. 겉으로 드러난 혈관종 크기는 줄었음)

- 22세쯤부터 무릎이 서서히 구부러지는 각도가 줄어들기 시작하더니 어느 순간 무릎이 거의 안 구부러지게 됨(수술 후 피부근육 심하게 유착된 것 같음)

- 이런 고통스런 과정 속에서도 26세 천사 같은 남편 만나 결혼하고 27세 출산(혈관종 터질 위험 있어 제왕절개), 출산 후 허리통증 심해서 엑스레이 촬영하니 오른쪽 고관절 괴사 판정, 인공관절 권유받아 MRI 촬영하니 혈관종 심해서 수술 불가 판정

- 통증에 좋다는 미네랄, 약술, 별의별 거 다 먹고 한의원 가서 침, 약침, 심부열 치료함. 지인소개로 흡각요법도 하고, 왕직구 뜸 등등 할 수 있는 거 다 해봄

다들 통증은 조금 잡아주기도 했고, 전체적인 컨디션이 좋아지기도 했지만 효과가 오래가진 않았음

- 2017년 어느 날부터 오른쪽 다리 부종이 심해져서 우연히 명의라는 프로에서 혈관기형에 관한 치료법 소개를 보고 바로 명의 찾아가서 3회 정도 혈관경화요법으로 통증 심한 부분 치료하여 부종 사라짐

정말 꾸역꾸역 살았어요. 오른쪽 고관절, 혈관종 통증은 나날이 심해지고, 이상한 자세로 생활해서인지 반대쪽 허리, 엉덩이, 어깨, 목, 팔, 발, 얼굴까지 저리거나 아프거나 감각 이상하거나 함. 고관절 통증으로 자다가 깨서 우는 날 생기고 밤을 지새우는 날도 있었음. 사는 게 사는 게 아님.

그러다 블로그 친구를 통해 천사봉을 알게 되고, 벼랑 끝이라 크게 고민없이 사용해 봄. 천사봉이 몸에 닿자마자 어디라고 할 것도 없이 너무 많이 아픔. 칼로 에이는 고통

무서워서 고관절이랑 다리는 손도 못 대다가 무릎 쪽 수술 부위 위주로 좀 밀었더니 다리가 있는 대로 땡땡 부음.(혈관종이 건들면 잘 부어서 늘 압박스타킹 착용)

처음에 그래서 상체 부분만 열심히 테라피 했는데 얼굴 저림증상이 좀 줄어들고 목, 어깨, 팔이 덜 아파서 신이 남. 테라피하고 나면 하루 정도는 그나마 좀 편히 지냄.

예민하던 살갗들이 점점 더 안 예민해지고, 유착된 수술 부위 조금만 당겨져도 찢어져 진물 나고 피 났었는데, 부드러워져 당겨져도 안 찢어져 신기함. 그래도 이때까지 상체만 계속 열심히 열심히 테라피함.

올해 여름 허리와 아랫배가 심하게 아파서 내과 가니 변비라고 변비약 처방해 주었는데, 먹어도 계속 아파서 다시 다른 내과 가보니 방광염인 거 같다고 항생제 처방. 먹어도 계속 아파서 이것저것 검색해 보다 골반염이랑 비슷한 것 같아 산부인과 가보니 골반염이 맞다고. 한 달 넘게 약 먹어도 약 먹을 때뿐이고 진통제 효과 떨어지면 또 아픔. 아무래도 골반염도 아닌 것 같아서 허리 엑스레이 찍어 보러 감.

정밀 검사해 보자 해서 MRI 촬영하니 결론은 고관절 문제였음. 고관절 괴사는 아니고 골두이형성증으로 인한 고관절염이 심한 케이스라고.(의사가 많이 아플 텐데, 어찌 사냐고) 인공관절 수술 권유했지만, 역시나 혈관종 크기가 너무 크고 고관절을 다 둘러싸고 있어서 당장은 수술 불가하니 경화요법으로 크기 줄여서 수술해 보자고 함.

더 이상 저는 병원에서는 방법이 없음. 수술로 더 망가진 몸 더 이상 수술받기도 싫음. 무서움. 이날부터 남편이 골반이랑 엉덩이 맘먹고 야무지게 천사봉으로 밀기 시작하니 엉덩이 골반 고관절 쪽 그냥 슬쩍 대고 지나만 가도 비명이 절로 나와서 조금씩 강도 높여가며 진행하니 통증이 조금씩 잡힘.

자다가 통증 때문에 깨서 우는 날 없어짐.

어느 순간 고통받았던 식도염도 많이 호전되어 있었음.

짝 가슴이었는데 크기 비슷해짐.

지문인식 예전보다 잘됨.

피 뽑고 수액 맞아도 혈관에 멍 천지 안 됨.

몇 년째 팔꿈치에 원인 모를 뭔가가 징그럽게 나 있었는데 없어짐.

처음 목 천사봉 테라피할 때 쥐젖 같은 게 많이 올라왔었는데 지금은 다 사라짐.

몸 여기저기 딱딱한 멍울('트리거 포인트'인 거 같음)이 있는데, 깊이 있던 것들이 많이 드러나서 통증이 덜해짐.

원래 얼굴에 트러블 없는 편이었는데, 언젠가부터 틈나면 뒤집히다가 지금은 다시 많이 깨끗해짐.

아들 말로는 두툼했던 목도 많이 얇아졌다고 함.

너무 아프지만 진통제 먹고 살 수는 없어서 어지간하면 약 안 먹고 참고 또 참았어요. 근데 너무너무 아프니 진통제를 찾는 날이 생기더라구요. 근데 천사봉 테라피하면서는 진통제 찾을 정도의 통증은 거의 없네요. 워낙 여기저기 안 좋아서 여전히 통증은 있지만, 죽을 것 같은 통증은 거의 없어요. 끙끙 앓느라 잠도 푹 못 잤는데, 잠도 잘 잡니다.

귀한 천사봉 만들어주신 대표님께 정말정말 감사드려요.

아직 갈 길이 멀지만, 저도 열심히 해서 건강해진 모습으로 보답하겠습니다. ^^

2024년 2월의 근황

그동안 남편과 아들의 정성 어린 테라피로 어느 정도 통증은 조절하며 잘 지내고 있어요.

어느 날은 다리 컨디션이 너무 좋아서 몇 시간을 신나게 돌아다닌 적도 있어요. 이게 얼마 만인지~ 정말 행복했어요. 근데, 욕심내면 안 되겠더라고요. ㅋ 다시 안 좋아져서 한동안 고생하긴 하지만, 유미테라피가 있으니 또다시 괜찮아져요.^^;

몇 년을 괴롭히던 얼굴저림 현상 이제 거의 없어요. 목 전체 그리고 두피까지 테라피하니 확실히 좋아지더라고요. 그리고, 아픈 다리 쪽 엄지발톱이 순환장애로 무좀이 생긴 지 오래되었었는데, 꾸준한 다리 테라피로 순환이 좋아지니 저절로 무좀까지 나았어요. 유미테라피 알기 전에는 무좀이 순환장애로 생기는 것인 줄도 몰랐네요.

정상적인 몸이 아니다 보니, 조금만 잘못 움직이거나 신경 쓸 일 생기면 종종 담에 걸리는 날이 있는데, 그럴 때마다 테라피를 해주면 호전되고요. 욕심내지 말고 천천히 꾸준히 하면 무조건 좋아져요.^^ 진통제보다 빠르게 효과를 보이기도 하고요.

정말 너무 아파서 죽을 것 같았었을 때 유미테라피를 만났는데, 2년 좀 넘게 지난 지금 유미테라피 덕분에 정말 많이 편하게 살고 있네요.

너무 통증이 심할 땐 이러다 못 걷는 건 아닐까, 이러다 휠체어 타야 하는 거 아닐까, 불안하고 절망적이었는데, 감사하게도 여전히 제 두 다리로 (절지만) 잘 걸어 다닙니다.^^

가족들도 아프면 천사봉부터 찾아요.

우리집 119!! 우리집 주치의!! 유미테라피!!

감사하고 감사합니다!!!

앞으로도 열심히 관리해서 더 건강해질게요.

2) 변이형 협심증 호전되고 점점 몸이 건강해집니다
- 전남의 김진석 님

경제적 여유가 있었다면 바로 구입했을 천사봉을 여윳돈이 없어 몇 달을 기다리고 기다려서 구입했습니다. 사업의 실패로 빚 갚느라 아파트 공사 현장에서 아내와 힘겹게 한여름을 넘기고 추운 겨울까지 일했습니다. 체력이 어릴 때부터 약한 저와 저체중에 힘이 하나도 없는 약하디약한 저의 아내가 중단 없이 일할 수 있었던 이유는 일 끝나고 매일 부부끼리 테라피를 해주었기 때문입니다.

저는 어릴 때부터 근육이 눌리면 협심증 증세가 나타나는 변이형 협심증을 앓고 있습니다. 술도 안 마시고 담배도 안 피우는데, 때때로 심장이 쥐어짜듯 통증이 오고 몸이 워낙 안 좋아서 매운 거 먹거나 춥거나 해도 몸이 굳어지면서 심장통증이 오면서 숨쉬기가 곤란해집니다. 심장만 문제가 아니라 머리끝에서 발끝까지 문제를 안고 살아오고 있었어요. 오른쪽 허리는 1991년 10월부터 아프기 시작해서 방치했다가 2002년에 퇴행성 디스크로 진단받았고, 목도 왼쪽은 괜찮은데 오른쪽으로는 돌리기가 불편했고요.

서울 낙성대에 가서 허리를 고쳤었는데 도로 돌아가 버리고 목은 도수치료를 받았는데 효과가 없더라고요. 돈만 들고 결국 포기했어요. 마그네슘이 부족한지 왼쪽 눈 가장자리가 아침이면 당기기도 했어요. 그런데 왜 미네랄 부족이라면 한쪽 눈만 그럴까 좀 이상하긴 하더라고요. 기억력도 너무 떨어져서 돌아서면 바로 잊어버리니 어머님께서 중요한 일을 같이할 수 없다고 안타까워하시더라고요.

유미 원장님께 제 사진을 보내니 몸통 근육이 비틀어지고 경추 1번과 2번의 조합에 문제가 생겨 관리하면 좋아질 거라고 하시더라고요, 사진에 근육관련 설명과 표시를 해주시면서 내 증상의 원인을 찾아주시고 테라피 조언도 해주셨어요.

내 스스로가 치료사가 되어 때로는 아내와 지인의 도움을 받으면서 테라피하니 굳었던 혀도 편해지고 목도 잘 돌아가게 되고 심장의 통증이 사라졌습니다. 오래된 고질적 증상들과 소소한 불편한 증상들도 바로바로 해결되니 너무 좋더라고요.

나를 위해 산 천사봉을 차차 아내, 지인들을 위해 사용하게 되면서, 몸이 심각하게 안 좋았던 처형에게도 엄청난 변화가 나타났습니다. 아프다고 투덜대면서 건성으로 하던 아내도 점차 천사봉 마니아가 되어 갔어요.

저는 탈모가 개선되었고 아내는 심각하게 빠졌던 몸무게가 늘어나면서 힘이 생겼어요. 부부가 서로 테라피해 주면서 더 상대를 이해하고 측은지심이 생겨 가정이 화목해지고 건강을 회복해 나가면서 매사가 더 희망적으로 변해갑니다.

점점 건강해지고 있으니 지금의 고생도 언젠가는 옛이야기 하면서 살날이 올 거라고 생각합니다. 주변에 아픈 분들을 많이 봅니다. 저에겐 천사봉이 있어 든든합니다. 22년과 23년의 제 삶의 키워드는 단연 천사봉 유미테라피입니다. 감사합니다.

3) 중증 류마티스 호전되었어요
– 무안의 문성희 님

(이 글은 남편이 이곳에 올려달라며 제게 보내온 글입니다. 그대로 올립니다.)

저는 몸이 허약한 아내와 결혼을 하며 곁에서 내가 지켜주고 힘이 되어주겠다고 다짐했습니다. 약한 아내를 보며 사랑스런 딸을 갖기까지도 많은 고민을 했고, 임신 기간 동안 아내의 고생과 제왕절개를 통한 출산, 출산 후 주변의 도움 없이 힘들게 산후조리를 하며 아내의 몸은 이전보다 훨씬 더 쇠약해져 갔습니다. 그러면서도 아내는 직장에 복귀하였고 워킹 맘으로 최선을 다했습니다.

결국 결혼 10년 만에 아내는 그동안 겪어온 삶의 무게를 더 이상 견디지 못하는 듯, 중증 류마티스 판정을 받았습니다. 남편으로서 한평생 자유롭고 아름다운 삶을 함께 살아보자고 약속했는데, 이제는 아이가 어느 정도 자라서 육아로부터 조금씩 자유로워지기 시작할 때인데….

이렇게 전신 관절이 모두 아파 잠도 못 자고 움직이지도 못하고, 죽지는 않지만 죽을 만큼 힘들고 아프다는 병에 걸린 상황에 눈앞이 깜깜하고 한없는 슬픔에 하느님을 원망하기도 했습니다. 추운 겨울이 시작되며 증상은 급격히 악화되었고 되돌아보면 정말 힘든 시간을 보낸 것 같습니다.

늘 우리를 사랑해 주시는 주님께서 이렇게 어여쁜 아내에게 큰 고통을 허락해 주신 것은 다 뜻이 있다고 생각하며 힘겹게 하루하루 지내던 어느 날, 정말 봄햇살처럼 따뜻한 미소를 지니신 이유미 선생님을 보내주셨습니다. 그리고 천사봉, 그 이름만 들어도 마음이 편안해지는 마법의 열쇠와 같은 큰 선물을 함께 보내주셨습니다.

우선 아내와 통화하시는 이유미 선생님의 말씀을 전해 들으며 기쁨을 감출 수 없었습니다. 성경 말씀에 '네 믿음이 너를 살렸다'는 것처럼 무조건 믿고 시키는 대로 따르자고 결심했습니다. 천사봉을 통해서 충분히 좋아질 수 있고 나을 수 있다는 확신에 찬 말씀이 저를 설레고 기쁘게 만들었습니다. 그리고 평소 아내의 척추측만증이 좋아지면 얼마나 좋을까 하는 혼자만의 상상에 빠져있던 제게 정말 기적이 일어났습니다. 아내의 허리가 펴지는 것을 눈으로 보고 손으로 느끼며 놀라움을 금치 못했습니다.

사전 지식도 부족한 제가 천사봉 팸플릿과 유튜브 동영상을 참고하여 문지르고 또 문지르며 한 부위마다 최소 30회 이상은 하자는 결심으로 했을 뿐인데, 평생을 굽은 채로 있던 척추 부위가 단 몇 주 만에 점점 곧은 허리로 변해갔습니다. 본인이 느끼는 몸의 변화와 제가 눈으로 본 현상은 정말 믿기 힘든 사실 그 자체였습니다.

이유미 선생님 말씀을 항상 기억합니다.

"포기하지 않고 최선을 다한다면 치유되지 못할 병도 증상도 없으며, 선천적이든 후천적이든 상관없다."

수없이 많은 임상 체험과 치유 사례를 들어 설명해 주시기에 더욱 든든합니다. 다만 눈으로 보고도 믿지 않는다면 그 사람은 신도 고칠 수 없을 것이라는 생각은 변함없습니다.

아내의 후기에서 보셨듯이 아직 갈 길이 많이 남아있습니다. 하지만 꾸준히 천사봉과 사랑에 빠져 산다면 매 순간 기적을 체험하고 있는 것이라고 확신합니다. 요즘 아내의 증상이 급격히 호전되는 것을 보며 저 역시 천사봉과 함께 스스로 건강 회복에 힘쓰고 있습니다.

물론 아이도 천사봉으로 치료받고 또 아이가 저와 아내를 치료해 주기도 합니다. 9살 고사리손으로 저를 눕혀놓고 이유미 선생님께서 하시는 것을 본 그대로 얼굴을 문지르는데 어찌나 손이 매운지 시원하면서도 눈물이 날 지경이었습니다.

저는 요즘 가만히 생각합니다. 지금의 내 몸이 어쩌면 내가 아니었구나, 병들기 전 태초 모습인 건강한 몸으로 회복되어 남은 인생을 지금 살아온 것보다 더욱 값지게 살아가라고 주신 마지막 기회라고. 천사봉을 만난 모든 분들이 천사봉을 통해 누군가에게 지금껏 받은 사랑을 나누고 전해주는 그날을 고대합니다. 저부터 그렇게 되기를 소망하며, 아내가 처음 태어났을 때처럼 강건한 육신을 가진 본래의 모습으로 회복시켜서 아내와 다시 만날 것을 약속합니다.

2020년 8월 24일 남편 황재덕 배상

일상다반사… 일상중대사… 먹고 사는 일. 생존에 필수적인 가사일을 할 수 있다는 것.

손 통증으로 반찬통 뚜껑을 못 열어 애먹던 날들이 있었다. 물병을 못 따서 물을 못 마시고 갈증을 견뎌야 하는 시간, 혼자 못 일어나 몇 시간 동안 가족을 기다리고, 화장실을 가는 게 큰 고통이던 날들이 있었다. 그랬던 내가 지금은 주방에서 콧노래를 부르며 간단한 요리를 한다. 무겁지 않은 설거지, 집안 정리정돈 등등 생존에 필요한 일상의 가사일을 하는 게 자연스러워졌다. 동작이 다소 느리고 중간중간 수시로 쉬어가니 속도감은 떨어지지만, 할 수 있다는 게 얼마나 감사한 일인지! 무언가를 내 손으로 할 수 있고 내 발로 움직일 수 있다는 것은 매 순간 경이롭고 은총이며 축복이라 생각된다.

만남, 나들이, 행사 참석… 모두 O.K.

몸이 안 좋을 때는 에너지가 부족해서 사람을 만나는 것 자체가 힘들었다. 보행이 불편하고 조금만 걸어도 발 통증, 무릎 통증, 허리통증으로 앉아있기도 힘들었다. 억지로 참고 어떤 만남이나 일정을 마치더라도 완전히 지쳐버려 후유증이 오래 남았었다. 그런데 지금은 두어 시간 정도의 만남이나 프로그램은 여유있게 너끈히 할 수 있다. 물론 그 정도는 후유증도 남지 않는다. 중간에 한두 시간 쉬어주면 또 다른 일정을 소화할 수 있을 정도로 회복력도 좋아졌다.

운전을 하다

작년에 10개월 정도 운전대를 안 잡아서 지하주차장에 방치되어 곰팡이가 서식하게 된 나의 애마. 운전대를 안 잡은 게 아니라 못 잡았었다. 손가락, 손목, 어깨와 팔꿈치 통증으로 차 문도 잘 못 열었다. 핸들 조작이 힘들고 위험해서 운전 자체를 할 생각을 못 했는데, 올여름쯤부터 차 키를 갖고 다니는 날이 많아졌다. 전반적으로 몸 상태가 좋아지니 운전 시간과 횟수가 현저히 늘었다. 시내 어지간한 곳은 모두 다닐 수 있으니 가야 할 곳은 다 가고, 어디든 마구 다닌다. 이제 밤 운전도 하고 아주 신났다.

유미테라피 천사봉이란…

나에게 있어 천사봉은 기도의 도구이다. 묵주, 십자가뿐만 아니라 천사봉은 그 자체가 기도를 부르는 도구의 역할을 우직하게 수행한다. 내가 내 몸에 천사봉을 할 때는 물론이고 누군가의 몸에 천사봉을 행할 때 기도 없이 한 적이 없다. 천사봉이 지나가는 모든 곳에 하느님께서 함께 일해주시길 믿고 청하며 그 영혼과 육신의 평화를 위해 기도한다. 누군가에게 천사봉 테라피를 받는 순간에는 해주시는 그분을 위해 숨 쉴 때마다 기도하며 하느님께 강복을 청하고 더불어 함께 치유되고, 함께 아름다워짐을 느낀다. 천사봉을 하면 할수록 기도는 깊어지고, 몸은 좋아지고, 마음은 빛으로 기쁨으로 채워짐을 실감한다. 그래서 난 천사봉이 더없이 귀하고 소중하고 고맙다.

2022년 6월 7일[근황]

단조로운 듯하지만 나름 분주한 날들.

무리하지 않는 선에서 간단한 집안일을 합니다.(그래도 집안일은 끝이 없는 백만 가지^^) 초등학생 아이를 돌보며, 미사를 드리러 성당을 오가며, 틈틈이 '따로 또 같이' 천사봉하며, 천사봉으로 서로의 몸과 마음 치유하며, 여전히 일상에서 남편과 아이의 도움이 필요하지만 서로에게 더욱 귀하고 소중한 존재로 사랑하며 즐겁게 지내려고 노력합니다.

물론 안 좋을 때도 있지요. 손 상태가 안 좋아서 손을 못 쓰거나 고관절 쪽에 염증이 오면 잘 못 걸을 때도 있고, 담이 들어 가쁜 숨을 쉬며 지낼 땐 힘들기도 해요. 그치만 늘 좋기만 하면 과연 그것이 진정 행복일까요?

흔들리며 피는 꽃처럼, 늘 함께 손잡고 벽을 오르는 담쟁이 잎처럼, 저희는 그렇게 빛과 어둠을 오가며 소박한 행복 속에 서로 보듬으며, 때때로 서로 몸개그를 하고 함께 웃고 노래하는 날들. 주어진 모든 시간들에 감사드립니다.

4) 백신 부작용으로 온 길랭-바레 증후군에 도움받고 있어요
– 서울의 김광태 님

화이자 백신 1차 접종 후 하늘이 무너지는 극심한 길랭-바레 증후군 진단을 받았습니다. 코백회(코로나백신 부작용을 겪는 사람들이 모인 단체)에서 봉사하는 박석호 님의 소개로 천사봉을 소개받았습니다.

평소 자연치유를 좋아하는 나는 두말하지 않고 천사를 만나러 갔습니다. 코로나 백신 후유증으로 고관절 쪽 통증이 지속되어 백 미터를 걸을 때 3번은 주저앉아야 하는 상황이었고 몸의 균형이 무너져 기우뚱한 상태로 활동하는 자체가 위태로울 지경이었습니다.

그런데 신기하게도 테라피를 하고 나면 몸의 균형이 회복되면서 통증 없이 걸을 수가 있습니다. 생업을 중단할 수 없어 조금씩 움직이다 보면 또 혈전으로 인해 여기저기에서 퉁퉁 부어오르고 다시 극심한 통증이 오는 악순환이 반복됩니다. 다른 사람과 다르게 열심히 테라피해도 또 통증이 수시로 오는 이유가 백신의 후유증으로 혈관 속에 혈전(피떡)을 많이 만들어서 여기저기 다니다가 자꾸 막아버리기 때문이라고 하네요.

병원에서는 진통제만 처방해 주는데, 이제 마약성 진통제도 잘 안 들어요. 자주 극심한 통증이 찾아오니 자살해 버릴까 하는 마음 약한 생각도 하게 되고 삶이 이렇게 고통스러울 수 있나 믿어지지 않는 벼랑 끝에서 천사봉 유미테라피는 그 이름처럼 나를 위로하고 통증을 줄여주면서 내가 살아갈 수 있는 희망이 되고 수호천사가 되어주어 그나마 버티며 살아가고 있습니다.

– 2022년 9월 14일

추석날 전날 손목 통증이 참을 수 없는 단계에 이르러, 식구들 깨우기가 미안해 혼자서 주섬주섬 챙겨 입고 집 근처 적십자 의료원으로 직행하니 코로나 검사부터 시작하고 열 체크를 하기에 단호하게 '나는 통풍으로 왔으니 예전 의무 기록지를 보고 어서 진통제를 처방해

달라!'고 말했다. 어찌나 아픈지 손목에 깁스를 하고 혈압을 측정하니 180/111이다.

유미 선생님께 연락드리니 가족과 함께 오라고 선뜻 응해주셔서 아들과 아내가 유미 선생님께 배우면서 나를 테라피하고 통증이 좀 안정되었다. 연휴 지나고 보니 혈압도 140/90으로 정상이다. 이때부터 복용하던 혈압약과 콜레스테롤약을 스스로 다 끊어버렸다.

코백회 몇몇 회원들과 고마운 오랜 친구의 도움으로 꾸준히 테라피하고 있는데, 처음에는 천사봉이 지나가는 곳마다 시꺼먼 어혈이 툭툭 올라오던 것이 이제는 어혈이 관절 부위로 모여 통증을 유발하는 곳 외엔 테라피하고도 심각하게 어혈이 나오지는 않는 것 같다.

아직도 백신 후유증으로 힘든 싸움을 하는 중이지만, 백신 후유증으로 온 비문증과 이명은 천사봉으로 이미 사라졌고, 순환이 잘 안되어 죽어가던 양쪽 발톱들이 다시 살아나고 있으니, 언젠가 죽을 각오로 노력하면 분명 회복될 수 있다는 희망을 버리지 않고 있다.

동병상련의 마음으로 아픈 사람을 만나면 서슴지 않고 천사봉 유미테라피를 권하고, 도와서 테라피해 주고, 위로해 준다. 누군가 나의 조언으로 유미테라피를 만나는 것이 나에게도 참 기쁜 일이다. 국가도 지켜주지 않았고, 오히려 나를 벼랑 끝으로 내몰았고, 세상의 의료도 나를 버렸지만, 천사봉 유미테라피는 날 버리지 않았다.

스스로 하는 건강법이라서 증상이 심할 때 집에서 아내가 도와주고 친구가 도와주고 가족들과 멀리 사시는 엄마의 건강까지 다 챙길 수 있으니 얼마나 고마운지 모르겠다.

5) 사시, 사경 증상 호전되고 사회성, 인지와 대화 피드백 호전
- 두 자녀를 둔 주부 신현숙 님(가명)

2024년을 30여 분 남겨두고 있네요. 다가오는 해에 대한 설렘이 가득한 시간입니다. 2023년을 돌아보며 저희 가족들의 변화를 적어 보자면 저희 신랑은 높았던 안압이 많이 낮아졌고요. 응급상황(심장이 빨리 뛰어 호흡곤란)에 천사봉을 사용하여 위기를 넘겼습니다. 발목이 삐끗했을 때도 병원을 따로 가지 않고 천사봉과 얼음찜질, 냉찜질 등으로 이겨냈고요. 아픈 손목과 발목, 두통, 배가 아프거나 허리가 아프거나 등 통증에도 천사봉과 함께했습니다.

저는 이마의 눈썹 주변의 단단하던 근육들이 많이 풀어졌고, 이마의 가로 주름도 연해졌습니다. 꼬리뼈에 통증이 있었으나 좋아졌고요. 감기, 배 아픔, 어깨결림 등 일상생활에서 통증에는 천사봉이 늘 함께했습니다.

저희 첫째는 사시가 있는 아이로 수술을 하였는데, 지금은 많이 좋아졌습니다. 사경도 많이 개선되었고요. 밤에 잠을 잘 자지 못했던 것도 많이 좋아졌고, 인지, 사회성, 대화의 피드백도 많이 좋아졌습니다.

저희 둘째는 감기에 걸렸거나 어디가 아플 때 자주 사용하고 있습니다. 밥 먹다가 목에 버섯이 걸려 이러지도 못하고 저러지도 못하고 있을 때 천사봉으로 목을 밀어주어 버섯이 내려가 숨을 쉴 수 있었던 응급상황 처치에도 도움이 되었고요.

첫째 아이의 병으로 인해 알게 된 천사봉이 저희 가족을 지키는 든든한 가정주치의 역할을 잘 해주고 있습니다. 어느 날 문득 그런 생각이 들더군요. 첫째의 아픔으로 인해 많이 힘들었는데, 그로 인해 알게 된 천사봉이니 저희 첫째가 저에게 온 것도 큰 선물이고 첫째가 우리 가족들을 살리려고 나에게 왔구나! 이런 생각이요.

이 자리를 빌려 다시 한 번 천사봉, 천사날개, 이유미 선생님, 그리고 많은 체험담을 올려주신 회원 여러분께 감사드립니다. 글을 적다 보니 새해가 밝았네요. 새해에 첫 번째로 이렇게 좋은 기운을 팍팍 전해드릴 수 있어 더없이 감사드리며 새해 복 많이많이 받으시고 이루고자 하시는 일 모두 이루시고, 건강하시고 행복한 갑진년 되세요.

6) 저혈압이 한 번에 정상으로!

- 제주의 김이승현 님

손목 골절 깁스로 인해 굳은 손을 재활하던 중 2023년 1월에 선배님께 소개받은 천사봉. 그저 가벼이 문질문질하는 것만으로도 뻣뻣하게 굳어있던 손들이 풀어지고 주먹이 쥐어지는 변화가 느껴지고 + 자석 폭풍 원리를 접하면서 '오우 이거 뭐 있다!' 싶었는데, 제주도 현장 교육 일정이 잡혔어요. 두근두근~ 이제 제대로 배워보는 거야!

원장님께는 제 구구절절 설명이 전혀 필요하지 않았습니다. 대신 제 몸을 보시면서 정작 내 자신도 잘 모르는 내 몸 상태를 죄다 읽어내시더라고요. 여기저기 일상적인 불편함은 알고 있었지만, 그 문제들이 어디에서 야기된 건지 몰랐었는데, 근육진단으로 모두 읽어주셔서 그 혜안이 무척 놀라웠습니다.

나의 취약짐이 의외로 쇄골과 흉곽, 그리고 횡격막이었다니! 평소 문제라고 인지조차 못 하고 있었는데 제 혀, 턱 모양으로 보는 문제점을 지적해 주시고 그 부분의 근막이 죄다 말라 있고 쇄골과 흉곽, 횡격막이 왜곡되어 폐호흡이 원활하지 않고 심장도 약하다고 말씀 주셨어요. 또 엄지발톱 부상으로 과거 5년간 발톱이 여러 번 빠져 고생했지만 정작 발톱 관리만 했을 뿐 발 쪽을 바로잡을 기회를 못 얻었는데, 곧바로 발목만 딱 보시고 발부터 골반, 척추 쪽 부위들까지 제가 불편을 느끼는 부위들을 연달아 콕콕 잡아내셔서 이것도 깜짝 놀랐습니다.

물론! 근막의 왜곡되고 말라 있을수록 원장님의 손길로 만나는 수호천사 천사봉의 첫 경험은 마치 악마봉인 양 그 순간만큼은 호된 고통이 수반되고 정말 무지무지 아팠습니다. 그러나 아픈 만큼 풀리고 건강해진다! 또 이뻐진다!는 천사봉의 진리는 제게도 예외없이 적용되더라고요. 순간의 무서운 통증이 정신없이 휙 지나간 후 호두처럼 울퉁불퉁했던 제 턱 주름이 펴져 있더라고요! 그리고 얼굴의 움푹하던 볼도 좀 차올랐고요! 와~ 단번에?! 이게 무슨?!!

그리고 가장 놀라운 건 숨이 편해졌다는 것입니다! 평소 심호흡할 때 뭔가 가슴이 다 열리지 않는 느낌이 늘 있었는데, 호흡근육긴장을 풀어주니 즉각 숨이 편해진 겁니다. 전 그저 제 폐가 작은 줄만 알았는데~ 아니었습니다!! 근육이 굳어서 숨이 편치 않았던 거네요.

이날의 하이라이트는 혈압의 변화입니다. 80/50 수준으로 평생 저혈압이던 제 수축기 혈압이 2자리를 넘어 3자리로 변화된 겁니다. 이유미 원장님께서 제게 평소 저혈압이 아니었냐고 물으시더니 집에 혈압기 있으면 재보라고 하시는 거예요. 에이 설마~ 했지만 와와! 정말 놀랍게도 수축기 혈압 105~110, 이완기 75가 나오더라고요! 단 한 번에 평생 저혈압 신세를 면한 저는 감사하고 놀라움을 금치 못했습니다.

그날 이후 지금까지 이제 정상 혈압을 유지하고 있습니다. 지인들이 얼굴이 좋아졌다는 소리를 자주 합니다. 에너지 레벨도 좋아졌고요. 열심히 테라피하면서 제주에 사랑방을 만들어 서로 도와서 테라피도 하고 있습니다. 이 소중한 근막건강법을 차근차근 잘 익혀서 스스로 내 몸도 관리하고 이웃과 공유할 기회도 계속 만들겠습니다.

천사봉을 사용하시는 분들은 꼭 원장님께 진단을 받아보시길 바랍니다. 평생 숨어있던 내 몸의 숙제들이 드러납니다! 그리고 그 숙제들을 드러낼 기회가 선물같이 찾아올 거예요!

7) 협심증 고통에서 해방되었어요
- 전주의 나재순 님

원장님을 찾아뵈러 서울 가려고 생각하고 있었는데, 부안교육 일정이 생겼다고 하여 9월 3일 부안교육을 간절한 마음으로 기다렸습니다.

저는 2013년도에 갑상선암 수술로 갑상선, 부갑상선 적출과 임파선 6개 절개 후 방사선 요오드 치료를 했습니다. 방사선 치료 후 관절과 근육은 누워서도 움직이기 힘들 정도로 아팠습니다. 좋다는 건강식품을 수천만 원어치 먹어도 좋아지지 않았습니다.

2017년도에 상세불명의 협심증 진단 이후 가슴 두근거림과 숨이 차고 실신 한 번과 실신 가까운 증상 2번을 겪었고, 점심 식후에는 증상이 더 심해져 짬짬이 휴식을 취해야 했습니다. 병원에서는 치료도 안 해주고 약 처방도 내려주지 않았어요. 저는 증상이 있는데도 병원에서는 더 아프고 쓰러져야 치료를 한다는 거겠지요. ㅠㅠ

혼자서 전동 마사지 건으로 하루에 한두 시간씩 꼭 마사지를 해야 다리 저림과 두근거림이 줄어들어 잠을 청할 수가 있었습니다. 살기 위해 마사지 건 두 개 고장 내고 세 개째 쓰던 중에 명희 님의 소개로 천사봉을 만났습니다.

9월 3일 부안교육 이후 오늘 9월 4일 오후가 됐는데도 두근거림 증상이 없고 피곤함 없이 생활하고 있습니다. 천사봉 테라피 열심히 해서 저와 같은 증상이 있는 분들에게 희망을 드리고자 글을 올립니다. 너무 기뻐서 울면서 일하고 있습니다. 도움 주신 모든 분들께 진심으로 감사드립니다.

– 2023년 10월 8일

부안교육(9월 3일)을 받고 부정맥으로 덜커덩거리고 숨차던 증상이 많이 호전됐습니다. 어쩌다 한 번씩 덜커덩거리는 증상이 있지만 아주 아주 약합니다. 부정맥을 앓고 계신 분들 희망을 가지세요.

– 2023년 10월 12일

하루일과를 마치고 테라피할 생각을 하니 또 좋아진 곳이 있어 글을 올립니다. 저의 두상은 사슴도 아닌데 측두골 맨 위쪽으로 뿔이 날 것 같이 봉긋하게 솟아 있었고, 머리카락 '가마' 자리는 움푹 들어가 있었습니다. 잇몸도 안 좋아진 지 10여 년 되었고, 혀도 삐뚤어지고 혓바닥에 주름도 많아요.

어떻게 풀까 찾아보니 설골에 연결된 근육들이 엄청 많고 잘 몰라서 턱부터 머릿속까지 풀기 시작했어요.

① 측두근 부위에 힘줄 같은 것이 있는데 열심히 문지르니 봉긋 솟은 부위가 완만해지면서 두상이 부드러워졌어요. 가마 자리는 좀 더 해야 할 것 같아요.

② 광대뼈를 문지르니 엄청 큰 종기 같은 게 2개 나왔어요. 독소가 배출되나 봅니다.

③ 이마 미간에는 점 같은 까만 독소가 나왔고요.

④ 목도 균형을 잃어서 칼로 베는 통증이 있었는데 테라피 한 번에 통증은 사라지고 목 균형은 회복되는 중입니다.

⑤ 기적을 발견했는데 감기 걸려 기침하면서 목을 테라피하니 도중 기침이 멈추더군요. 다양하게 천사봉을 활용하고 도움받고 있습니다.

- 2024년 2월 18일

천사봉으로 제대로 테라피 한 번 받고 심장의 이상증세, 숨 차는 증세 모두 호전되어 열심히 여기저기 테라피하면서 생활하고 있습니다. 유미테라피가 더 많은 분들께 희망이 되었으면 합니다. 감사합니다.

8) 천사봉이 나에겐 효자이자 주치의입니다(심장통증, 요통)
- 가평의 85세 서상길 님

저는 뒤늦게 목사님과 결혼하여 작은 교회 사모로 생활을 해서 자녀를 두지는 못했습니다. 그런데 목사님은 서둘러 파킨슨으로 고생하다 하늘나라로 떠나고 함께 살던 가평 산 아래 작은 집에서 혼자 살고 있습니다.

젊어서부터 협심증으로 구심약을 평생 먹고살다가 수년 전부터 좀 내 상태가 이상해서 병원에 갔더니 머리에서 피가 조금씩 새고 있어서 그런다고 하네요. 수술비도 많이 들고 위험하니 그냥저냥 살다 가라고 하더라고요.

나이가 드니 허리도 망가져서 수술비가 600만 원이라는데 그냥 아프면 뜨거운 수건으로 찜질하면서 사는데, 움직이지 못해 밥도 못 끓여 먹고 끙끙 앓고 누워있을 때는 왜 나를 빨리 하늘나라로 부르지 않는가 원망도 했습니다. 나라에서 보조해 주는 몇십만 원으로 살고 있는 데다 하늘이 부르면 가면 되지 하고 살고 있습니다.

그런데 뜻하지 않은 선물을 받았습니다. 나이 들어 몸도 아픈데 자녀 하나 없고 친지도 거의 없는 저에게 요술봉 같기도 하고 천사 같은 천사봉이 찾아온 겁니다. 사람이 준 선물이지만 하늘이 내려준 선물이구나 생각하면서 여기저기 혼자 성경을 들으면서 문질문질 했습니다.

그런데 거짓말처럼 심장이 아플 때 문지르면 심장통증이 가라앉고, 머리가 아플 때는 목과 머리와 귀 부근을 문지르라고 해서 그렇게 했더니 심한 두통도 사라지데요. 잠잘 때는 못 문지르니 가슴 위에 얹어 놓으면 편안하게 잠이 들고, 배가 아프면 배에 얹고 잠을 자면 배가 안 아프게 되니 이게 무슨 조화입니까?

처음엔 설명을 들어도 비싼 걸 줘서 고맙다는 생각에 조금이라도 도움이 되지는 않을까 큰 기대를 하지 않았는데, 이제는 천사봉이 자식 없는 저에게 효자이고 병원을 마음대로 가지 못하는 촌에서 언제라도 달려오는 주치의가 되었네요. 80 넘은 늙은이지만 스스로 수족을 움직이지 않으면 불도 못 때고 밥도 못 먹는 생활에 이만큼 고마운 존재가 어디 있을까요.

황반변성이라는 눈도 혹시 도움이 되지 않을까 물어보니 어디 어디를 문지르라고 하기에 열심히 문질문질 하면서 삽니다. 80년 넘게 오래 써먹어서 새것처럼 되지는 않겠지만 더 나빠지지 않고 오늘도 스스로 움직여 밥을 끓여 먹고 걸어 다닐 수 있으니 얼마나 고마운지 모릅니다.

사는 날까지 천사봉 효자가 있어 든든한 여생이라 하느님께 감사하면서 오늘도 살고 있습니다. 감사합니다.

9) 천사봉의 놀라운 효과를 보다(당뇨, 체중저하, 전신통증)
– 인천 68년생 컨설턴트 조재형 님

2021년 2월부터 다리통증(피가 내려가고 제대로 안 올라가서 종아리와 발 통증)이 시작되어 혈류개선 약으로만 먹고 버티었다. 통증으로 인해 잠은 거의 못 자고, 2개월 전부터는 밥맛도 떨어져 식사를 거의 거르다시피 하였다. 그러더니 8월경인 한 달 전에는 살이 급격하게 빠져서 큰일 났구나 싶었다. 회사 식구들에게는 양해를 구하고 치료해야겠다는 마음으로 광주 어머니 댁에 내려갔다.

정형외과의 통증완화 정맥주사를 3일 건너 맞고, 한의원에 가서 10일 정도 지속적으로 침을 맞았다. 정맥주사를 맞고 난 3일 후에는 다시 통증이 발생하니 결국 근본적인 치료가 되지 않는구나 생각했다. 근본적인 치료가 되기 위해서는 어찌할까를 심각히 고민하게 되었다.

페이스북에서 천사봉에 대해 3개월 전에 접하면서 관련 자료를 이리저리 챙겨보았다. 언젠가는 상담을 받아보고 구입해야지 생각했으나, 너무 고통이 심하고 이래서는 사업이고 뭐고 안 되겠구나 싶어서, 8월 18일 천사봉을 구입하였다.

8월 21일 천사봉이 도착한 날부터 8월26일까지 고향에서 어머니와 함께 사용하니 종아리, 다리, 손 등의 통증이 점점 사라지고 있었다. 어머니께서는 병원 다니며 정맥주사와 한의원을 병행하면서 치료하라고 하시면서 내가 병원 다니는 줄 아셨지만, 병원은 가지 않고 천사봉을 믿고 꾸준히 마사지했던 결과였다. 이렇게 효과를 보니, 내가 서울로 가면 어머니도 천사봉이 필요하실 테니 추가로 구입해야겠다는 생각이 들었다. 어차피 병원비를 아낄 수 있으니까.

내 몸에 대한 정확한 진단과 천사봉을 제대로 하는 방법을 알고 싶어서 유미 선생님을 8월 27일 금요일 오전에 방문하게 되었다. 8월 27일은 내 인생의 터닝포인트가 되었다. 변화와 활력이 솟아나는 만남의 날이 된 것이다.

내 몸을 찬찬히 보시더니 몸 상태와 천사봉 사용방법에 대해 알려주셨는데, 매우 심각한 상태였고, 더 이상 방치했다간 큰일이 날 지경이었다. 건강한 사람은 안 아프다는데 나는 천사봉이 지나가는 곳마다 엄청난 고통이었다. 그래서 테라피 후엔 몸이 가뿐하고 오랜만에 숙면을 취했다.

그 후 시간 날 때마다 강좌에 참여하여 교육받고 회원들과 함께 서로 테라피하고, 짬짬이 셀프 테라피하면서 나는 체중도 원래로 회복되고 당뇨 증상도 개선되었고, 건강이 호전되니 다시 열정을 가지고 사업에 올인하면서 매사가 순조롭게 진행되고 있다.

처음엔 과연 저 작대기 하나로 망가진 몸이 회복될까? 반신반의했었지만, 이제는 소중한 지인들을 만나면 열심히 권하게 된다. 건강을 잃으면 다 잃은 게 아닌가!

– 안구건조증, 비문증도 호전되었어요.

안구건조증으로 3~4년 고생하고 당뇨도 있었고요. 천사봉 1년 6개월째 현재는 당뇨 물리침+안구 건조증상 박멸. ^^

천사봉 3개월 만에 호전되더니 6개월째에 안구건조 증상 없어짐. 그리고 노안이 왔는데 노안에도 효과가 있더라고요. 참 신통방통한 천사봉입니다.

10) 갑상선 유두암 수술 없이 증상 호전
– 강○○ 님

엄마께서 2022년 5월 건강검진에서 갑상선 유두암(1cm)이라는 결과를 받으셨어요. 당시 불안한 마음에 병원 5곳에서 상담을 했는데 3곳은 수술을 권하셨고, 2곳은 연세 때문에 적극적으로 권하지 않으셨어요.

병원 상담을 하는 1~2개월 동안 저는 암 관련 책을 구입하여 읽었습니다. 암은 병이 아니다, 환자혁명, 항암제로 살해당하다, 우리가 몰랐던 백신의 놀라운 비밀 등 유튜브 보며 공부도 하고요. 정확한 정보로 엄마께서 후회없는 선택을 하시도록 조금이나마 도움을 드리고 싶었기 때문에요.

그리고 그 기간에 엄마께서는 천사봉으로 매일 1시간씩 나름대로 강도를 조절하시면서 테라피를 하셨고요. 아프게는 하지 않으셨어요. 어느 정도 강도로 해야 하는지를 모르기도 하셨고요. 1개월쯤 꾸준히 하신 뒤 그러셨어요.

1cm 정도 되는 염증을 입으로 뱉어내었다고요.

이 말씀을 하시면서 엄마는 얼굴에 근심이 없어지셨고 목소리가 밝으셨죠~! 그 뒤로도 작은 염증을 2번 더 뱉으셨다 하셨어요.

엄마께서는 목의 이물감으로 인하여 갑상선 초음파검사를 하시게 되었는데요. 그 이물감이 천사봉으로 인하여 밖으로 배출되었고 목의 이물감이 해소가 되었다고 하셨어요.(갑상선이 원인이 아닌 식도나 기관지 쪽 질환 때문일 수도 있겠다 싶었지요.)

그 후 엄마께서는 수술을 하지 않으시겠다고 하셨어요. 천사봉으로 꾸준히 관리하시면서 우리 몸의 자연치유능력을 믿기로 하셨답니다.

천사봉을 만난 건 정말 큰 행운이라 생각합니다. 이처럼 놀라운 신체변화가 있고 그 변화로 인하여 엄마의 마음도 편안하게 되었고요. 몸 안에 있는 1cm 갑상선 유두암도 언젠가는 없어질 거라 믿습니다.

저와 엄마가 마음을 정하지 못하고 있을 때 이유미 대표님의 조언으로 많은 힘이 되었습니다.

"암은 별거 아니다! 우리 몸의 잘못된 곳을 바로잡으라는 몸이 보내는 신호다! 암만 떼어내는 수술은 온전한 치료가 아니며 더 큰 후유증을 낳는다! 증상만 없앨 뿐이다!"

저도 이 말씀에 크게 공감하고 있습니다.

감사의 마음을 조금이나마 전하고 싶어서 씁니다.

천사봉을 만나게 해주신 이유미 대표님 감사합니다~!

더 좋은 소식을 전하는 날이 있길 바라며 이만 글을 마칩니다 .

– 2023년 1월 31일

얼마 전에 엄마 갑상선 유두암(1cm)을 천사봉으로 테라피하여 목의 이물감이 사라진 놀라운 체험글을 올렸었는데요. 그 후에도 천사봉으로 꾸준히 관리하신 뒤 눈에 보였던 갑상선 결절(2cm - 불룩 튀어나온 양성결절)마저 없어졌다고 하십니다.

그동안 엄마가 걱정되어 매주 찾아뵈었는데요. 지금은 제 마음도 편안해져서 한 달에 1회 정도 갈까 말까 하고 있답니다. 정말 천사봉을 만나서 너무나 감사한 마음입니다. 천사봉이 최고의 효자입니다!

– 2024년 2월 18일

최근에 엄마가 기본 건강검진 받으셨는데요. 갑상선 수치는 이상 없습니다. 엄마는 더 이상 신경 쓰이지 않으셔서 초음파검사는 안 하셔도 된다고 하시면서 검진도 안 하십니다. 맘 편히 잘 지내고 계십니다.

11) 뇌경색 회복에 도움이 되었어요
- 뇌경색을 두 번 겪고 살아난 전경덕 님

저에게 기적 같은 일이 일어났어요. 네팔에서 쓰러져 귀국한 지 3주가 되어갑니다. 동생이 아침마다 등이랑 머리를 한 시간 가까이 하루도 안 쉬고 테라피해 주어 잘 받았습니다. 기적 같은 일이 일어났어요. 순환이 안 되어 날마다 눈곱이 생겨서 선글라스를 쓴 이유인데, 손발도 냉장고에 들어갔다 온 듯 차가운 손발이었죠.

뇌출혈 후유증으로 떨리던 왼손이 증상도 거의 없어지고 요실금 증상이랑 머리 어지러움이 많이 사라졌어요. 겁이 나서 따뜻한 나라로 피신 가면 좋아지겠지 했다가 두 번째 뇌졸중이 와서 사망의 문턱까지 갔다가 다시 예전 몸으로 돌아온 것 같아요.

어제는 기적의 몸 상태를 느끼고 정리해 보았습니다. 여러분도 희망을 갖고 열심히 해보셔요. 사랑합니다. 동생에게 감사드려요. 원장님, 님 감사드립니다.

첫 뇌졸중으로 퇴원하던 날 천사봉을 꺼내보면서 "언니를 위해서 샀어" 하는데, 알뜰한 동생이 저런 것을 수십만 원에 구입하다니 분명 다단계에 발을 들여놓았구나 하는 걱정이 앞서던 그날이 생각납니다. 동생이 생명의 보물을 발견한 것이죠. 건강해져서 잘 살겠습니다. 동생아, 고마워.

두 번째 뇌경색으로 휠체어에 앉아 귀국한 지도 한 달이 되었습니다. 오늘은 지하철역까지 혼자 걷고 은행 일도 보고 왔습니다. 천사봉 기적이 일어난 것입니다. 물론 동생이 열심히 테라피를 정성껏 해주

었어요. 지독한 통증도 아야 소리 못하고 참은 결과입니다.(2023년 1월 31일)

동생의 지극정성으로 천사봉 테라피를 받고 6개월 만에 지팡이 없이 걷게 되고, 귀국한 지 일 년 만에 살살 여행도 다닐 수 있게 되어, 지인의 도움은 좀 있었지만 어제는 도솔암까지 800미터 산행을 했으니 천사봉 만세입니다!

항상 천사봉을 갖고 다니면서 조금이라도 문제가 있는 것 같으면 지인들을 제 손으로 문질러주고 있습니다. 여러분들도 천사봉을 믿고 열심히 하셔서 저처럼 기적을 맛보시기를 바랍니다.

12) 기적이 일어났어요!!!(대상포진. 청력회복)
- 철원에서 농사짓다가 영월에 정착한 이상훈 님

피부에 뭐가 나는 것 같아서 연고를 바르고 하다가 점점 심해지면서 극심한 통증이 와서 병원 가니 대상포진이라고 하더군요. 결국 서울의 통증의원을 다녔는데 호전되지를 않고 점점 악화되어 갔습니다. 그때 페친 권유로 천사봉을 만났습니다.

이유미 원장님은 대상포진이 귀 쪽으로 들어가면 위험하니 직접 보고 조언해 주시겠다고 하셨습니다. 대상포진의 원인이 무리하게 몸을 오래 사용하고 돌보지 않아서 온 것이라며 근육을 천사봉으로 문질러 긴장된 근육을 이완시켜 주라고 했습니다. 솔직히 처음엔 그게 될까 싶기도 했지만, 뾰족한 해결책이 없는 상황이라 열심히 자가 치료했습니다.

70일 넘게 대상포진으로 고생을 하다 천사봉으로 독하게 문지르다 보니 어느새 약 90%까지 좋아진 느낌이 오더군요. 턱 중앙에서 시작되어 왼쪽 귀와 그 위 머리까지 확장됐고 특히 귀속까지 대상포진 증세가 심해 깊은 고통에 오랫동안 시달렸고, 왼쪽 안면마비증세도 있었지만 거의 좋아졌습니다.

그 후 귀속과 귀 주변에 미약한 통증이 남아있습니다. 그런데 약 1주 전부터 귀속에 기적이 일어났습니다. 저를 직접 좀 사귄 친구들은 제 왼쪽 귀가 안 들리는 것을 압니다. 약 12년 전부터 안 들리기 시작했고 점점 안 들렸지만, 다른 한쪽 귀로도 큰 불편함이 없어 그대로 지냈습니다. 그런데 대상포진을 심하게 앓다 보니 기적으로 귀가 들리기 시작했습니다. 첨엔 의아했지만 확실한 기적이었습니다. 왼쪽 귀로 핸드폰 받기는 제게 기적입니다. 감사합니다. 제 경우 얼굴 왼쪽과 귀속까지 매일 죽음 같은 통증이 심했는데 통증이 심한 곳에 천사봉으로 강하게 밀면 그나마 견딜 수 있었습니다.

원장님께서 알려주신 가슴과 턱 그리고 귀 주변을 미는 방향으로 쉬지 않고 밀었습니다. 그때의 고통은 끝나지 않을 것 같았는데 천사봉 효과로 조금씩 통증이 완화되었고 10여 년 안 들리던 왼쪽 귀가 전화 소리를 들을 정도로 뚫려 있어 저 자신 매우 놀랐습니다.

2021년 기적적 회복 후 철원에서의 농사를 내려놓고 영월의 숲속으로 이사 와서 지내면서도 천사봉은 제 수호신처럼 어디를 가고 무슨 일을 하든지 항상 제 옆에 밀착 모시고 살고 있습니다. 오랜 세월 몸을 무리하게 혹사해서 불편할 때만 조금 밀어서는 충분하지 않을 텐데, 천사봉으로 등을 밀어줄 사람이 없어서 아쉽습니다.

13) 비염 호전되다
- 거창의 김효주 님

3월에 천사봉 만나서 제법 시간이 지나는 동안 적극적으로 천사봉을 사용하지 않아서 저는 후기로 내세울 만큼 좋아진 것이 없는 줄 알았는데, 한 가지 좋아진 것이 있어요. 천사봉 받자마자 동영상 찾아보면서 가장 먼저 쉽게 문질렀던 곳이 얼굴이었는데, 얼굴 전체를 동그란 부분으로 천사봉 했어요.

주름살 펴지라고 이마, 비염이 신경 쓰여서 코 양옆, 입꼬리 좀 올라가라고 입술 주위, 턱선 정도…. 잘 모르니까 그냥 살살했습니다. 많이도 아니고 기껏해야 오륙일 될지… 하루에 10여 분 내외 한 차례 정도가 다예요. 그 후로는 아주 가끔 어쩌다 생각나면 해봤고요. (상당히 게으르죠. ㅠㅠ)

그러면서 정말 지긋지긋하던 비염에서 해방되었어요. 2~3일에 하루는 비염에 시달렸는데, 콧물이 나오기 시작되면 잠잘 때까지 계속되었고, 재채기도 심해서 재채기로 인해 배와 가슴 들썩거림 또한 상당하여 저녁 무렵이 되면 너무 피곤하여 드러누워야 했어요. 콧구멍을 휴지로 막고 있으니 다행히 재채기가 덜하여 그때부터는 드러눕진 않았어요.

30대 초반에 채식을 알게 되어 채식(No 생채식)으로 몇 년간 비염없이 잘 지냈는데, 5년쯤 전부터 음식을 가리지 않게 되면서 다시 시작된 이 비염은 먹을 걸 가려도 낫질 않았어요. 그런데, 지금은 비염이 없어져서 상당히 편합니다. 환절기에 비염 기로 불편하다 싶을 땐 소금물 타시 마셨어요. 약산소금요. 빵, 국수, 과자는 물론 과일의 단 성분도 먹으면 바로 콧물이 흘러서 꺼렸었는데, 이제는 먹어도 괜찮아요. 다행히 정말 괜찮아졌어요.

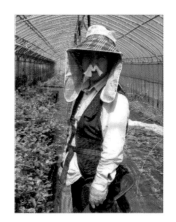

천사봉 덕분입니다. 이유미 원장님 덕분입니다.

진심으로 감사드려요.~

14) 역류성 식도염, 이명 해결
- 창원 이순임 님

숨이 쉬어지지 않아 천사봉으로 횡경막, 가슴, 중앙뼈, 테라피한 결과 편안해졌고, 심장 뛰는 소리가 귀에 들려 불면증 있었는데 목, 귀, 어깨 테라피해 준 결과 말끔히 사라져 잠을 잘 자기 시작했어요. 정말 이건 약으로도 해결 안 되는 걸 천사봉으로 테라피하니 얼마나 놀랍고 감사하고 기적인지 몰라요. 감사합니다. 지인들도 잘 쓰고 있어요. ^^

- 한포진, 오십견 해결

오랜만에 글을 올려요. 저는 이 천사봉이 없었으면 어쩔 뻔했나 싶을 정도로 너무 잘 사용하고 있어요. 저의 손이 늘 겨울 되면 갈라지고 피가 나고 밤마다 가려워 잠을 못 잤는데 천사봉을 어깨, 팔, 손바닥, 손등을 미친 듯이 문지르면 신기하게도 손가락이 안 가려워요. 또 놀라운 건 손톱이 틀어지고 기형적이었는데, 지금은 깨끗하게 잘 자라요. 그래서 제 옆에는 천사봉을 항시 들고 다니네요. ^^

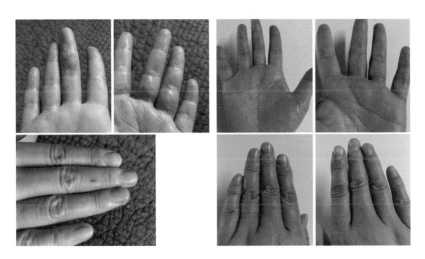

15) 말기 췌장암인데 통증 없이 살다 가셨어요
- 전주의 서○○ 님

저는 2023년 9월에 남편 때문에 천사들(천사봉과 천사의날개)을 만났습니다. 남편은 췌장암 말기에 이미 간으로 전이된 상태였습니다. 병원에서는 암의 간 전이 여부와 항암이 가능한가를 확인하는 동안 입원했고, 살날이 얼마 남지 않았다는 이야기를 듣고 바로 퇴원했습니다.

아래는 당시 도움 요청을 한 지인이 천사봉으로 테라피해 주시고 제가 유미테라피를 해보겠다고 하고 나서 유미 원장님께 조언을 구하려고 남편 상태를 보낸 문자입니다.

 - 췌장암 말기 78세 남자분으로 9월 13일 병원에서 40일이 어렵겠다 함. 간 전이 세 군데
 * 입이 마른 듯 보임
 * 목에 힘이 없는지 머리를 숙이심
 * 말씀에 기운 없으심
 * 다리부종이 1/3로 줄었다고 함
 * 황달은 아직 몸 전체에 있음
 * 배는 단단한 편
 * 손발은 따뜻함
 * 잠을 많이 주무심
 * 악취 나는 검은 변을 봄
 * 식사는 미음, 죽, 밥 등 조금씩 드심
 * 4~5일 전보다는 많이 좋아지신 거라고 함

지인을 통해 천사봉을 소개받고 테라피에 집중하면서 남편에게 나타나는 증상들을 보면서 살아날 것만 같은 희망을 갖지 않은 것은 아니지만, 살아있는 동안 고통을 덜 받도록 해줄 요량으로 제 몸무게가 엄청나게 빠질 정도로 매일을 열심히 테라피해 드렸습니다.

남편의 췌장암 진단 전에 저는 아픈 분들을 돌보아주는 일을 하고 있었기에 그나마 멘탈이 강하다고 생각했는데도 수시로 두려움의 순간들이 찾아왔습니다. 그럴 때마다 천사봉과 천사의날개가 남편과 나

의 두려움을 날려주었습니다.

테라피하면 통증이 사그라지면서 몸속에 깊이 숨었던 오랜 세월의 독소들이 거품처럼, 물처럼 빠져나오는 것을 보면서 하늘이 기적을 선물할지도 모른다는 희망을 갖기도 했습니다.

농촌에서 묵묵히 소도 키우고 농사도 짓던 남편의 몸을 그렇게 세세히 본 적이 없었는데, 허리에 가득했던 잔주름들이 테라피하다 보니 어느 순간 많이 사라진 겁니다. 말기암 환자라고 보이지 않는 꼿꼿한 모습으로 변화되었습니다.

췌장암 말기에 간 전이라면 당연히 있는 통증이 믿어지지 않게 거의 나타나지 않았고, 그 과정에서 한 번도 복수도 차지 않았습니다. 만약 그런 위급상황이 발생했다면 병원에 갈 수밖에 없을 텐데, 그 흔한 발열도 한 번 오르지 않았고, 속이 조금 불편하긴 했지만, 구토 없이 식사를 했습니다. 황달 증상은 2주 정도 왔다가 사라졌습니다.

유미테라피를 신뢰하고 최선을 다하여 집중할 수 있었던 건 유미 원장님께서 최선을 다해 조언해 주시고 염려해 주셨기 때문입니다. 조금만 일찍 천사봉 유미테라피를 만났더라면 하는 아쉬움이 없는 건 아니지만, 세상을 떠날 때 대부분의 암 환자들이 병원에 입원해서 고통스럽게 생애를 마감하는 모습을 지켜보았던 저로서는 병원 입원과 고통스런 치료과정 없이 집에서 가족들과 함께할 수 있었던 것이 감사할 뿐입니다.

미리미리 아프기 전에 건강관리를 하고 질병을 예방하는 길이 아파서 뒤늦게 병원에 가는 것보다 현명하다는 걸 알면서도 평소에 건강관리를 어떻게 하는지도 모르고 살았는데, 이번 일로 저는 남은 가족들

올 지키기 위해서라도 열심히 천사봉으로 나의 건강관리를 해야겠다는 다짐을 합니다. 모두모두 건강하세요.

16) 천사봉이 119입니다(호흡곤란 응급상황, 두통, 복부냉증)
- 경주의 신○○ 님

저희 신랑이 최근 몇 주 동안 여러 가지 일로 스트레스가 최고치에 달할 만큼 몸과 마음이 많이 힘들었는데요. 그로 인해 매일 매일 과음을 했고요. 그런데 며칠 전 새벽 5시경 신랑이 숨이 안 쉬어진다고 저를 깨웠습니다. 동생이 저희 집에 와 있어서 먼저 깬 동생은 '숨' 관련 유미테라피의 자료를 찾아보고 저랑 같이 신랑을 테라피해 주었습니다. 평소에 신랑은 한 번씩 심장 부위가 답답하다고 말한 적이 있었습니다.

계속 숨이 안 쉬어지면 119를 부를 생각을 하고 급하게 테라피를 하였습니다. 앞가슴, 앞목, 복부 바로 윗부분까지. 그리고 뒷목, 등, 척추 라인 위쪽을 테라피하였습니다. 다른 부위도 다 아파하였으나 앞가슴 왼쪽 심장 부위를 밀 때 더 많이 아파했습니다.

처음에는 짧은 숨을 계속 몰아쉬다가 대략 10~15분쯤 테라피를 하니 차츰 숨소리가 정상으로 돌아왔습니다. 얼마나 다행이던지요. 머리 부분을 한 번 더 테라피해 주고 신랑은 잠이 들었고, 다음날 가슴 부위가 아직 아프다고 하여 조금 더 테라피해 주었습니다. 현재는 괜찮아 졌어요. 저에게는 아주 특별하고 잊지 못할 경험이었습니다.

추가로 저희 신랑이 천사봉을 만나고 좋아진 부분을 적어보자면,

① 스트레스받거나 몸이 피곤하면 안압이 올랐던 게 거의 없어졌어요.

② 머리가 아프다고 자주 말했었는데 그 부분도 많이 좋아졌네요.

③ 제가 만져보면 배가 차다고 느낄 정도로 신랑 배가 항상 차가워서 걱정이 많았습니다. 신랑은 내장지방으로 인해 차갑다고 말하는데, 지금은 배가 따뜻한 정도까지는 아니지만 미지근한 정도로 바뀌었습니다.

17) 실신한 동생을 구하다
- 여수 50대 김세라 님

2023년 2월 4일 저희 부친상으로 경기도 화장터 대기실에서 동생이 신실했어요. 숨이 안 쉬어지고 입술엔 청색증이 오고 몸이 굳어가면서 비틀더군요. 제가 아들한테 "날개 갖고 와" 외치고 손에 쥐는 순간 대표님께 전화하여 어떻게 조치해야 하는지 여쭤보고 죽음의 문턱에 있는 동생 살리고자 시키는 대로 피땀이 나도록 문질렀습니다.

속으로 '날개야 넌 살릴 수 있어' 외치며 한 시간 넘게 테라피하였더니 호흡이 돌아오고 청색증이 없어지더라고요. 너무 고마운 대표님과 '천사의날개'입니다. 구급차가 왔는데 대원들 하는 말씀이 병원 가도 해줄 게 없다고 어떻게 하시겠어요? 미친 거 아닙니까? ㅜㅜ

저는 천사의날개 유미테라피라면 자신 있었기에 그냥 가시라고 하고서, 그 뒤로도 30분 이상 테라피하고 대기실 비워달라고 하여 동생

을 업고 나왔어요. 화장장에서 집으로 가는 동안까지도 차 안에서 쉬지 않고 문질렀어요.

집에 와서 옷을 벗기고 등을 또다시 미는데 오일이 보라색으로 변화더라고요. 계속해서 대표님을 귀찮게 연락해서 조언을 구했습니다. 친정 식구들한테도 돌아가며 내 몸 부서져라, 테라피했습니다. 그런데 신기하게 피곤치가 않아요. 너무나 대견한 천사의날개와 우리 봉자 씨(천사봉)입니다. 더 많이 세상에 알려야 하는데 직업이 병원실장이라 드러내놓지 못한 것이 너무 아쉽네요. 대표님 곁에 계시다면 뽀뽀해 드리고 싶어요~.

18) 위암으로 위 절제 수술 후 급체에 도움받았어요
- 대구 조온겸 님

8월 3일 서울대병원에서 위암 3기 수술!

위 상부 조금 남기고 부분 절제 수술을 잘 마치고, 현재는 항암치료 중인 남편~. 수술 직후부터 천사봉과 천사날개를 끼고 살며 남편의 일상에 없어서는 안 되는 보물 1호가 되어가고 있었다.

그러다가 오늘 저녁, 항암 주사와 약 복용을 하면서 다른 환자들에 비해 그래도 잘 견뎌주는 남편이 감사했고, 생각보다 체중도 그리 많이 빠지지는 않았고 일상생활에서도 병원 다녀온 날 이후 2~3일만 좀 기운 없어 했으며 채혈 후 수치상으로는 모든 게 정상을 유지하거나 오히려 정상인보다 더 잘 나오는 수치들도 있었다.

그래서일까? 횟수를 거듭할수록 철저히 남편 식습관 관리를 해오던 나도 조금 느슨해지고 있었다. 항암 중에는 체력 안 떨어지게 잘 먹어야 한다는 생각에 수술 후 처음으로 딱! 탕수육 2~3조각을 남편은 오늘 먹었다. 맛있게 먹는 모습에 안도하며 7시에 저녁을 마치고 한 3시간쯤 지났을까? 남편이 배가 아프고 위가 안 움직이는 것 같다며 너무 힘들다며 괴로워한다. ㅠㅠ

보니 식은땀을 흘리고 배를 들춰보니 배가 빵빵? 딱딱하다. 놀란 마음에 제일 먼저 손에 쥔 게 천사날개! 얼른 엎드려 놓고 견갑골 바로 아래? 옆? 그 부위를 빡빡 밀고, 다시 앞쪽 횡격막과 배꼽 주위와 갈비뼈 바로 아래 부위를 집중적으로 밀었습니다. 한 10여 분을 밀었을까? 배에서 출렁출렁하는 소리와 함께 남편이 트림을 꺼억~ 한다. 일단 한 시름 놓으며~ 이후 커피 관장을 연거푸 2번, 남편의 얼굴에 혈색이 돌아오고 식은땀이 없어지네요.

정말 오늘 다시 한 번 천사봉과 날개의 위력을 느끼며, 유미 원장님께 감사한 마음이 든다. 내가 만약 천사봉을 만나지 않았다면, 아마도 우린 또 허겁지겁 응급실을 향하지 않았겠나 싶다.

남편 왈, "마누라~ 고맙데이~ 우리 마누라 없었으면 우짤 뻔했노?" 한다. ㅋㅋ

천사봉을 만들어주신 유미 원장님께도 감사를 전한답니다. 너무 급한 마음에 사진은 못 찍었습니다. ㅠㅠ

편안히 잠든 남편을 보고, 이 글을 올려봅니다.

감사합니다. 고맙습니다. 덕분입니다. 사랑합니다.

19) 위급상황에서 큰 도움이 되요(더위 먹은 응급상황)
- 서울 은평구 김나영 님

2023년 7월 29일 폭염에도 잠깐 놀이터에 앉아 있던 아버지가 크게 더위를 먹었는지 갑자기 온몸이 하얗게 질리고, 말귀를 못 알아듣고, 눈도 살짝 풀리는 응급상황이 발생했습니다.

순간 너무 놀라 엄마는 119를 부를까 하셨는데, 저는 얼른 집에 뛰어가서 '천사의날개'를 갖고 와서 아버지 심장과 손을 10번 정도 쓱싹쓱싹 해드렸어요. 다행히 바로 눈동자도 돌아오고 얼굴색도 돌아와서 찬물을 마시게 해드렸어요. 응급상황에서도 유미테라피의 천사봉과 천사의날개가 정말 최고예요!

- 울 엄마 살린 천사봉, 천사의날개(심장 응급상황)

따뜻하게 위로해 주신 유미 선생님과 회원님들 덕분에 가눌 수 없을 것만 같던 슬픔이 서서히 흩어져 갑니다. 고맙습니다.

울 엄마는 8살 때부터 5~6시간만 자고 쉬지 않고 일했다고 합니다. 조개 캐기부터 농사 등등 평생을 힘든 일만 하셨어요. 결혼해서도 평생 10원도 안 벌어오는 아빠 때문에 평생 아등바등 야채 장사하며 사셨어요.

엄마는 3남매(오빠, 언니, 나)를 두셨는데, 3년 전 갑자기 언니가 사고로 하늘로 가고, 2주 전 갑자기 오빠가 심근경색으로 하늘로 갔어요. 저도 큰 충격을 받았지만, 엄마가 너무 너무나 큰 충격을 받았어요. 평소 아들만 바라보던 엄마라서, 아들에겐 뭐든지 다 주겠다던 엄마라서 더 믿기지도 않고 밥맛도 없으신 것 같아요.

악으로 깡으로 장례 치르고 납골당에 오빠를 안치할 때까진 버티시던 엄마와 이모가 다음날부터 가슴이 화닥거려 팔딱팔딱 뛰겠다며 큰 고통을 호소하시고 이모는 5일 넘게 잠을 못 주무셨어요.

그때 바로 천사의날개로 엄마와 이모의 가슴을 박박 밀어드리고 어깨부터 손끝으로 10번 문질러 화를 빼냈어요. 이모 왈 "우황청심환으로 버텼는데, 우황청심환보다 백배 낫다"며 천사봉을 보며 아주 훌륭한 기술이라고 칭찬하셨어요.

평소 3일에 한 번 20분 정도 천사봉 유미테라피를 해드린 울 엄마는 다행히 잠은 잘 주무셨지만, 마른하늘에 날벼락을 2번 맞은 울 엄마, 너무 가슴이 화닥거리고 숨이 막힌다고 하셔서 미니 천사봉을 24시간 가슴에 붙여드렸어요.

심근경색이 뭔지 몰랐던 우리 가족들. 제주도에서 열심히 잘살고 있다 해서 그런 줄만 알았는데, 절친에게 일주일 전부터 머리에 쥐가 난 것처럼 두통이 심했다고 전날부터 소변이 안 나왔다고 했다는 우리 오빠. ㅜㅜ

몸에 이상이 있다고 미리 말했으면 천사봉과 천사의날개 들고 가서 가슴만 밀었어도 살았을 텐데요. 천사봉을 가슴에 붙이고만 있었어도 살았을 텐데요.

오빠는 못 지켰지만 이제 엄마는 지킵니다! 천사봉, 천사의날개, 그리고 유미테라피 식구들이 있어서 든든합니다! 큰일을 2번이나 겪으니 이제 세상에 무서운 게 없고 세상에 이해 못 할 게 없을 것만 같아요. 다만 이제부터는 모두가 건강했으면 좋겠습니다. 모두가 매일매일 조금씩 더 건강해질 거라 믿습니다.

20) 엄마가 죽을 고비에서 건져준 천사봉(인지력, 기력회복)
- 서울의 김영희 님

엄마가 숨이 차서 색색거리면서 위태롭게 숨 쉬더니 사람도 못 알아보고 앉지도 못하고 누워만 있는데 얼굴도 퉁퉁 붓고 배도 남산만 하게 부풀고 숨이 거칠고 손을 떨고 온 가족이 엄마 곧 죽는다고 다 같이 모였었어요.

가족들이 못 미더워서 내가 하자는 대로 절대 못 하게 하더라도 엄마가 곧 돌아가실까 봐 가족들 그러나 마나 내 고집으로 척수신경이 다 모여 있는 등을 천사봉으로 열심히 문질러드렸더니 거칠던 숨이 좋아졌어요. 이리저리 신신당부해 놓고 4일 후에 가보니 엄마가 글쎄 부기도 빠지고 벌떡 일어나서 사람도 잘 알아보시더라고요.

요양원에서는 쥐꼬리만큼 드시는 엄마에게 살쪄서 그렇다고 식욕억제제까지 먹이지를 않나, 손 떨림 약을 먹이더라고요. 도대체 믿을 수 없는 현대의학입니다.

처음에는 건드리지도 못하게 하던 엄마인데, 등은 좀 강도있게 문질러드렸더니 인지능력도 많이 좋아지니 가족 아무도 믿지 않는 천사봉의 힘을 나는 확신하기에 아무리 바빠도 시간만 나면 엄마 계신 요양원에 주 2회씩 다니기 바빠요.

다음 생에는 엄마가 내 딸로 태어나서 내가 주는 사랑 듬뿍 주고 싶다는 게 저의 소원입니다.

"사랑해 엄마 사랑해"를 100번도 넘게 더 귀에다 말하면서, 어쩌면 그나마도 못해 줄 날이 올 것 같아서 쉴 새 없이 엄마에게 조잘조잘 이야기합니다. 집에서 살림만 하는 집안의 여자들과 가까운 형제들은 코빼기도 안 보이고 제일 바쁜 나만 요양원 문지방 닳도록 엄마한테 가는 것은 내가 다시 일어나는 거 보기 전까지 눈을 못 감는다고 엄마가 늘 말씀하신 탓일지도 모르겠어요. 매주 엄마랑 찍기 시작한 사진들이 벌써 80여 장, 이제 외부음식 금지라기에 외출증 갖고 나와 울 엄마 좋아하시던 머리고기 부드러운 쪽만 잘게 썰어 몇 조각이라도 드시니 좋네요.

매주 나와 엄마의 수호신들 – 미네랄 물 드리고, 등·목·머리는 천사봉 해드리기 위해 매주 달려갑니다. 혹시라도 바빠서 한 주를 건너뛰면 순환이 안 되는 게 벌써 보여요. 얼굴이 벌써 붓고 신경이 잘 통하지 않아 비틀어져요. 인체는 파동의 생체전기로 생체전기 밸런스가 회복되도록 매일 천사봉 테라피 해드리면 금세 좋아지실 텐데, 넘 아쉽습니다.

– 천사봉 대박(갑상선, 원형탈모)

나는 얼마 전 목에 혹인가 한쪽이 약간 부풀어서 천사봉으로 문질문질했더니 트림이 나오면서 싹 가라앉았어요. 분명히 CT라도 찍었으면 갑상선암이라고 진단 내렸을 것이고 수술시켰을 겁니다. 평생 약 먹게 되고 자연면역 떨어지고 그게 현대의학의 부작용이에요.

천사봉 대박이네요! 내 머리카락이 풍성해지고 있어요. 사업 부도나고 스트레스로 원형탈모가 뒷부분이 있었고 머리 감을 때마다 한 움큼

씩 빠지고 하수구 망 위에 검은색 머리카락이 한 줌이어서 대머리 될까 봐 무서웠어요. 내가 한 거라곤 천사봉으로 머리를 쓱쓱 문질렀을 뿐인데, 머리카락이 풍성해지고 있어요. 조만간 탈모 부위 싹 메워지면 사진을 올리겠습니다.

21) 지옥 같은 삼차신경통 완치 수준으로 호전
 - 서울 최○○ 님

제 경험을 이야기 해드리면, 아주대병원에서 삼차신경통이란 판정(?)을 받고 약을 3년간 복용했고, 통증이 극심해서 일상적인 생활이 어려울 정도의 상태가 되었답니다. 최종적으로는 머리를 열고 수술을 해야 하겠다는 생각까지도 했었답니다.

그 과정에서 수없이 많은 CT, MRI를 찍었고 수많은 약도 복용하여 그 결과로 몸은 더 만신창이가 되었답니다. 유미 님을 알기까지 그리고 천사봉을 알기까지 너무 많은 시간을 돌아돌아 왔답니다. 천사봉을 만나고 나서 지금은 거의 불편함을 느끼지 못할 수준으로 호전(완치 수준)이 되었습니다.

제 개인적인 생각으로는 유미 님이 늘 강조하신 목 주변과 양쪽 어깨를 두 달 남짓 문질러준 후 드라마틱하게 증상이 호전되었답니다. 병행해서 약산수도 굉장히 큰 도움이 되었다는 생각입니다.

과거에는 너무 힘들어서 수면제 없이는 잠자는 것도 너무 힘들었는데, 증상이 호전되면서 수면제는 완전히 끊을 수 있었습니다. 저는 개인적으로 군 생활을 30년 이상했던 사람으로 타인에게 저를 드러내보이는 걸 별로 좋아하지 않지만, 저와 똑같은 고통으로 힘들어하시는 분이 계신다는 점에 안타까운 마음에 체험 글을 올리게 되었습니다. 진즉 저의 사례를 체계적으로 정리해서 공유하지 못한 점 사죄드립니다. 이제라도 이실직고하게 되어서 후련합니다. 삼차신경통으로 힘들어하시는 분들이 의외로 많더라고요. 그분들에게 많은 도움이 되었으면 좋겠습니다.

22) 심한 생리통 호전되고 자궁경부낭종 사라지다
- 30대 초 직장인 이지호 님

안녕하세요! 천사봉 만난 지 이제 4개월!

중학교 때부터 저를 괴롭히던 생리통이 이번 달에 사라졌습니다!

생리통이 진짜 너무너무 심해서 반 기절하다시피 했었고, 진통제를 하루에 4~5알씩은 꼭 먹어야 했어요. 어떨 때는 너무 심해서 병원에서 처방받아서 먹어야 했구요. 그런데 이번 달에 정말 신기하고 감사하게도 진통제를 한 알도 안 먹을 정도로 아프지 않았습니다. 정말 생리한다는 걸 잊을 정도였어요. ㅜㅜ 천사봉 진짜 너무 감사해요. 대표님 진짜 사랑합니당.

그리고 2년 전 즈음 폭식증이 도져 2달 만에 15키로, 이후 포함해서 반년 동안 총 20키로가 쪘었는데요. 그 여파로 '자궁경부낭종'이 생겼었어요. 그런데 어제 정기검진으로 초음파를 받았는데, 낭종이 사라지고 아주 깨끗하다고 결과를 받았습니다!

하루하루 몸이 더 좋아지는 게 느껴지고, 이렇게 결과로 받게 되니 정말 더 열심히 해야겠다 싶습니당. ㅎㅎ

아직 아픈 곳이 많지만, 앞으로 더 더 좋아지고 건강해질 일만 남았으니 그날을 기대하며 오늘도 열심히 조지겠습니다. ㅋㅋㅋ

감사합니다.

23) 통증이 사라지고 있어요

(전신냉증, 간우엽 석회화, 자궁물혹, 신장결석, 종양, 교통사고 후유증, 통증)

- 강원도 조○○ 님

나는 워낙 약한 체질에다 대형 교통사고를 당하면서 몸이 무척 힘들었습니다. 2013년 12월 19일에 100킬로 속도로 역주행하던 자동차에 복부와 전면부에 심한 부상을 입었습니다. 그동안 큰 사고를 이미 두 번 당했던 나로서는 치명적인 부상이었어요.

항상 몸이 냉해서 갑자기 몸에 냉기가 엄습하면 따뜻한 나라로 떠났다가 와야 겨우 생활할 수 있었어요. 몸이 차고 순환이 안 되다 보니 당연히 몸 여기저기 결절과 물혹 등이 많이 진단되었고요.

3년 전에는 위에도 뭐가 보여서 조직검사하고 수술하라고 하는 걸 안 했고, 갑상선과 간우엽, 가슴도 조직검사 후 수술을 권유했지만, 하지 않았습니다. 신장과 자궁에도 문제가 있고 심장도 안 좋지만, 한 장기뿐 아니라 많은 장기에 문제가 있는데, 여기저기 건드리다가는 내 몸은 만신창이가 되어 회복불능 상태가 될 것을 알기에 면역을 높이기 위해 다양한 자연건강법을 활용하고 있어 가급적 수술을 미루고 평소 먹거리에도 매우 신경을 쓰는 편입니다.

5년 넘게 천사봉으로 테라피했어도 바쁘게 지내기도 하고, 조금만 강도가 있다 싶으면 피부가 짓물러서 강하게 하지는 못했습니다. 그러다가 22년 11월경에 가까운 지인들이 연달아 사망하면서 정신적 스트레스가 극심하여 이러다가 안 되겠구나 싶어서 적극적으로 천사봉으로 테라피하기 시작했습니다.

23년 3월에 건강검진 결과가 간우엽 석회화로 많았던 결절들이 대부분 사라졌고, 유방의 종양도 많이 줄었다고 합니다. 병원치료로는 한계가 있고 전혀 손 쓸 수 없다는 것을 아는데, 천사봉 유미테라피 덕분이라고 확신합니다. 유방 조직검사와 수술을 계속 권하지만 안 했고, 이제부터는 내시경 검사도 하지 않을 것이고 더 열심히 천사봉으로 테라피하려고 합니다.

잇따른 교통사고의 후유증으로 비나 눈이 오려면 미리 이틀 전쯤부터 통증으로 잠을 이룰 수 없었는데. 천사봉으로 관리하면서 이젠 약간의 통증이 남아있을 뿐 만성적 통증에서 해방되었습니다. 그나마 통증이 느껴지면 천사봉으로 몇 번 문지르면 사라지니 얼마나 고마운지요.

평생 안고 가야 한다고 생각했던 교통사고의 후유증과 삶의 질을 떨어뜨리는 통증에서 해방되었고, 체온을 올려주고 순환을 개선시켜 수술하지 않고도 몸속의 종양과 결절을 자연스럽게 줄여 사라지게 해주면서 무엇보다 집에서 스스로 가족끼리 도와서 짬짬이 할 수 있는 셀프건강법 천사봉 유미테라피가 있어서 얼마나 안심인지 모릅니다.

사재를 털어 생명 살릴 마음 하나로 스스로 건강을 챙길 수 있는 유미테라피를 창안하고 끊임없이 연구하고 세상에 널리 알리겠다는 일념 하나로 아무 이익도 없이 봉사하는 이유미 이사장의 순수한 의도와 노고에 진심으로 감사드립니다.

24) 바로 통증이 사라져요(손가락 저림, 고관절 통증, 요통)
- 인천의 가수 레모니안(최창희) 님

천사봉을 알게 된 것은 2021년경 지인이 손가락 저림 증상이 있어서 사용해 보고 좋아졌다고 한 얘기를 듣고 구입하게 되었습니다. 천사봉으로 근육이 뭉친 곳을 밀거나 어깨와 목 부위를 밀어주니 굉장히 시원하였고 통증도 많이 감소합니다.

어느 날 지방투어 가느라 장거리 운전을 하였더니 고관절, 어깨, 목, 허리 안 아픈데 없이 죄다 아프더라고요. 그런데 신통방통하게 통증 부위를 천사봉으로 문지르니 통증이 싹 사라졌습니다. 그래서 최근에는 저녁마다 잠들기 전에 문지르고 잡니다. 운전하면서 고관절 부위에 깔고 앉아서 운전하기도 하는데 고관절이 불편해서 오는 불면증이 사라졌습니다.

이제는 일상에서 머리가 아프거나 할 때 베개에 놓고 지압하듯 뻐근한 부위를 눌러주면 시원해지고 잠도 잘 잡니다. 아예 애완동물처럼 천사봉을 곁에 두고 살고 있습니다. 감사합니다.

25) 엄지손가락 통증 호전
- 용인 김○○ 님

내가 천사봉과 인연을 맺게 때맞춰 아파준(?) 문제의 오른손 엄지.(완전히 구부릴 수 있게 되기까지 천사봉과 노력, 시간, 믿음이 필요했다.)

올 1월 언젠가부터 오른손 엄지가 살짝 아프기 시작했다. 그러다가 2월 어느 날 자다가 이불을 덮으려고 잡아당기는데 엄지에 힘을 줄 수가 없었다. 왼손으로 이불을 덮는데 불현듯 무서운 생각이 스쳤다. '계속 이렇게 아프면 어쩌지? 오른손으로 아무것도 못 하면?'

병원은 일단 무시(검사와 약과 주사를 권할 것이 뻔하므로)하고 한의원에 가서 침과 물리치료를 받았다. 3주 넘도록 전혀 차도가 없었다. 겁이 와락 났다. 갑자기 자석 치료가 떠올라 꼬박 이틀을 검색에 매달렸다. 붙이는 자석 치료를 받으니 오른손으로 컵을 들 수 있었다. 3주 이상 침을 맞아도 아무런 효과가 없었는데. 가족들 모두 자석의 효과를 눈으로 보며 신기해했다.

그러다가 드디어 만난 천사봉. 지금도 처음 통화 내용을 생생히 기억한다.

"… 염증이 있다는 것은 몸의 염도가 낮다는 것이고… 그게 손가락 하나만의 문제가 아니에요. 자석을 붙이면 좀 낫다는 것은 라운드숄더로 인한 순환의 문제가 있다는 의미… 타우트밴드……."

4월 12일에 천사봉 구입. 16일 공개강좌에 처음 참석하였다. 발과 종아리 관리를 배웠는데 어찌나 아프던지 울었다.

이런 과정을 거치며 나의 오른손 엄지는 엄청나게 좋아졌다. 컵 하나들기도 힘들었고, 젓가락 사용도 못 했고, 손톱을 깎을 수도 없었나. 손톱깎이 윗부분을 누를 수가 없었기 때문이다. 그랬던 손가락이 오늘 손톱깎이를 사용하는 데 불편함이 전혀 없었다. 놀라운 변화이다.

천사봉으로 테라피하며 온몸이 연결되어 있음과 어느 한 부분도 중요하지 않은 곳이 없음을 새삼 느낀다. 감사하고 또 감사하다.

26) 독한 통증약을 끊었습니다(약 없이 심각한 통증관리)
– 이동욱 님

저는 선배님의 소개로 유미 원장님을 만났습니다. 저의 증상이 너무 심각해서 근육을 직접 보여드리고 진단받고 어디를 어떻게 관리해야 하는지 알아보고자 했습니다.

오른쪽 엉덩이 위쪽부터 발뒤꿈치 부위까지 당기는데 허리와 엉덩이 쪽은 통증이 심하게 왔습니다. 그래서 나중에는 진통제를 먹어도 안 되어서 척추전문병원에서 진찰 후 주는 약을 먹으니 통증은 없는데 매일 2회 정도 약을 먹어야 하고 언제일지 모르는 완치 때까지 계속 먹어야 하는 상황이었습니다.

그 상황에서 몸 등 뒤쪽부터 다리까지 천사봉으로 마사지를 강하게 3회 정도 받으니 많이 호전되어 약은 더 안 먹게 되었습니다. 그 이후로 혼자 허리와 오른쪽 다리 부위는 틈틈이 천사봉으로 마사지를 하고 있습니다.

그리고 머리 뒤쪽과 귀 뒤쪽도 하면 좋다고 원장님께서 말씀하셔서 틈날 때마다 마사지하는데 머리가 무거울 때 하면 시원하고 참 좋습니다. 감사하게 잘 쓰고 있습니다.

27) 원인 모르는 오랜 고통이 사라졌어요

(오래된 통증 1회에 사라짐)

- 전주의 김애정 님

저는 등의 특정 부위가 너무 아파서 오랜 세월 고통 받고 살았습니다. 병원에서는 병명도 모르고 원인도 모르고 그래서 당연히 치료도 할 수가 없었습니다. 통증 부위를 시도 때도 없이 벽에다 대고 문지르는 통에 옷이란 옷은 성한 옷이 없었어요.

지인의 소개로 부안교육에서 유미 원장님을 만났습니다. 원장님은 제 몸을 보시더니 골반왜곡으로 시작된 흉곽 틀어짐이 원인이라고 말씀하셨습니다. 면이나 마를 다림질해야 하는 높은 온도의 다리미로 합성섬유를 다림질하면 옷이 눌어붙듯 저의 근막이 그렇게 심하게 손상된 상태로 변해있다는 겁니다.

그래도 걱정 말라며 화상 입은 근막도 호전되니 얼마든지 천사봉 테라피로 회복시킬 수 있다고 저를 안심시키시면서 교육에 참여한 회원들과 함께 바로 그 자리에서 저를 테라피해 주셨습니다. 아팠지만 고마움에 눈물이 났습니다. 그날까지 오랜 세월 지속되는 통증 때문에 수면의 질이 매우 나빴는데, 테라피한 날 밤에 실로 오랜만에 숙면을 했습니다.

통증을 그저 그때그때 진통제로 다스리고 고통 속에 살아가다가 신세계를 만나 눈물 나게 감사하는 마음으로 꾸준히 천사봉으로 테라피하면서 살아갑니다. 만약 천사봉 유미테라피를 만나지 않았다면 지금도 통증으로 고통의 나날을 보내고 있었겠지요. 유미 원장님과 전주 사랑방 회원들께 진심으로 감사드립니다.

28) 발바닥 통증 사라지다
- 경기도 50대 박윤정 님

어느 날 느닷없이 시작된 발바닥 통증, 병원 갔으면 족저근막염 진단받았을 고통을 천사봉으로도 가능하다 싶어 열심히 문질러도 한동안은 차도가 없었다.

발바닥은 두꺼워 강하게 밀어야 한다기에 날개로 강하게 문지르기 시작, 좀 시간이 지나니 발바닥을 문지르면 까맣게 변색되고 씻으면 말짱해지더니 순차적으로 통증이 줄어들고 또 가끔 통증이 일고를 반복하다 이제는 거의 통증이 없어졌다. 발바닥, 발목, 종아리, 가끔 허벅지까지 확실히 허벅지를 문지르니 통증이 줄어드는 속도가 빨라졌다.

- 내게는 천사봉 테라피가 감기약이다

감기, 몸살 왔을 때 열나고 삭신이 쑤시기 시작하기에 종합감기약을 먹고 첫날은 불편하게 잠을 잤습니다. 이틀째 되는 날 천사봉으로 가슴과 목을 테라피 직후 기침이 심해지기에 천사봉을 가슴에 품고 잠들었다 깨니 잠도 푹 자고 기침은 줄어있고, 사흘째에는 기침도 뚝 그치고 감기·몸살도 싹 나았어요. 이젠 천사봉 테라피가 감기약입니다.

– 복부 냉기 제거에 탁월하다

저는 손발은 따뜻한데, 늘 복부가 차가웠습니다. 복부 주변을 일주일에 두 번 삼십 분 정도 3~4개월 꾸준히 문질렀더니 어느 날 문득 배에 냉기가 사라진 거예요. 천사봉 유미테라피 짱입니다.

29) 1년에 180번 가던 병원 안 가니 너무 좋아요(만성통증)
– 송유진 님

작년 한 해 동안 병원, 한의원 180번 정도 다녀서 의료보험공단에서 편지 받았었어요. 발목 때문에 한의원과 정형외과 엄청 다녔거든요. 공단에서 지출이 크니 나이롱환자로 생각하더라고요. 조금 아프면 병원 가지 말고 쉬라고 하더라고요. ㅋㅋ

예전에 몸이 많이 안 좋아서 주기적으로 한약 먹었었는데 천사봉 만나고 한의원은 안 다녀요. 예전에 이것저것 건강식품도 먹었더니 간 수치가 올라가서 모두 끊었고요. 올해는 천사봉 셀프테라피로 병원 가는 횟수가 엄청 줄어서 시간도 더 생기고 즐거워요. 저에게 천사봉이 있어서 마음이 든든해요. 감사해요.

30) 불안, 우울, 회의감이 사라졌어요!(체중저하, 우울, 당뇨)
- 충남의 김○○ 님

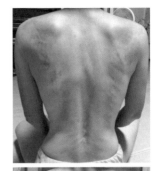

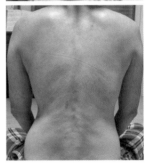

대표님의 "우울증은 정신질환이 아니라 근막질환이다"라는 말씀을 체험하고 격하게 동의합니다.

작년 7월과 현재 변화된 제 몸 비교 사진입니다. 요령이나 지식 없이 힘만 센 남편이 주 2~3회 정도 테리피해 준 제 몸의 변화입니다.

제가 느낀 가장 큰 변화는 외적으론 7키로 정도 체중증가가 있었고요. 무엇보다 좋은 변화 2~3년 동안 계속된 불안, 우울, 회의감이 사라졌네요. 저의 삶이 평온해졌어요. 대표님의 조언과 유미테라피 덕분입니다. 주변에 전하지 못하고 저만 혜택 보는 것 같아 늘 고마움과 미안한 마음을 함께 전합니다.

31) 천사봉 요거요거 진짜입니다. 우울증 약을 끊었어요
- 안산의 김민선 님

- 2023년 12월 4일

평소 우울증이 있었고, 병원에서 약물치료 권유받았으나 복용하지는 않았어요. 가정에서 남편과 자녀, 직장에서 챙길 것도 많고 내 뜻대로 되지 않으면서 불안감을 가지고 생활하다가 10월 중순쯤부터 흉통이 오고 호흡이 힘들어지면서 점차 불안감을 느껴 신경안정제 자낙스 0.25mg 반 알씩 하루에 한두 번씩 복용했습니다. 내가 왜 이럴까 많이 당황스러웠습니다.

천사봉을 한 달 전 사서 조금씩 이용하던 와중에 이런 상황이 닥쳐 밴드에서 검색해서 불안, 우울에도 효과가 있다고 하니까 나도 해보자 해서 하루 3번씩 흉골, 목, 가슴을 집중적으로 15~30분 정도를 테라피했습니다.

11월 29일부터 그렇게 시작했는데, 당일 아침에 한번 약 먹고 그 이후로는 약 없이 생활하고 있어요. 거의 매일 약을 먹었는데 너무 놀라워요! 천사봉이 진짜 효과 있어요. 너무 신기하고 놀랍습니다. 아직 테라피한 지 얼마 안 됐지만 지속적으로 해서 추후 다시 글 올리겠습니다.

– 2024년 2월 20일

2023년 11월 말부터 불안, 흉통, 호흡곤란, 답답함이 있어 천사봉을 시작했는데, 당일 약을 한 번 먹고 천사봉하면서 정상적 생황을 유지하면서 그 후부터 지금까지 약을 전혀 복용하지 않고 잘 지내고 있습니다.

하루에 2~3번씩 10여 분 테라피할 때도 있고, 여유가 되면 30분 정도 합니다. 흉골, 등, 가슴 부분, 흉쇄유돌근 등 목 부위, 겨드랑이와 팔 등을 합니다. 천사봉이 있으니까 이런 증상이 올라와 꿈틀거려도 무섭지 않습니다.

대만 회원인 닥터 왕 님도 심장약 중단한 것처럼, 천사봉이 심장 부위뿐 아니라 우울, 공황, 스트레스 반응에 탁월한 효과가 있는 거 같습니다. 밑의 글은 제가 작년에 이런 증상으로 효과 보고 바로 쓴 글인데 2달 넘게 약물 먹지 않고 호전되어 글을 올립니다.

32) 심리안정에 최고입니다
- 유수영 님

저는 비교적 젊고 특별히 아픈 곳이 없어서 평소에 가족들의 건강관리에 천사봉을 사용하면서 소소하게 도움을 받고 있었습니다. 그런데 최근에 톡톡히 천사봉으로 큰 도움을 받았네요.

다행히 지금은 회복하셨지만 얼마 전 친정엄마가 심각하게 아프셔서 병원 입원까지 하게 되었어요. 나는 무슨 큰일 나는 건 아닌가 너무 놀랐고 큰 슬픔을 느꼈습니다. 그런데 엄마가 무사히 퇴원하신 후에도 나의 놀란 가슴은 계속 두근거리고 살도 후들후들 떨리고 밤잠도 못 들고 몸이 너무 힘들었어요.

말하는 것도 힘들 정도로 기운이 안 나서 천사봉도 못 문지르고 안정액을 먹었어요. 약 한 병 마시면 한 이틀 정도 괜찮은 듯하더니, 다시 컨디션이 안 좋아지더라고요. 보다 못한 남편이 많이 염려하고 남편보다 손이 옴팡진 막내딸이 며칠 전 제 등을 테라피해 주었어요.

특히 목, 승모근 주변, 척추뼈 근처를 문지르니까 뭔가 뻥 뚫리는 시원한 느낌이 오더니 컨디션이 많이 호전되었습니다. 몸이 좀 나아지니

다시 스스로 테라피했습니다. 가슴이랑 목, 횡격막 등 온몸을 시원하게 문질렀어요. 가슴 두근거리는 증상이 심해 염려했는데 언제 그랬냐는 듯 사라졌어요. 보랏빛으로 변했던 입술도 회복되었어요,

크게 놀라면 이렇게까지 한순간 몸이 축난다는 걸 이번에 느꼈습니다. 천사봉과 날개는 정말 최고예요! 테라피해 준 딸아이에게도 너무 고맙고, 심장 기능을 강화하기 위해 평소 가슴 흉골 부위 열심히 테라피하라고 유미 원장님께서 조언해 주시니 열심히 관리해야겠어요.

33) 공황장애 스스로 고치다
- 울산 40대 직장인 김진오 님

4년 전쯤에 스트레스성 부정맥과 공황장애 초기증세로 천사봉에 입문하게 되었습니다. 천사봉 처음 접하고 보름 만에 모든 증세가 사라졌습니다. 그 후로 지금까지 거의 매일 하루도 안 빠지고 목이랑 머리, 얼굴을 테라피합니다.

일주일에 한 번씩은 전신 테라피도 합니다. 직업 특성상 무거운 것을 많이 들고 운전을 많이 하는 직업이라 늘 테라피하지 않으면 근육들이 굳어집니다. 특히 어깨 쪽 겨드랑이랑 그 밑쪽 갈비뼈 등이 사가 많이 나옵니다.

요즘은 백신 쉐딩이니 뭐니 해서 조금이라도 방심을 하면 몸이 안 좋아짐을 느낍니다. 아무리 좋은 약과 좋은 음식과 물을 섭취해도 온몸 근육이 긴장되고 뒤틀린 상태에서는 효과가 없다는 것입니다. 먼저

봄을 식접적으로 즉시 바로잡을 수 있는 것은 유일하게 천사봉밖에 없습니다. 천사봉을 안 만났더라면 어떻게 되었을까요? 천사봉을 만난 건 정말 신의 한 수 이자 큰 행운이 아닐 수 없습니다.

인생이 힘들어질 때마다 저에겐 이런 행운이 찾아오던데요. 어떤 고난과 문제가 생겨도 포기하지 않고 방법을 계속 찾으면 해결방법이 생깁니다. 그러니 회원님들도 힘들어도 포기하지 않고 슬기롭게 나아가시길 바랍니다. 최근 친구 한 명도 공황장애가 와서 천사봉하고 좋아졌습니다. 천사봉을 늘 꾸준히 하셔서 건강하시길 바랍니다.

저는 이유미 대표님을 아직까지 직접 뵌 적이 없습니다. 부탁받은 일도 없습니다. 제가 천사봉을 4년간 체험을 한 것은 거짓이 없다는 것을 알려드리고 싶어서 몇 자 적어보았습니다. 다들 천사봉으로 건강하세요.♡

34) 부정교합 호전되다
– 대구의 서선희 님

어릴 때부터 아래턱이 돌출된 부정교합이라 가끔씩 교정해 보라는 말을 들었지만, 불편함이 없었기에 젊어서는 교정해야겠다는 생각은 안 해봤어요. 소화가 잘 안되는 편인데 그것도 부정교합으로 제대로 못 씹어서 그럴 수 있다는 이야기를 듣게 되면서 50대 초반이 되어서 뒤늦게 교정을 해볼까 하는 생각을 하기도 했는데, 치과 진단 받는데 교정해야 할 정도는 아니라고 하더군요.

그러다가 어느 날 문어를 먹는데 잘 안 씹히더라고요. 문어를 크게 좋아하는 음식은 아니라 문어를 못 먹는 건 괜찮지만 뭔가 계속 나빠지고 있다는 생각이 들더군요. 지금은 문어를 못 먹지만 갈수록 다른 음식들도 못 먹게 될 수도 있겠구나 생각하니 아무래도 더 늦기 전에 교정해야겠다 생각하고 있던 차에 지인의 소개로 천사봉을 만났어요.

유미 원장님께서 경추의 틀어짐이 부정교합을 더 심해지게 하니 치아교정을 하더라도 경추왜곡을 바로잡고 해야 한다고 조언하시더라고요. 저는 교정을 하고 싶지 않은 마음이라 대구에서 서울까지 한달음에 달려갔습니다.

사용방법을 알려주시느라 하악테라피를 해주시는데 광대뼈 무너지는 줄 알았습니다. 단지 강하게 몇 번 터치를 해주셨는데 바로 얼굴라인이 바뀌더라고요. 저도 원장님도 깜짝 놀랐습니다. 그날 이후 저는 수시로 틈날 때마다 열심히 문지르다가 턱에 멍이 들기도 했는데, 6개월 정도 지난 어느 날 모임에서 문어를 먹는데 잘근잘근 잘 씹히더라고요. 먹을 수 있다는 기쁨~! 얼마나 감동이 되던지요!

아직도 천사봉이 지나가면 덜거덕덜거덕 소리가 납니다. 더 열심히 해야 한다는 응원이겠죠. 경추도 풀어야 하고 긴장된 목 근육도 풀어야 된다 하시니 꾸준히 풀어보겠습니다. 불편한 증상을 해결할 뭔가 방법이 있다는 건 얼마나 감사한 일인지요. 감사합니다.

– 5분 테라피로 즉각적 변화

① 입술라인의 변화 – 당김 편해짐. 윗입술 두툼해짐. 입술비대칭 개선

② 콧구멍의 변화 – 넓어짐

③ 양 코 옆의 함몰된 부위 - 완화

④ 턱라인 - 뾰족하던 라인이 둥글게 변화

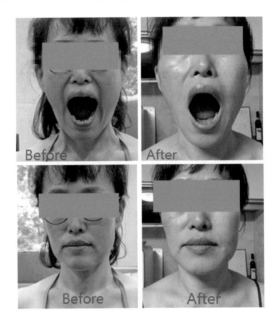

35) 어금니 통증이 회복되면서 광대뼈 부근이 왜 아플까요?

– 대구에서 반찬가게 운영하는 마라도 짜장면집 류외향 님

질문 ▶ 제가 얼마 전에 특별한 경험을 한 게 있어서요. 위쪽 어금니가 아파서 음식 씹을 때 아프고 불편했어요. 천사봉으로 잇몸 부위를 문질렀는데, 광대뼈 아래쪽이 가로로 쭉 다 많이 아픈 거예요. 그다음 날 그쪽 얼굴이 부어올랐고, 하루 더 하고 나니 진짜 눈에 띄게 부었어요.

그런데 부기와 반대로 이는 통증이 사라지기 시작해서 음식을 씹

을 수 있게 되었어요. 한동안 부은 볼은 손으로 만져도 광대뼈 아래쪽이 계속 아팠고, 그래서 며칠을 더 문질렀어요. 그렇게 한 5일 정도 지나니까 더 이상 아프지 않았고 부기도 가라앉으면서 이도 아프지 않아요. 천사봉 하면서 부은 적은 처음이라 궁금합니다.

답변 ▶ 광대뼈를 중심으로 위로는 측두근, 아래로는 교근 총 2개가 저작근육이 치아와 가장 큰 연관이 있습니다. 이 저작근이 지속적으로 긴장하고 왜곡되면 턱관절에도 문제가 생기면서 경추 2번이 비틀리게 됩니다. 그러면 광대뼈도 돌출되거나 비틀어져 얼굴비대칭도 발생하고 치아질환도 생기게 됩니다. 광대뼈 관리가 결국 목 균형과 특히 경추 1·2번으로 만들어진 관절인 상경추에도 영향을 미치게 됩니다.

붓고 아프다는 것은 괴로운 증상이지만, 이런 경우 붓는 것은 막혀서 정체되었던 림프 슬러지들이 테라피로 인해 홍수 나서 강바닥에 퇴적되었던 쓰레기들이 뒤집어지면서 배출되는 과정으로 순환이 활발해지면서 한동안 붓게 됩니다. 주변 림프기관이 회복되는 시기가 필요하기 때문이죠.

36) 순산에 도움 되고,
   아이들 성장기 성장통 완화에도 참 좋아요
   - 분당 세 아이의 엄마 김주은 님

① 시력회복

② 손가락 끝 살이 굳은살이 잘 생기던 것이 부드럽게 완화되고 손톱 색도 흰빛에서 분홍빛으로 바뀜

③ 레이저 제모 후 정강이 부위 시리고, 약간 마비돼서 순환장애 생긴 것이(엉덩이가 차가웠던 것이) 일시적으로나마 완화되어 따뜻해짐.

④ 산통에 즉각적 효과를 봄

셋째 낳는 산통 중에 허리에 천사봉을 대서 즉각적인 효과를 보았어요. 통증 줄어들고 이로 인한 공포 불안이 완화되며 산통 시 이완이 핵심인데, 통증으로 다시금 경직되는 몸 전체 이완에 도움받아 순산했어요.

올망졸망 아이 세 명 다 진통제 없이 자연분만한 경험으로 미루어 보아 천사봉이 큰 도움이 되었던 것을 비교적 동일한 환경에서 경험해 볼 수 있었습니다. 셋째 출산은 82년생인 산모로 22년에 출산했음에도 가장 수월하고 건강하게 낳았으며 회복도 가장 양호했었어요.

임신 기간 동안 산모 약 복용은 태아에 영향이 갈 수밖에 없는데 이 기간 문제가 생기면 약 대신 천사봉으로 든든하고 활력 있게 보낼 수 있었습니다. 또 출산 후 산모에게 산후조리와 체형의 교정 및 회복도 매우 중요한데 여기에도 큰 도움이 되었고요.(몸이 시린 증상과 골반 틀어짐, 산후 우울감 완화 등)

천사봉을 만나고 임신하여 태어나게 된 셋째도 신생아 시기부터 두 누나들과는 확연하게 차이가 보입니다. 병치레 없이 건강하고 체력과 힘이 좋고, 걸음마도 빨랐고 전반적인 운동신경이 뛰어나 또래보다 월등히 빠른 발달을 보였지요.(그네 타기, 달리기, 철봉 매달리기, 공놀이 등의 신체발달부터 언어습득, 이해력 등의 인지능력도 빠름)

첫째와 둘째의 성장통에도 잘 사용하고 있습니다. 관절에 집중적으

로 부드럽게 테라피해 주면 좋다고 하셔서 잘 사용하고 있습니다. 다른 부모님들께도 권하고 싶어요. 감사합니다.

37) 아이가 아플 때 엄마가 해줄 수 있는 게 있어서 좋아요
- 마포 미술치료 교육사 이순주 님

막내가 외출해서 들어오는데 컨디션이 별로라 저녁 수업도 못 하겠다더니 집에 오자마자 숨이 잘 안 쉬어진다고 눕더라고요.

어릴 때부터 호흡기가 안 좋아서 감기 걸리면 할아버지 기침소리도 나고, 병원에서 두 아이들 입원을 권유해서 처방한 항생제로 인해 설사를 했는데, 아니라면서 담당의사가 발뺌해서 배신감을 느끼게 되어 그 후 주로 한의원에 다니면서 면역력을 길러주는 방향으로 노력해 왔어요.

그런데 한의원도 아이들이 밤에 아프면 해줄 것도 없고 힘들더라고요. 아침이 되기를 기다려 아이들 들쳐업고 한 시간 거리를 대중교통을 이용해 다녀오곤 했었죠.

그런데 아이가 아프다고 해서 귀가 후 허겁지겁 천사봉 테라피를 해주었어요. 평소 비염이 있어서 가끔 테라피해 주던 코 옆과 콧등을 30분쯤 해준 것 같아요. 테라피 도중 콧물을 닦으러 몇 번 왔다갔다 하더니 이제 숨 쉬는 게 좋아졌다고 하더라고요.

갑자기 호흡근육도 해주어야겠다는 생각이 들어 목을 해주는데 도중에 간지럽다고 하더라고요. 왼쪽이 더 안 좋은지 드르륵거리는 느낌이 나더군요. 간지럼 때문에 거기까지 하고, 추가로 뒷목, 쇄골라인을 더 해주었어요. 그랬더니 편해졌나 봐요.

아이가 아플 때 제가 해줄 수 있는 게 있다는 게 넘 좋아요. 아이에게 테라피해 주면서 이런저런 이야기를 했는데, 아이가 선생님은 노벨 의학상을 받아야 한다고 말하네요. 가정상비약으로 한 가족 1천사봉이 꼭 있어야 할 것 같습니다. 다시 한 번 천사봉의 소중함을 느낀 시간이었습니다.

38) 겁 많던 아이가 집라인도 타게 되었어요.
　- 방배동의 직장인 이○○ 님

어렸을 때 남들 다 하는 계단도 잘 못 내려가 울고 무서워하며 내 손을 꼭 잡던 아이, 달리기도 못하고 조금만 걸어도 울며 짜증 내던 아이, 소리에 잘 반응하지 않고 느렸던 아이….

그땐 몰랐는데 앞으로 숙어진 균형 잃은 몸으로 계단으로 떨어질까 얼마나 무서웠을까? 평발로 발바닥의 근육 근막들이 팽팽하게 당겨져 있어 발목도 아파서 걸을 때 얼마나 힘들었을까? 작은 소리들이 잘 안 들리는 귀로 말도 느리고 발음도 부정확하여 자기를 표현하느라 나름 애썼을 텐데 엄마조차 잘 몰라주니 내 아이는 얼마나 힘들고 두려웠을까요? 아이의 짜증, 화, 의기소침 모두 어쩌면 표현하지 못했던 몸과 마음의 아픔 때문이었겠지요.

지금은 천사봉을 대면 아프다고 해서 자주 테라피는 못 하지만 할 때마다 뻣뻣했던 부위들이 조금씩 말랑말랑해지는 변화를 경험하면서 행복합니다. 아이의 라운드숄더가 점점 펴져서 넓어지고, 조금씩 길어지는 목, 오금에서도 긴장이 풀어지고 긴장했던 횡격막까지 모든 근육들의 긴장들을 풀어주고 있습니다.

특히 아이에게 해보니 어른들보다 효과가 훨씬 더 빨라요. 더 일찍 만났더라면 좋았겠지만 돌고 돌아 지금이라도 천사봉을 만나 왜곡된 근막과 타우트밴드를 풀어줘 몸의 균형을 잡을 수 있게 해줄 수 있어 너무 감사합니다.

– 2년이 지난 후

아이의 불편했던 증상들이 천사봉을 만나 하나씩 조금씩 나아지고 있어요. 평평했던 발바닥에 아치가 생기고 뾰족했던 뒤꿈치가 동그랗게 커지고 있고, 키는 조금씩 크고 있어 아직까지 긴장되어 있는 아킬레스건과 다리를 더 풀어주려고 노력하고 있습니다.

항상 높은 곳에만 가면 무서워하고 내 손을 붙잡기 바빴던 아이가 이젠 집라인도 용기 내서 타니 엄청난 변화죠. 발음도 많이 호전되었어요. 자신감이 생기고 예전보다 많이 차분해진 걸 느낍니다. 몸에 긴장들을 풀어주니 마음도 느긋해지고 용기가 생기니 역시 몸과 정신이 하나라는 걸 절실히 느끼게 됩니다.

엄마가 부족해서 아프게 낳아 고통받게 했지만, 그게 천사봉을 만나게 한 인연이 되어 아픈 사람들을 더 이해하고 품을 수 있고 작은 체험담이 같은 고통을 지닌 누구에겐가 희망이 되어줄 수 있으니 매사가 감사하고 또 감사합니다.

39) 병원 갈 일 적어져서 좋아요

– 중국 상하이 교민 이치우 님

– 유아 복통에 좋아요

2022년 9월 15일

40개월 된 어린 딸이 감기 기운이 아직 남아 있는지 유치원 하교 후에 복통을 호소합니다. 그렇다고 화장실이 필요하진 않고요.

침대에 눕혀서 배를 문질러 줬더니, 천사봉을 해달라고 하네요. 바로 천사봉으로 한 십 분 정도 테라피를 했습니다. 9월 9일 감기에 걸려서 몇 번을 40도가 넘어갔는데, 등을 한 십 분 정도 테라피를 했습니다. 해열제도 3번을 먹기는 했습니다. 지금은 많이 좋아졌어요.

– 해열제 천사봉 테라피

2023년 9월 29일

이제 만 5세 된 딸아이가 아침부터 열이 나요. 38.0~39도를 오르내립니다. 천사봉을 해주겠다니 싫다고 거부하다가 선택사항을 주니 천사봉을 택합니다.

① 병원 주사 ② 쓴 약③ 천사봉^^

처음부터 아이는 달콤한 해열제를 요구했습니다.

바닥에 핸드폰으로 비디오를 틀어주니, 20여 분이 넘는 시간과 약간의 고통도 버티네요. 아주 좋은 방법을 찾았습니다! 다음부터는 매일 20여 분의 비디오 시청을 천사봉과 함께하려고 합니다. 낮잠을 자고, 오후 5시쯤부터 천사봉 테라피 2부. 가슴과 배, 등, 팔을 25분 정도 했습니다. 얼굴 위에는 핸드폰이 매달려 있어, 아이가 비디오를 시청합니다.

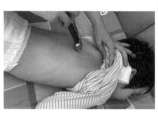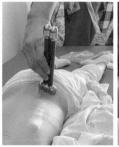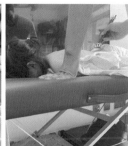

기저귀 찬 것은 40개월 때. 이후 만 5세

40) 엄마가 잘 걷게 되었어요
- 김동자 님

저는 원장님이 천사봉을 창안하기까지의 그 동기와 과정을 건강수호천사 카페를 통해 처음부터 알고 있었고 초기 천사봉부터 해서 지금은 버전3을 사용하고 있어요. 천사봉은 제 보물1호로 늘 곁에 두고 사용하고 있지요. 원래 건강하기도 하지만 천사봉의 영향으로 지금껏 약한 톨 먹는 것 없이 건강을 잘 유지하고 있답니다.

최근 너무나 반가운 소식은 점점 걷지를 못하게 돼 이제 앉은뱅이 신세가 되는구나 한탄하던 시골 86세 친정엄마가 다시 바깥출입이 가능해졌다는 거예요. 엄마 혼자서는 하기 힘들다고 방치돼 있던 버전2 천사봉을 한 달 전 휴가 때 가서 엄마 요양보호사분께 천사봉 무릎테라피 시범을 보여주며 요청했었는데 그 효과가 이제 나타나네요. 그동안 하루도 빼먹지 않고 테라피해 드린 요양보호사님을 업어주고 싶은 심정입니다.

오늘도 통화해 보니 엄마 목소리도 밝게 친구분 집에 놀러왔다고 하시네요. 생명 지키기에 여생을 바치고 계신 유미 원장님께 밴드를 통해 처음으로 감사함을 전합니다.^^

41) 장군 같던 어깨가 내려앉았어요
– 김천 55세 김○○ 님

2021년 2월 블로그 이웃의 글을 통해서 천사봉을 알게 되었고, 생소한 제품인 데 반해 이웃의 사례는 매우 놀라웠습니다. 며칠 생각하고 고민하다 천사봉을 구입하여 사용하게 되었습니다.

저는 요추가 6개로 기형이라고 볼 수 있지만, 25년 전부터 채식과 걷기운동으로 특별히 아픈 데 없이 나름 건강하게 잘 살아왔다고 생각했습니다. 그러나 50대 들어서면서 시작된 비염이 점차 심해져서 구입 당시에는 잠자리에 누우면 코가 막혀 잠을 잘 수 없을 정도로 괴로웠습니다. 또한, 당시에 갑자기 허리 쪽에 힘이 빠지면서 털썩 주저앉는 일이 가끔 있었습니다. 그 사건은 평소에 요통도 없는데 갑자기 억하면서 쓰러지게 되어 저한테는 두려운 경험이자 고민거리였습니다.

천사봉을 구입하여 목과 가슴, 얼굴, 머리, 복부 등 제 손닿는 부위 위주로 하고, 허리 쪽으로도 양손으로 손닿는 데까지 밀었습니다. 며칠 해보니 변화를 느낄 수 있었습니다. 그래서 당뇨 합병증으로 고생하고 있는 남편도 해주고 몇 달 후에 개발되어 나온 천사날개까지 고민 없이 구입하여 현재까지 늘 제 주변에는 직장에서나 침실에서나 천사봉과 날개를 가까이 두고 하루에 30분, 주말에는 1~2시간 꾸준히 테라피하게 되었습니다.

사용 후 3개월이 지났을 즈음 허리 문제와 비염 문제에서 벗어나게 되었습니다. 숨 쉬면서 잠을 잠잔다는 게 이렇게 행복하고 중요한 일인지 몰랐습니다. 천사봉과의 만남은 우연이 아니고 하늘에서 이어준 필연이라는 생각이 듭니다. 몇 년 전부터 폐경 후 노화가 무엇인지 몸의 변화를 느끼면서 마음이 착잡하지만 다치거나 아픈 부위를 천사봉으로 밀면 통증이 사라지거나 줄어들어 노년에 저희 가정의 건강지킴이가 되어줄 거라 마음이 든든합니다.

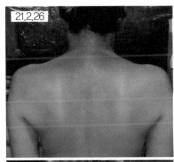
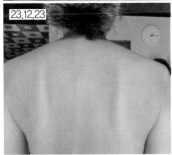

뒷모습의 변화(어깨 쪽 장군 같은 모습이 편안하게 내려왔어요.)

42) 다친 발목 회복에 큰 도움이 되다
- 용인의 김○○ 님

5월 25일에 발목을 다쳤다. 시간이 늦어 병원 응급실행.
오른발 복숭아뼈 주변이 퉁퉁 부어있었다. X레이 결과는 뼈에 별다른 이상은 없는 것 같으나 잘 보이지 않는 실금 의심이 있다고. 외래에 다시 와서 MRI, 초음파를 찍어서 확인하라고 했다. 문외한인 내가 X 레이 영상을 정확히 판독할 수는 없지만 일단 사진으로 볼 때 뼈는 깨끗해 보였다. 엉겁결에 소염진통제 주사를 맞고 반깁스를 하고 휠체어를 빌려서 타고 왔다. 뼈가 부서진 것은 아니니 만에 하나 실금이 있더라도 결국 시간이 필요하고 몸이 스스로 치료할 것이란 생각을 하면서 자가치료하기로 마음먹었다.

목발을 짚는 것이 생각보다 참 힘들었다. 행동반경을 최소화하며 생활하기를 10여 일. 통증이 너무 심해서 천사봉으로 살살 문지르기만 했던 기간이다. 스치기만 해도 발에서 머리끝까지 울리는 섬찟한 느낌에 소스라쳤던 시간들.

이후 11일째부터는 이틀에 한 번 날개로 아픈 부위는 물론이고 무릎, 허벅지, 고관절까지 오른쪽 다리 전체를 테라피했다. 바로 다음 날엔 부어서 날개를 댈 수가 없었다. 부었다가 가라앉기를 반복했다. 그 결과 20일 지난 지금은 목발은 보조로 가볍게 짚으면서 오른발로 조금씩은 디딜 수 있는 정도가 되었다.

이번에 천사날개의 위력을 실감했다. 아픈 곳, 문제 있는 곳을 찾아내고 치유하는 참으로 대단한, 놀라운 물건이다. 극히 제한적인 생활을 하다 보니 날개로 몸 이곳저곳을 테라피할 시간이 많았다. 좌골, 고관절 부분을 다스리니 어깨가 편해지는 것을 느끼며 우리 몸은 전체가 연결되어 있음을 새삼 느꼈다. 유미테라피의 놀라운 통찰력에 또 한 번 감탄하는 시간을 보내는 중이다.

43) 무지외반증 수술 취소하다
- 서울 요리연구가 배정현 님

안녕하세요? 저는 신촌 세브란스 병원에서 무지외반증 때문에 수술 날짜까지 받아놓고 기다리는 중 천사봉을 만났습니다. 원장님은 이런 건 별것도 아닌데 수술까지 하느냐고 하시면서 어디를 테라피하라고 상세하게 알려주셨습니다. 그 이후 시간만 나면 열심히 한 결과 지금은 많이 호전되고 발이 아주 이뻐졌습니다.

그 덕분에 발가락 사이 무좀이 있었는데 피부과에서 1년을 약 먹고 치료하라고 했는데 약 한 번 안 먹고 깨끗이 나았습니다. 발을 씻을 때마다 너무 행복합니다.

천사봉을 만나지 않았다면 지금쯤 수술하고 후유증에 시달리고 있을 텐데, 원장님께 진심으로 감사드리고 천사봉을 알게 해주신 김광태 님께도 감사드립니다.

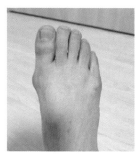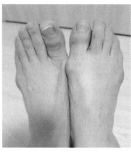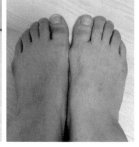

수술이 필요없게 호전된 상태

44) 척추와 발목 균형 회복돼요

- 발달장애아의 엄마 윤희 님

저는 뇌전증과 발달장애아로 뇌전증을 앓고 있는 20세 김은혜의 엄마입니다. 딸아이의 발목이 심하게 틀어져 쉽게 넘어져서 인대가 찢어지고 연이은 인대파열로 일상생활이 어려워서 지인의 소개로 22년 7월 20일 첫 천사봉과 만났습니다.

20년이 다 되도록 재활과 다양한 치료법을 섭렵하면서 낙담하고 포기하고 희망을 버렸다고 생각했는데, 천사봉 유미테라피와의 만남은 저에게 포기했던 희망을 다시 일으켜 세워준 이정표가 된 것 같아요. 고통받는 딸에 대한 긴 세월의 안타까움, 엄마로서 뭐라도 해줄 수 있을까 하는 기대감으로 희망을 갖고 조금씩 실천해 나갔습니다.

워낙 마르고 예민한 아이인 데다 천사봉으로 살살 문질러도 처음에 너무 아파하고 제대로 할 줄 몰랐다가 이유미 원장님과 23년 봄부터 본격적으로 소통하면서 테라피를 제대로 하기 시작했습니다.

제일 먼저 온 변화는 척추라인입니다. 등은 다른 부위에 비해 통증을 비교적 약하게 느껴서 열심히 테라피했더니 심하게 휘어있던 흉추가 많이 편해지고 펴졌어요. 문제의 부위는 발목인데 발목보다 족삼리혈 옆의 비골두(종아리머리뼈)와 연결된 몇 개의 근육과 좌골뼈와 허벅지를 테라피하면서 놀랍게 균형이 회복되었습니다.

처음엔 아프다고 울다가 본인도 힘이 생기는 걸 느끼니 자주 해달라고 하더라고요. 이제 발목은 스스로 테라피하는데 발도 많이 예뻐졌어요. 원장님의 조언을 따라 왜 어디를 천사봉으로 테라피해야 하느지를 딸과 함께 대화하고 설명하면서 진행했기에 가능했던 시간들이었습니다.

최근에는 제빵하는 장애인센터에서 훈련생으로 근무하여 하루 3시간 일하고 오후에 프로그램에 참여했다가 오후 3시 반에 돌아옵니다. 발목균형이 회복되어 가능한 일입니다. 한동안 열심히 테라피하다가 통증에 심통이 났는지 잠시 쉬고 있습니다만, 필요에 의해 스스로 하는 모습을 보면 그래도 안심이 됩니다. 이제 날이 좀 따뜻해지면 다시 본격적으로 테라피해서 저희와 같은 고통을 당하는 가족에게 희망이 되고 싶습니다. 나의 고통을 공개하면 비슷한 고통의 사람들에게 희망이 된다는 원장님의 말씀에 누군가에게 저희의 고통스런 과정들이 희망이 되기를 바라며 이 체험담을 남깁니다. 감사합니다.

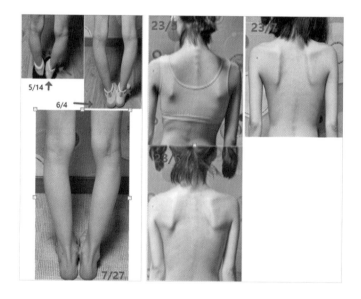

45) 엄마의 발가락(다리, 발가락 쥐남)
- 서윤형 님

천사날개와 천사봉을 가지고 엄마에게 갔다. 87세 엄마는 잘 때 다리에 쥐가 나고, 오래전부터 오른쪽 엄지발가락에 감각이 없고 안 움직인다고 하소연하신다.

테라피 초보이지만 천사날개와 천사봉을 믿고 엄마의 다리와 발을 밀었다. '아프다' '쉬었다 하자' 소리 지르고, 몸을 웅크리고 도망가고… 한바탕 난리를 치르고 엄마한테 직접 해보라고 설명해 드리면서 엄마 손에 천사봉을 쥐어드렸다.

3일 후 다시 가서 밀어드리니 조금 참을 만하다고 하신다. 또다시 3일 후 엄마를 찾아갔는데, 감각 없던 오른쪽 엄지발가락을 움직이고 다리에 쥐도 안 난다고 하신다. 또 엄마 혼자서 얼굴을 얼마나 문질렀는지 얼굴 주름이 펴졌다고 오히려 두 딸에게 자랑하시며 '너희도 열심히 하라'고 한 수 읊으신다.

천사봉을 보물처럼 깨끗이 닦아 수건으로 싸서 보관하는 엄마의 모습을 보고 왔다. 이제 안심이다!

46) 사고로 못 걸을 줄 알았는데 잘 지내고 있습니다
- 진주의 최판식 님

- 2023년 10월 1일 놀라운 체험(무릎관절 안쪽 사고로 혈관 막힘)

다리혈관이 막혀 300여 만 원 들여 시술하고 보조주사까지 맞았지만, 시간이 흐르다 보니 원점으로 돌아와 걷기조차 힘들 때 2023년 3월 1일에 마지막 지푸라기 잡는 심정으로 천사봉을 만나서 28일 만에 왼쪽다리 혈관이 뚫렸는데…….

천사봉을 만난 지 꼭 7개월째 되는 새벽 곤히 잠들었는데 오른쪽 무릎관절 안쪽에 강력한 전기가 들어와 다리가 한번 들렸다 떨어지는 통에 잠이 깼습니다. 시계를 보니 새벽 2시 57분. 그 후로 10여 분 동안 따끔 찌릿하면서 중간중간 요동을 쳤습니다. 긴장의 시간이 지나고 오늘 걸어보니 너무나 편안하였습니다.

왼쪽 다리는 28일, 오른쪽 다리는 7개월 만에 양쪽 다리 혈관터널 개통식을 하였습니다.

이젠 터널보강 작업을 열심히 해야 할 것 같습니다. 이젠 걷는 것은 힘들다 생각하여 전동휠체어 신세가 되나 하였는데, 천사봉을 개발하여 주신 유미 선생님 정말 감사하고 고맙습니다.

천사봉을 만나기까지

살아오면서 병원 문밖에도 안 가던 몸이었는데, 다치고 부딪치고 하는 사고를 몇 번 겪다 보니 발목이 틀어져 아킬레스건을 건드려 종아리가 당겨서 제대로 못 걷던 차 또다시 장비파손 추락사고로 인하여 머리혈관 파열 광대뼈 골절과 볼때기 파열로 인하여 과다출혈로 사경을 헤매다 구사일생으로 살아서 돌아와 좀 움직일 만하니까 산병이 도져서 일요일이면 쉬엄쉬엄 산행을 하던 차 하산할 때마다 발가락이 아프면서 걷기조차 힘들었습니다.

무릎 안쪽이 아파서 병원 가면 관절염이라길래 관절염환자가 산은 어떻게 가냐면서 병원을 뛰쳐나와 보니 평소에 다치지 않으면 병원에 갈 일이 없다 보니 어떻게 치료해야 될지 막막하던 차 다리혈관 시술을 하였습니다. 한 달간은 편안하였는데 한 달 지나니까 원점으로 돌아와 버려서 시술 의사선생님께 말씀드리니 보조주사 맞으면 좋아진다기에 응했습니다. 하지만 꼬리뼈에서 주사약물이 주입되는데도 다리에 반응이 오지 않아서 그다음부터는 아파도 주사 맞으랄까 싶어서 선생님 덕분에 완쾌되었다고 거짓말을 하였습니다.

무릎 안쪽통증, 허벅지 통증, 엉덩이 통증을 문의 드렸지만, 돌아온 답은 이제는 허리 때문이라 하시길래 내 몸은 내가 안다고 그 이후에는 문의하지 않고 고민하기 시작했습니다. 영남 알프스권 산하를 누비던 제가 하루아침에 평지조차 걷기 힘들어져 우울증까지 오려고 하던 차 SNS에서 구입처에 대한 글은 없이 천사봉 효능을 자랑하는 글을 보고 마지막 지푸라기 잡는 심정으로 구입처를 검색하였으나 찾지 못하던 중 3~4개월 지났을 때쯤 검색이 되어 2023년 3월 1일 처음으로 천사봉을 접했습니다.

2개월 20일쯤 무릎 안쪽 아프던 곳이 잠결에 강력한 전류가 흐르는 것 같아 깜짝 놀라 잠에서 깨어났는데, 굉장히 세게 따끔하게 아픈 다리 부위를 치는데 다리가 천장 쪽으로 몇 번 들렸다 바닥에 떨어지고부터 혈관 시술하여도 효과 없던 무릎 혈관이 뚫렸는지 무릎 안쪽이 굉장히 시원해지면서 통증이 사라졌습니다. 그 후 허벅지, 엉덩이 열심히 테라피한 결과 사고 이후 처리를 못 하던 어혈이 많이 사라지고 무릎 위쪽에 어혈이 조금 남아있어서 마무리 테라피 중입니다.

병원 치료하느라 이 병원 저 병원 헤맨 지가 아킬레스까지 포함하면 10년이 넘은 세월에, 병원 오진에다 효과도 없는 비싼 주사, 혈관시술도 하였지만 돈만 날린 꼴이었습니다.

아팠던 세월만큼 회복기간도 길 거라고 조바심 없이 매일 매일 꾸준히 테라피한 결과 1년도 안 되어서 다시 걸어다닐 수 있다는 것이 천사봉에 대하여 생각해 볼 때 병원에서도 치료가 안 되어 자포자기 상태였는데 자그만한 막대기 천사봉이 나의 일상회복을 지켜주었다는 것이 이게 진짜 현실인가 믿을 수 없는 마음에 꿈이라면 깨지 말고 이 시간이 계속 지속되었으면 하는 마음입니다.

꿈이 아니라면 천사봉이 없으면 불안증후군에 걸릴 듯합니다. 그래도 유미 선생님께서 천사봉을 창시하셔서 생각해 보면 인류를 구하시려고 하늘에서 하강하신 분이 아니신가 생각이 들 때도 있습니다. 유미 선생님 정말 감사합니다. 덕분에 생활의 활력을 찾게 해주셔서 너무 기쁘고 고맙습니다.

47) 발목(거골) 골절 수술 후 관리에 큰 도움을 받았어요
- 강원도 영월에 사는 교사 겸 농부 유재성 님

2022년 2월 집에서 토종다래를 전지하다가 사다리가 풀리면서 바닥으로 떨어져서 왼쪽 발목 거골 골절로 수술을 받고 핀 4개를 박았습니다. 수술 후 담당의사가 제대로 재활하는 방법을 알려주지 않아 스스로 찾던 중에 페친이던 이유미 선생님의 천사봉을 만났습니다.

발에 도넛을 두른 것처럼 탱탱하게 부어있고 발가락은 신경이 안 통해 스치기만 해도 통증이… 제대로 걷지도 못하고 의사는 80% 정도만 회복되어도 다행인 줄 알라고 하더군요.

마님과 아이들을 데리고 서울로 이유미 선생님을 찾아뵙고 천사봉 사용법을 배우고 밴드에 올라온 원리들을 공부하면서 거의 매일 아내가 발에 천사봉으로 테라피를 해준 지 2년입니다.

현재는 좀 심하게 일하거나 비가 오면 좀 붓고, 발가락 신경도 어느 정도 돌아와 80% 정도 회복하여 일상생활은 큰 무리 없이 생활합니다. 계속 천사봉으로 테라피하고 적절히 운동한다면 90% 정도 회복할 수 있을 것 같습니다.

저뿐만 아니라 아내는 일주일에 1~2회, 딸과 아들을 주말에 주로 천사봉 테라피를 하는 것이 우리 가족의 일상이 되었어요. 가장 힘든 시기에 만난 이유미 선생님과 천사봉은 우리 가족의 행복 지키미입니다. 덕분에 저는 가장으로서 아버지로서 역할을 충실히 하며 살아갑니다.

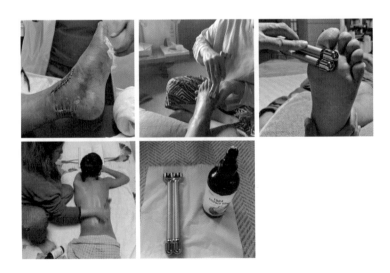

48) 얼굴이 변했어요

- 화성의 이현구 님

2022년 가을쯤 친구 소개로 천사봉이란 걸 알았습니다. 처음엔 뭐 그런 게 있나 보다고만 생각하고 시간을 보냈지요. 어느 날 저녁 그 친구 식당에 방문을 했지요. 그날 친구가 유미 원장님에 대해 이런저런 얘기를 하다가 느닷없이 내 웃옷을 벗기고 전후좌우를 사진 찍고는 바로 원장님께 보냈나 봐요.

근데 이 친구가 주절주절하는 말이 하나같이 저의 몸 상태랑 딱 맞아떨어지는 거예요. 몸의 좌우대칭으로 선을 긋고, 저의 관상까지 어찌 제가 임플란트한 걸 아셨는지 좌우지간 순간 깜짝 놀라 낼 오후에 그분한테 같이 가자 하여 제가 유미테라피에 가입하게 된 결정적 요인이 된 것이지요. 앞으로 저뿐만이 아닌 제가 아는 모든 이에게 접해볼 것을 적극 추천해야겠네요. 감사합니다.

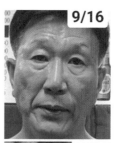

놀랍게도 시력도 점차 돌아오고, 남들 다 하는 양반다리 자세 안 되던 게 이제 편하게 양반다리도 하게 되었어요. 어느 날 자주 가던 식당 아주머님이 절 몰라보는 거예요. 어? 이게 뭐지? 너무 열심히 테라피했나 봅니다.

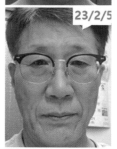

일과 끝나고 심심할 때만 아니라 나의 필수 장난감이 된 넘 아픈 천사봉~. 이젠 좀 살살 다뤘으면 좋으련만 그게 효과를 제대로 보려면 강약이 있더라고요. 어쩔~.

49) 오래된 문제까지 해결되네요(오래된 상처 재생)

- 서○○ 님

며칠 전 아침에 일어나서 거울을 보고 깜짝 놀랐다. 전날 밤 천사봉으로 이마와 얼굴을 테라피하고 궁금해서 거울을 본 것이다. 이마에 손가락 두 개 마디가 들어갈 만큼 움푹 패어있었다.

왜 이럴까? 겁도 나고 내가 잘못한 것일까 의문도 생겼다. 그래서 안 되겠다 싶어서 천사봉으로 다시 패여 있는 이마를 문지르려니 너무 아파서 한참을 대고만 있다가 슬슬 문질렀다. 한참 후 한군데는 복원이 되었다.

내가 왜 이런 이마를 가지게 되었는가? 나만이 아는 기억이 떠오른다. 눈썹 바로 위로 대상포진이 와서 2년 6개월 통증주사를 매주 맞고 대상포진 약을 먹었던 기억이 났다. 그 이후로 날씨가 조금만 쌀쌀해도 이마와 앞머리가 시려서 모자를 두꺼운 것으로 초가을부터 써야 했다.

아 그랬었구나! 그 기억으로 나는 마음 놓고 계속해서 열심히 테라피를 했다. 한 주 지나고 추운 날씨에도 모자를 쓰지 않은 나를 발견한다! 얼굴과 목을 시시때때로 천사봉으로 문지르니 올겨울 감기 한 번 안 온다. 시간만 되면 늘 이삼일이 멀다 하고 몸살감기 달고 사는 나에게 주치의가 생긴 것이다.

천사봉은 나에게 친밀한 대화자이기도 하다. 천사봉과 '아프다' '시원하다' '잘했어'라며 대화한다. 나의 보물이고 끝까지 함께할 친구다. 지금 마음이 매우 안정되고 평안하다. 모든 가정에 천사봉 하나씩 구비되길 바라는 마음이다.

50) 건강도 좋아지고 미용도 되니 넘 좋아요
- 서울 50대 황로겸 님

- 가슴이 이뻐집니다

저는 큰아이 11개월간 모유수유 하고 모유가 삭지 않아서 엄청 고생을 했었습니다. 약을 먹어도 빵빵하게 불어서 팔 들지도 못하고 통증이 심해서 일주일간 잠 못 자면서 고생하다 병원 가서 주사를 맞고 나니 가슴이 쏙 줄어들었었거든요. 창피하지만 할머니 가슴이 되어버렸어요.

그런데 숨이 쉬어지지 않아 천사봉을 만난 후 숨 쉬려고 거의 매일 가슴의 뭉친 부위를 아득아득 풀고 있었죠. 제 몸에 관심이 없었나 봐요. ㅋ 이틀 전 샤워 중 깜짝 놀랐답니다. 가슴이 빵빵해진 걸 알게 되었어요.

요즘 가슴성형도 많이들 하는데 저는 천사봉 만나서 숨 쉬려고 아득아득 풀었는데 생각지도 않던 가슴이 수유 전 가슴으로 돌아가고 있다니~. 칼 안 대고 자연성형이 되었으니 유미 원장님께 감사드립니다.♡

저의 체험담이 많은 분들에게 도움 되길 바라는 마음에 창피하지만 솔직한 후기 올려드립니다!!

- 보톡스도 울고 갑니다~

올해 3월 9일 천사봉 만나서 이마는 이따금 쓱싹쓱싹하다가 최근 열흘 정도 거의 매일 밀었어요. 사실 눈이 침침하면서 건조하여 눈 주위 풀어주면 좋아질 것 같아서 하루 이틀 밀어주니 눈이 좀 편해지는 것 같았어요. 눈을 밀면서 자동으로 이마도 밀게 되었죠~. 천사봉 손에 잡으면 시간 가는 줄 모르고 쓱쓱 밀다 보면 매일 새벽 되어서 잠을 늦게 자게 되어 좀 걱정이긴 해요. ㅋㅋ

요즘 거울 보면 이마가 반짝반짝하니 기분 좋아서 오늘 갑자기 비포

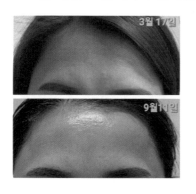

사진이 궁금해서 찍어봤습니다. 우왕 ~ 깜놀! 저녁마다 쓱쓱 했을 뿐인데 미간이 도톰하게 살이 차오르고 눈썹 산봉우리가 거의 평지가 되었지 뭐예요? 천사봉의 매력 어디까지일지 갈수록 더 기대됩니다~~!!

51) 귀의 변신은 무죄!

귀가 꺾이고 귓불이 접히면 질병과 관련 있다는 건 대부분이 압니다. 귀가 즉각 변화되는 놀라운 변화 많은 분들이 경험하고 있습니다.

1) 꺾인 귓볼 부드럽게 변했어요
- 무안 김복순 님

작아 보이지만 큰 변화 귓볼 휜 각도가 부드러워졌다. 귀가 운명을 재는 척도가 되는 이유는 귀가 불균형한 압력을 받으면 내이를 통해 이명도 발생하고 측두골 뇌에도 문제를 발생시키고 비인두 공간을 변화시켜 코, 후두, 뇌하수체와 송과체까지 닿는 파동이 변화하기 때문이다.

귀 모양이 좋아지면 건강뿐 아니라 운도 좋아진다. 관리 전에 흉쇄
유돌근이 심각하게 틀어져 있었고 몇 차례 관리 후 흉쇄유돌근이 매우
부드러워졌다. 유양돌기에
가해지는 압력이 사라지면
귀의 모양이 변한다. 최근 사
진은 흉쇄유돌근의 비틀림이
거의 사라졌다.

운명을 바꾸는 힘! 천사봉
유미테라피의 균형에너지!

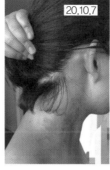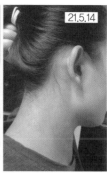

긴장이 심했던 목 근육과 어깨 승모근 관리 후
귀의 변화

2) 파킨슨 환자 귓불 주름 개선
- 뉴질랜드 교민 이수미 님

약물 복용 8년째 되면서 새벽
에 추가로 약을 복용해도 손발이
꼬이고 굳는 증상이 호전되지 않
다가 천사봉으로 관리 한 달 후
증상 호전됨.

파킨슨의 경우 경추 1·2번 결
합에 문제가 생겨있고 귀에도 그

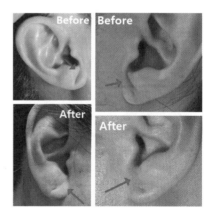

런 영향이 오게 된다. 귓불 주름이 펴진다는 것은 파킨슨 증상 호전과
도 관련 있다.

3) 칼귀가 귓볼이 생겼어요

며칠 전 척추를 간단히 테라피 후 오늘 아침 귀 양쪽 모양이 다른 걸 설명하면서 테라피 약하게 했습니다. 칼귀였는데 귓볼이 생긴 거예요!

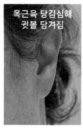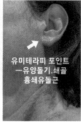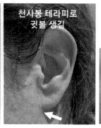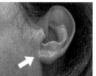

4) 심장병과 고혈압, 중풍위험 상태 호전
- 대만 닥터 Alex 왕

대만의 유미테라피 회원 치과의사 알렉스 왕의 심장병과 관련된 흉곽 압박을 풀면서 목의 경동맥 비틀림을 천사봉으로 테라피하고 1회에 즉각 귓볼의 주름이 호전되었다.

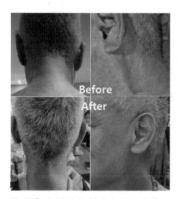

목 근육이 심하게 휘어져 있어서 후두부를 테라피하고, 경동맥의 압박을 해소시키자 1회 유미테라피로 즉각 귀의 모양이 변했다.

알렉스 왕의 아버님도 중풍으로 가시고, 형님과 막냇동생까지 중풍으로 고생하고 있는데, 본인도 혈압도 높고 심장병으로 수시로 협심증 약인 구심을 먹다가 귀가 펴지면서 테라피하고 나서 약복용 없이 생활하고 있다.

52) 얼굴비대칭 호전
- 김나영 님

저는 예전에 심장과 목이 안 좋아서 왼쪽으로 목을 돌리려면 뻣뻣하고 왼쪽 어깨 날갯죽지에 담이 들곤 했어요. 또 왼쪽 얼굴 비대칭에 왼쪽 두통과 왼쪽 어금니 통증이 있었고요.

첫째 날 제일 먼저 평소 답답한 가슴 부근을 테라피하니 제일 먼저 심했던 두통이 사라지고, 3개월 후쯤 어깨 날갯죽지에 담이 사라졌고, 6개월 후에는 얼굴 비대칭도 거의 정상으로 돌아오고요. 이제 테라피 2년째로 접어들면서 목 근육 풀면 피부 속에서 또 작은 뭉침이 올라오던 목의 사각근의 엉킴이 거의 다 풀렸어요!

수많은 세월 동안 생활 속에서 왜곡되었던 내 몸과 마음 신념을 풀어가는 시간이라 서둘지 말고 천천히 풀어가야 되는 것 같아요. ^^

53) 손이 이뻐지고 힘이 생겼어요
- 50대 직장인 김은희 님

저는 손이 나이에 비해 많이 늙어 보여 항상 손을 내놓기가 자신이 없었습니다. 보기에만 그런 게 아니라 손에 힘이 없어 그릇을 떨어뜨려 깨뜨리기 일쑤여서 남편은 농담처럼 그릇을 스텐으로 바꿔야겠다고 말하곤 했습니다.

친구 따라 강남 간다는 말처럼 평소 가까이 지내는 친구가 자기가 숨이 안 쉬어지는 급박한 상태에서 천사봉 테라피를 만나 기적적으로 바로 숨이 편해지고 점점 몸이 좋아지고 있다면서 저에게 함께 가보자고 권했습니다.

시간을 내서 친구랑 함께 갔는데, 원장 선생님이 절 보시더니 손의 문제는 어깨의 문제라면서 어깨부터 긴장을 풀어야 한다고 말씀하셨어요. 사실 손뿐 아니라 평소 얼굴에 핏기도 없고 에너지가 정말 없이 목소리도 작게 하고 살아왔는데 진단해 주시는 내용마다 내가 그래서 힘이 없고 아팠구나 하면서 공감이 갔습니다.

팔을 천사봉으로 문지르는 부분마다 검은 덩어리가 불뚝불뚝 올라오는 통에 너무 놀랐습니다. 아프지만 내 몸이 이 정도로 망가져 있었구나 생각하면서 꾸욱 참았어요. 그 후에도 친구가 날 위해 테라피를 여러 차례 해주었고, 점점 손에 힘이 생기고 무겁게 느껴졌던 팔이 가벼워지고 손아귀 힘도 좋아져 이젠 그릇을 떨어뜨릴 일이 없어졌습니다.

그뿐 아니라 성형이 안 된다는 손이 예뻐져서 너무 기분이 좋습니다. 피부색이 하얀 줄 알았는데 핏기가 없는 거란 걸 알게 되었고 이제 정상적 피부색으로 돌아왔어요. 손으로 인한 스트레스에서 해방되어서 참 기쁘네요.

목과 가슴을 친구가 테라피해 주니 숨도 편하게 쉬어지고 딱딱하게 굳어 잘 돌아가지 않던 목도 잘 돌아가니 시간이 날 때 더 자주 친구와 만나 테라피하려고 합니다.

유미테라피 만들어주셔서 감사드리고, 친구야 정말 고맙다. 오래오래 건강하자.

54) 셀룰라이트 없애는 가장 안전하고 빠르고 효과적인 방법
- 무안의 김○○ 님

사진의 각도에 따라 좀 더 뚱뚱해 보이고 좀 더 날씬해 보이는 측면은 있지만, 분명한 건 다리가 이뻐지고 셀룰라이트가 정리되었다

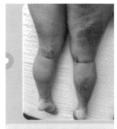
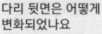
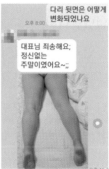

는 겁니다. 천사봉 유미테라피로 셀룰라이트로 고민하는 부위가 효과적으로 변화된 사례는 흔하게 봅니다.

55) 상처의 피부재생 놀라운 효과
- 마포 이순주 님

23년 3월 14일에 정말 큰일이 있었어요. 신랑이 작업을 하다 글라인더로 얼굴에 15센티 상처가…. 깊이 들어가고 상처가 커서 의사선생님들도 다 안타깝게 생각하셨답니다. 눈을 안 다친 건 정말 천운이었어요. 천사봉 테라피하는 게 도움이 될 것 같아 연락드렸는데, 일단 놀랐을 테니 전신, 목, 가슴, 머리 등을 테라피해 주라고 조언해 주셨어요.

그전에는 테라피해 준다고 해도 싫다고 했었는데, 크게 다치고 나니 테라피를 받아들여서 정말 살살 해주었어요. 본인 피부가 엄마 닮아

약하다고, 살살 했는데도 많이 아파했어요. 특히 가슴 쪽을 할 땐 롤러 코스터 타는 것 같은 느낌이 든다며 그만하라고 해서 오래 해줄 수도 없었답니다.

안와골절도 있어서(수술할 정도는 아니라고 하셨어요) 눈 주변이 붓고 눈물도 나고 했는데, 그때마다 천사봉으로 주변을 문질문질 해주면 곧 나아졌답니다. 본인이 매일 꾸준히 하고 좀 쉬었으면 좀 더 빨리 나았을 텐데, 계속 무거운 것을 들고 나르고… 몸 쓰는 직업도 아닌데 본인이 좋아서 하는 일이라 말릴 수도 없었어요.

초기에는 본인도 놀라고 아프니까 테라피해 준다고 할 때마다 적은 시간이라도 잘 받았는데, 좀 나아졌다는 생각이 들었는지 나중에는 이따 받겠다고 하다 테라피를 못 해줄 때가 많았는데도 사진처럼 이렇게 호전되었답니다.

천사봉이 없었다면 그대로 흉이 졌을 것 같은데, 천사봉 덕분에 흉이 많이 옅어졌어요. 피부과에서 주는 흉터제거제도 바르는 것 같았지

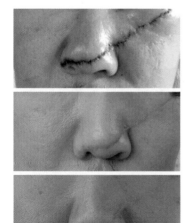

만 저는 천사봉 덕분인 것 같아요. 처음엔 천사봉 둥근 쪽으로 테라피해 줄 때도 살살하라고 하곤 했는데, 일전에 천사의날개로 해준 적 있는데, 크게 거부하지 않는 것을 보니 내부 안쪽도 많이 좋아진 것 같아요. 선생님께 많이 많이 감사드려요~. 그리고 잊지 않고 경과가 어떤지 관심 가져주시고 연락 주시는 따스한 마음도

감사드려요~.

코쪽은 흉이 좀 남았는데, 그쪽은 건드리지 못하게 해서 테라피를 잘 못 해준 부분이에요. 강하게 하고 싶지만 아직 그 정도로 받아들인 단계가 아니라 앞으로 꾸준히 관리해야 하는 부분이랍니다.

56) 티눈이 깨끗해졌어요
- 서울 전경옥 님

엄지손가락에 언제부터인가 티눈처럼 단단한 것이 돌출되어 있더라고요. 보기도 싫고 가끔 그 부위가 성가시기도 했는데, 문득 천사봉으로 문지르면 어떨까 하고 문질렀어요. 2~3일 문지르니 점차 부드러워지면서 화상 입었을 때처럼 물집이 잡히더니 그 물집이 터지면서 자연스럽게 살 껍질이 벗

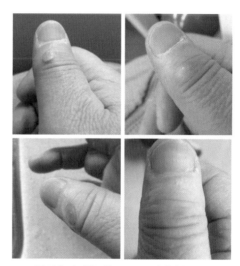

1. 돌처럼 단단한 티눈 2. 부드러워지다 물집 생김
3. 새살이 나고 있음

겨졌어요. 넘 신기합니다. 천사봉의 신비입니다.

57) 백신접종 후 피부 가려움 사라졌어요

- 서울의 정봉희 님

저는 백신을 한 번도 맞지 않았지만, 그러나 남편은 관공서 일로 백신을 3차까지 맞고 난 후 무릎 아래쪽으로 피부병같이 간지럽다고 긁으면 피가 나고 지저분해서 피부과를 여러 달 다니면서 치료를 받았지만 효험이 없었지요.

천사날개를 구입 후 며칠 동안 문질문질 했더니만 몇 달 동안 고생했던 다리 피부가 거의 정상으로 돌아왔답니다. 제가 유난히 건강에 민감(?)하여 건강에 좋다는 약품과 기구를 주책없이 마구마구 사서인지 뭘 구입해도 식구들이 호응을 안 하는데, 아들이 담이 걸려서 천사봉으로 등과 목, 허리까지 해주었더니 신기하게 몸도 가볍고 많이 부드러워졌다고 하더라고요.

천사봉 버전1부터 천사날개까지 저한테는 천사봉은 비상약이랍니다. 평소 건강관리에 꾸준히 애용하고 있습니다. 감사합니다.

58) 이뻐지고 건강까지 챙겨주네요

- 여수의 김서현 님

저는 피부 미용샵 티아라에서 천사봉으로 효과를 엄청 많이들 봤다고 해도 못 본 척했었어요. 워낙 통증을 겁내서 아픈 관리보다는 부드러운 게 좋다고 생각했거든요. 그러다 도대체 뭐가 그렇게 좋은 걸까

슬슬 궁금해지더라고요.

그래서 한번 받았는데 이럴 수가! 인정사정 봐주지 않고 천사봉으로 강하게 얼굴을 쥐어뜯는 것 같더니 다음날 퉁퉁 붓고 울긋불긋 멍들어 염려도 했습니다. 5일쯤 되니까 부기가 빠지고 턱선이 부드러워졌더라고요.

2주 후 천사봉으로 관리를 한 번 더 받았는데, 고질적 증상인 왼쪽 콧잔등 당김이 많이 좋아지고 언제부터인지 입술 한쪽이 올라가서 고민했었는데, 정상적으로 돌아왔어요! 정말 너무 신기했습니다. 건강해야 이뻐진다고 하시더니 이뻐지면서 건강해지니 넘 좋아요.

59) 점이 사라지다
– 부천 54세 한영 님

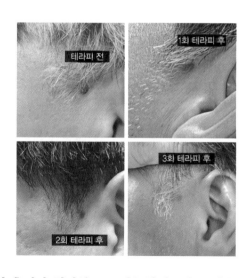

남편의 귀 앞쪽으로 없던 점이 생겼는데, 볼록하고 외관상에도 이상하게 보여 혹시 흑색종인가? 하는 생각에 피부과 검진 결과 특이점은 없다고 했다.

그래도 외관상도 보기 싫어 혹시나 천사봉으로 가능할까? 하는 마음으로 길게 하지도 않고 약 1분쯤 천사봉으로 마사지해 보았다. 며칠 후 살펴보니 볼록함도 없어지고 크기도 작아진 게 보이기에 2주쯤 간격을 두고 2회 더 테라피하였더니 확연히 작아지고 색도 훨씬 연해졌다.

운전을 하다 보면 햇볕을 받는 왼쪽 광대뼈에서 귀 언저리에 기미도 생기고 점도 생기게 되는데, 천사봉 테라피가 도움 된다는 것을 알 수 있게 한 경험이다.

60) 다리부종과 셀룰라이트 호전
- 여수 20대 여성회원

한참 이쁠 나이에 다리부종 때문에 자존감도 내려가고 일상생활에서도 불편함을 느꼈습니다. 직업상 하루 종일 앉아서 일하는데 허리부터 다리까지 꽉 막힌 느낌이라 다리가 저리고 앉아있는 게 힘들었습니다. 운동도 해보고 하체관련 시술부터 마사지까지 안 해본 게 없었는데 다리부종과 불편함은 도저히 나아지질 않았습니다.

그러다 엄마의 소개로 천사봉 테라피에 대해서 알게 되었습니다. 평소에 수많은 델 가보고 실패했던 기억에 큰 기대감 없이 지푸라기 잡는 심정으로 티아라 원장님을 찾아갔습니다. 처음에 보자마자 많이 고생했겠다면서 제 몸을 정확하게 체크해 주시는데 딱 그 순간 다른 곳과는 달리 신뢰가 갔습니다.

제 몸을 꼼꼼하게 살펴보고 저의 고통에 진심으로 공감해 주시는데 티아라 원장님을 믿고 관리를 받아봐야겠다는 생각이 들었습니다. 첫날에 천사날개로 허벅지 뒷부분을 테라피받는데 관리를 받는 내내 아팠지만, 몸이 안 좋은 만큼 아프다는 말씀을 믿고 꾹 참았습니다. 놀랍게도 관리가 끝나고 나니 거짓말처럼 바로 다리가 가벼워진 느낌이 들어서, 오랜 고생을 돌아보니 허무함까지 느껴졌습니다.

귀가하여 샤워하면서 셀룰라이트로 울퉁불퉁하던 다리가 매끈해진 걸 보고 넘 감격했습니다. 다리 피부색도 항상 칙칙했는데, 혈액순환이 잘 돼서 그런지 피부색도 변하고 있었어요. 딱 한 번의 관리에 어떻게 이렇게까지 달라질 수 있나 놀라고 너무 기뻤어요.

그 후에 다리 외에도 등이 다 굳어있어 관리해 주셔서 지금까지 10번째 관리를 받고 나니 전신이 회복되고 있다는 걸 확실히 느끼면서 예전과 달리 일상생활이 편안합니다. 앞으로도 꾸준히 테라피를 받을 예정이고 매번 어디가 얼마나 좋아질까 기대가 됩니다.

이런 기적 같은 테라피를 만들어주신 천사봉 선생님과 아픈 저에게 새로운 삶을 살게 해준 티아라 원장님께도 감사의 마음을 전합니다.

61) PCR 검사로 인한 가려움증에서 해방되다
- 프랑스 파리에 살고 있는 무용가 한영원 님

저는 PCR 검사 후 심한 가려움으로 고생했습니다. 별의별 방안을 다 해봐도 나아지지 않다가 천사봉 테라피하고 가려움증이 사라졌습니다. 또 요통과 다리통증도 천사봉으로 슥슥 사라졌어요. 목을 꾸준히 관리했더니 얼마 전 외국인들 앞에서 아리랑 노래를 부를 기회가 있었는데 목이 잘 터져서 놀랐습니다.

저의 남편은 1년 동안 수많은 치료에도 불구하고, 오른발 엄지발가락이 아파서 다리를 질었는데, 천사봉 덕에 지금은 다리를 절지 않습니다. 이제는 남편 스스로 천사봉 들고 테라피할 정도로 마니아가 되었습니다.

제 경우 몸 부위 이름도 몰라서 유미 천사님께서 지적해 주셨던 머리 뒤쪽 섬유화된 곳, 목 부분 등 열심히 테라피하고 있습니다. 위험수위까지 갔던 저를 살려주셨어요. 깜박깜박하는 치매 초기 증상도 곧 사라질 듯합니다.

62) 몇십 년 된 주부습진 고치다
- 전주의 김명희 님

천사봉 입문 후 좀 심각한 증세들이 호전되어 간과했던 주부습진 체험담을 공유합니다.

저는 주부습진으로 평생 좋다는 병원 다 찾아다니고 소록도 병원약도 먹어보고 바르고 습진에 좋다는 거 다 해봤습니다. 전업주부도 아닌 직장인으로 평소 거친 일을 하는 직업도 아니고 나름 편하게 일을 했는데 왜 그런지 제 손은 평생 이 지경이었습니다.

고기비늘처럼 껍질 벗겨지고 피 나고 찢어지고 거칠어서 누구 손 한 번 잡을 수 없었고 실크 스카프 선물 받으면 다 타인에게 줘버렸어요. 고무장갑 없이는 아예 아무것도 할 수가 없었는데, 유미 천사봉을 만난 지금은 맨손으로 시원하게 뭐든 다 할 수 있습니다.

결국 피부질환은 피부가 아닌 내부순환기계가 좋아지면서 이렇게 좋아졌어요. 이젠 고무장갑 없어도 물 만지는 일이 염려되지 않고, 내 손을 만져보면 마치 내 손이 아닌 듯 부드러워 정말 감사합니다.

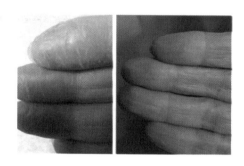

　몇 년을 못 고치고 고생하다가 대박 났어요! 이사장님께 감사드리고 천사봉 소개해 주신 분께도 감사드립니다.

63) 7년 된 주부습진에서 해방되다
- 경기도 양주 40대 초반 주부 현윤정 님

　전 결혼하면서 생긴 오른손 엄지손가락 주부습진이 연고를 발라도 안 낫고 지문도 안 나올 정도로 7년 동안 정말 고생했는데, 천사봉 사용한 지 두 달 만에 어느샌가 습진이 사라지고 맨들맨들해져 있더라고요.

　특별히 엄지손가락 부위를 문지른 게 아니었는데도 천사오일과 천사봉을 들고 있었던 손이라 그런지 효과가 있었다는 생각이 들어요. 피부가 건조해서 건선이 군데군데 있었는데 천사봉으로 문지르니 감쪽같이 건선도 사라졌어요.

　출산 후 손목 시큰거림도 천사봉 사용 후 사라졌고요. 매일 목과 얼굴을 꾸준히 해주고 있는데, 테라피를 하고 자면 아침에 일어날 때 몸이 가뿐하고 눈도 잘 떠지고 머리가 맑아요. 천사봉 사용한 지 너무 뒤늦게나마 이렇게 올립니다. 감사합니다.

64) 다리 사타구니 당김이 좋아졌어요
- 69세 이순이 님

유미 원장님의 천사봉을 좀 일찌감치 알고 처음 천사봉부터 믿음을 갖고 구입해서 꾸준히 하고 있어요. 나이가 있는지라 글 쓰는 게 서툴러서 밴드 글만 열심히 보고 이곳저곳 안 좋은 곳 열심히 따라 하고 있습니다. 몸이 좀 안 좋으면 한의원이나 정형외과를 먼저 찾아갔었는데요. 이젠 천사봉으로 살살 밀다가 많이 안 좋으면 눈 꾹 감고 사정없이 파내듯 밀어보기도 합니다.

지난 늦가을 어느 사찰 높은 산으로 무리하게 다녀온 후 사타구니 안쪽이 어찌나 땅기고 아파서 걸음을 걸을 수가 없었어요. 식구들 성화에 일단 정형외과, 한의원 여러 곳을 전전해도 좀처럼 차도가 없어서 꾹 참고 눈물을 흘리면서 천사봉으로 허벅지 사타구니를 후벼 파듯이 밀었어요. 강하게 연거푸 2~3일 밀고 나니 주변으로 시뻘건 어혈이 보이고 붓기도 했더라고요. 그리고 며칠 쉬었더니 부기가 빠지면서 어라? 걸음을 걷는데 괜찮아지더라고요.

그동안 소소한 증상에도 덕을 봤지만 아! 정말 이번 사타구니 땅겨서 걷지 못하던 증상은 신기하게 좋아졌습니다. 나와 같이 늘 함께할 천사봉! 고마워~. 유미 원장님 항상 감사드립니다.

65) 딸의 무릎 통증 사라지다
– 안양의 최미곤 님

호주로 언어 공부하러 갔던 딸이 23년 10월에 무릎이 아파 알바도 못 하게 되자 천사봉해 줄 요량으로 무조건 오라고 했다. 한국에서도 호주에서도 병원 진단은 받아봤지만 뼈, 근육, 인대 모두 이상 없다고 했는데, 며칠 전 1키로를 달린 후 아침에 걸을 수 없을 만큼 심각하게 아팠다고 했다.

일하랴 공부하랴 스트레스가 만만치 않았을 것이다. 19세에 아토피로 큰 고생을 했고, 1차 백신 맞고는 한 달 동안 생리를 했었다. 몸이 많이 차고 순환이 안 돼서 늘 추워하는데 이참에 몸을 좀 바꿔놔야겠다 싶어 불러들인 것이다. 유미테라피는 방법을 알려주면 스스로 관리할 수 있으니 이보다 좋을 수 없다!

사실 딸이 오기 전부터 병원부터 가고 한의원이라도 가본다고 하는데, 과연 천사봉을 받아들일까, 어떻게 접근시킬까, 또 시간이 많지 않아 고민이 컸다. 아주 어리다면 무조건 끌고 오면 그만이지만 27살이나 된 다 큰 애를 내 맘대로 할 수는 없기에 생각하고 또 생각하고.

한국 도착 전 장문의 톡을 보내놓고, 도착 첫날 살살 부드럽게 마사지하듯 해주었는데도, 강한 자극으로 반응해서 더 걱정이 되었다. 어제는 습진 있는 손을 살살 긁어주었는데, 손바닥에서 물이 나오더니 겨드랑이에서도 땀이 뚝뚝 흐른다며 "이거 뭔가 있는 것 같아" 딸이 신기해했다.

원장님께 진단받고, 포인트 잡고 교육받았는데, 딸이 제법 이해하는 것 같아서 큰 안심이 되었다. 집에 데리고 와서 원장님의 테라피 강도의 20~30% 정도로 테라피를 했는데 아프다며 울며 부르르 떨던 딸이 어느 순간 고맙다고 한다.(순환이 워낙 안 돼서 아프기도 아팠을 것이다.) 딸이 테라피 끝나고 나를 껴안아 주었고, 열심히 해볼 거라고 말해주어서 너무 맘이 놓이고 가벼워졌다.

– 2023년 10월 6일

이날도 눈물 콧물 땀범벅 되어 무릎 테라피를 마치고 샤워 후 한 시간 자고 일어난 딸에게서 문자가 왔다. 얼마나 기쁘던지.

– 2023년 12월 9일

무릎이 아파 호주에서 한국에 다녀간 3주간의 눈물 나는 시간, 단식과 테라피의 노력으로 어제 딸이 답장을 보내왔다. (무릎은? 무릎은 진짜로 괜찮아.)

뭐든 사후관리가 중요한 법인데, 지속 유지가 관건인데. 진심 다행이고 기쁘고 보람된다! 세심하게 피드백해 주시고 염려해 주신 원장님께 다시 한 번 감사드려요. ♡

66) 신체 불균형 회복이 눈에 보여요
– 진주 62년생 김행규 님

천사봉 유미테라피를 2023년 2월 5일 만나 1년 동안 대표적 변화는 20대 후반에 정신적 충격으로 불면증에 시달려 왔는데 많이 개선되었습니다. 뒷목은 림프순환 장애로 뻐근했었는데 뻐근한 증상이 없어지고 목을 좌우로 돌리는 것도 한결 나아졌고요. 16년여 전 욕실에서 미끄러져 고관절이 꺾인 적이 있는데, 등산할 때 고관절의 뻐근한 통증이 많이 줄었습니다.

천사봉 테라피 전후를 비교하니 보기에도 많은 변화가 보입니다. 신체불균형이 생체전기순환과 신경과 혈액과 림프까지 모든 순환장애를 만들어 통증과 여러 병증을 만들기 때문에, 근막을 관리해 주면 모든 불편함이 점차 호전된다는 걸 이해하고 스스로 테라피하면서 직접 체험해 보니 신기하고 감사합니다. 저와 가족들과 지인들까지 꾸준히 셀프건강법 유미테라피로서로 도와주면서 건강해지고 있습니다. 감사합니다.

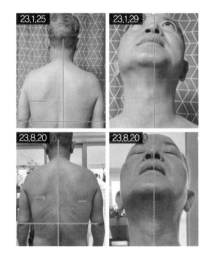

67) 꼬리뼈 다치고 틀어진 척추 회복되었어요
- 여수의 박은주 님

오늘 친정엄마, 이모 두 분 테라피했다. 엄마는 쓰리고 아픈 눈이 좋아지시고, 이모는 다친 꼬리뼈로 틀어진 몸이 많이 좋아지셨다.

천사봉으로 테라피를 6회 정도 해드렸는데, 꼬리뼈 선골, 골반, 골반 위 근육뭉침이 심해 강하게 테라피했더니 확 틀어졌던 몸이 바르게 되어 나도 내 눈을 의심했다. 이모는 자기 몸이 틀어진 것도 모르고 사시다가 내가 사진을 찍어서 보여드리니 그때서야 알게 되었다고 한다. 지금까지 수고와 노고를 아끼지 않으시고 까막눈을 뜨게 만들어주신 원장님께 감사드립니다.

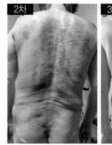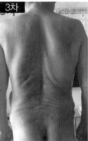

68) 혀와 발음이 한 번에 좋아졌어요
- 창원의 김은경 님

저는 나름 열심히 천사봉을 항상 소지하고 건강관리를 하고 지인들의 안타까운 모습을 보면 도와주기도 합니다. 하지만 가장 가까운 남편의 경우가 제일 안타까우면서도 도와주지 못하는 것 같아 항상 안타까웠어요. 그러던 중 순천 공개강좌에 남편을 설득해서 참여했습니다.

남편은 평소 소심하고 자기표현을 잘 하지 않아 몸이 안 좋은지는 알았지만 아파도 내색도 안 하고 권해도 테라피를 안 받아들여서 꼭 유미 원장님께 근육진단을 받고 싶었기 때문입니다. 역시나 남편의 상태는 안 좋았습니다. 자기가 손해 보고 말지 하는 성격이라 항상 참고 가정을 지키겠다는 책임감으로 많이도 힘들었나 봅니다. 원장님의 설명을 듣고 보니 골반에서 척추라인도 틀어지고 말라버렸고, 가슴과 복부 근육도 오그라질 대로 다 마르고 굳어져 살이 찔 수 없는 상태더군요.

그런데 신기한 일이 있었습니다. 목소리를 일부러 작게 낸다고 생각했던 남편의 혀가 뿌리가 붙은 설골뼈에 너무 당겨져 있다는 거예요! 혀는 타고나는 거라 변할 거라고는 생각하지 못했었는데, 목을 테라피하니 거짓말처럼 즉각 그 자리에서 혀가 길어지는 기적을 보게 되었습니다. 원장님은 남편에게 애국가를 불러보라고 하셨어요. 기존의 혀 짧은 소리가 놀랍게 변화된 걸 확인할 수 있었습니다.

항상 빼빼 마르고 창백하고 표정도 굳어있었는데, 그것이 모두 근육 긴장 때문이라니! 가슴과 목의 근육을 천사봉으로 이완시켜 주니 혈색도 돌아오고 인상도 부드럽고 목소리도 편안해지면서 다른 사람처럼 변한 겁니다. 혀만 변한 게 아니라 원래 심하게 돌출되고 휘었던 요추도 많이 완화되어 잘 생활하고 있습니다.

저의 기대와 다르게 그런 기적을 보고도 남편 스스로 천사봉을 들지는 않지만, 그래도 직접 체험한 경험이 있기에 언제라도 정말 필요할 때는 저에게 손을 내밀 거라고 믿고 있습니다. 남편은 여전히 확실히 길어진 혀로 표현은 잘 안하지만 예전보다는 여러모로 호전된 상태로 지내고 있으니 감사할 따름입니다.

누군가는 빨리 만나고 다른 누군가는 좀 늦게 만나게 되더라도 반드시 만나야 하는 소중한 인연! 천사봉 유

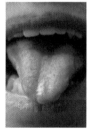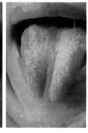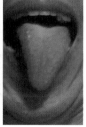

미테라피와의 인연이라고 저는 확신합니다. 모두 모두 건강하세요. 감사합니다.

69) 시차적응에 도움
- 미국교민 Grace Woo 님

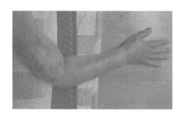

제가 23년 봄에 미국에서 귀국하자마자 동생에게 머리 전체와 몸 여러 곳을 천사봉으로 테라피 받았습니다. 동생이 얼마나 독하게 문지르는지 통증은 말로 표현할 수 없이 심했지만, 평소 같으면 시차 적응에 2~3주는 지나야 하는데, 시차로 인한 고통이 하나도 없어 신기할 정도입니다.

천사봉의 진가가 어디까지인지 궁금하고 열심히 사용해서 건강한 제2의 삶을 누리겠습니다.

70) 저질체력이 호전되고 목이 좋아졌어요
- 서울 화곡동의 지우 님

저는 2019년도 일찍 천사봉과 인연이 되었습니다. 남들은 다 편안하게 잘 생활하는 것 같은데 왜 나만 이렇게 여기저기 아플까 하면서 참 힘들었던 시기였습니다.

그 후 천사봉으로 에너지도 많이 생기고 돌보는 냥이들 관리에도 큰 도움을 받고 있습니다. 몸에 활력이 생기고 전체적으로 좋아졌지만, 큰 질병이 있는 건 아니라 잘 몰랐는데, 눈에 띄는 변화가 있네요.

갑상선 때문에 목이 항상 추워서 한여름에도 목에 손수건을 감고 살았습니다. 저는 목에 뭐가 닿는 게 싫어서 목걸이도 안 하고 목폴라도 못 입습니다. 수건을 감고 자면 불편해서 밤새 목수건을 손으로 잡고 잤습니다. 목에 수건을 안 하면 마른기침이 나고 목소리가 쉰 소리로 변해서 어쩔 수 없었는데 요즘 같은 날씨에 집에서 목수건을 안 하게 됐네요.

22년에는 발가락을 다치더니 23년에는 돌봐주던 고양이에게 손가락을 물렸어요. 염증으로 인해 손가락 수술한 부위 관리에 큰 도움이 되어 빨리 호전되었어요. 살다 보면 예기치 않는 사고들이 멈추지 않지만, 근막을 관리해서 회복에 근본적 도움이 되는 천사봉이 있어서 안심이 됩니다. 이제 천사봉은 저의 일상이 되었습니다. 감사합니다.

71) 감기몸살약 없이,
주사 없이 유미테라피 천사의날개로 다스렸어요
- 전주의 김명희 님

아침부터 컨디션이 조금 안 좋았었는데, 토요일에 산행을 했다. 산행 중 등이 너무 아프고 콧물이 줄줄 흘러내려 오랜만에 산행해서 그런가? 무리를 해서 이럴까? 생각하고 집에 돌아와 콧물과 몸살을 감당하기 힘들었고 목소리가 가버려 일요일 약속을 취소하고 앓아누웠다.

이유미 원장님께서 남편에게 테라피를 받으라고 말씀해 주시면서 "아플 때는 귀찮아도 건강한 사람 기를 받는 것도 중요하고 테라피를 조금만 받아도 확실히 좋아지니 남편보고 살살, 정말 살살 척추라인과 횡격막을 밀어달라 하고 목과 승모근을 테라피하면 좋아질 거니 빨리 해보라" 하셔서 남편이 그 부위를 살살하다가 좀 더 강도를 높이면서 상체 전체를 테라피해 주었다.

테라피를 받지 않은 딸은 감기로 지금까지도 고생하는데, 테라피를 받은 저는 일요일 새벽부터 콧물도 흐르지 않고 몸이 정상으로 돌아왔다. 다 나은 걸까? 하면서 편하게 보내는데 지금까지도 괜찮은 걸 보면 천사봉 테라피 효과를 똑똑히 본 게 확실한 데 반해 딸은 병원 다니면서 주사 맞고 약 먹으며 치료를 해도 지금까지 감기로 고생하고 있다.

이게 뭐지? 진짜 천사의 손길이 이렇게 효과가 있다니 원장님께 감사드립니다. 천사봉을 사용해 보신 분들은 그 효과를 아시기에 만능이라 여기는 거겠죠.

72) 이명이 사라졌어요
- 김해의 김부선 님

중풍이 오고 아직 중풍으로 인한 후유증이 남아있는 상태에서 도움이 될 것 같아 소개받고 천사봉을 구입했습니다. 제대로 할지는 모르지만, 결혼한 딸과 일주일에 한 번 정도는 만나서 서로 해줍니다.

귀 근처에 대상포진처럼 빨간 반점들이 나와서 4개월 정도 사라지지 않았는데 빨간 점이 검은색 점과 달리 모세혈관의 출혈로 인한 거라 나쁘다는 걸 알고 열심히 천사봉으로 목과 귀 주변을 테라피를 하고 깨끗해졌습니다.

윙 하는 소리가 귀에서 나서 불편하고 염려도 많이 했는데 꾸준히 테라피하고는 이명이 완전히 사라졌어요. 딸과 아들도 천사봉으로 건강관리를 하니 안심이 됩니다. 천사봉 유미테라피는 이제 나와 우리 가족의 주치의입니다. 감사드려요.

73) 복 있는 사람이 천사봉을 만나는 것 같아요
- 이선주 님

- 비문증이 호전되다

안과 2년마다 정기검진하고 있어요. 담당 의사샘 왈 "저도 비문증은 20년째 평생 함께합니다" 하시며 허허 웃으셨어요. 제가 원래 눈이 안 좋긴 했지만 밴드 초대되고 나서 어떤 분의 시력과 비문증 관련 댓글이 있어서 다른 곳은 잘 못해도 눈은 짧게라도 자주 해줬더니 두 개 중 하나가 사라지고 나머지 하나도 일부러 보려고 눈동자를 이리저리 움직여야 희미하게 싹 ~지나가는 게 보여요. 이것도 곧 사라질 것 같아요.

- 2024년 2월

역시! 한쪽 눈 비문증은 완전히 사라졌고, 다른 한쪽은 하나만 보이다 밀다 해요.

– 기미호전

기미도 두꺼워지더니 하나씩 딱지처럼 되어 빠지고 있어서 놀라는 중입니다. 아는 동생이 몸이 안 좋아 천사봉 추천하니 메나테크가 더 좋다고 들으려고도 안 하네요. 복 있는 사람들만 천사봉을 만나는 듯합니다.

74) 건강으로 운을 벌었어요!
– 거창의 이시은 님

2020년 6월 1일 유미테라피 밴드에 가입했다. 그때는 정말 가난해서 천사봉 구입조차 할 수 없었다. 1년여 동안 밴드를 지켜보았고 드디어 천사봉을 구입했다.

나는 그즈음 두뇌 문제의 심각성을 깨닫고 있었다. 치매 비슷한 기억상실이라고 해야 할까. 까맣게 잊어버리거나 뻔한 게 떠오르지 않거나 학습저장 효과는 기대할 수도 없었다. 마치 수분을 빨아들일 줄 모르는 섬유원단이 물에 젖지 않는 것처럼 정보도 지식도 뇌를 겉돌았다. 뇌가 말라버렸다는 느낌을 지울 수 없었다. 그래서 두뇌기능을 되살려 보려는 절박한 마음으로 머리를 제대로 테라피하려고 2021년 8월 14일 내가 삭발을 감행했다.

1주일에 2~3일은 온천에 가서 가장 구석진 자리를 잡고 흉골과 쇄골을 먼저 풀고 목과 두피를 긁었다. 테라피로 사가 벌겋게 나오면 사람들이 보면서 놀라곤 했지만 절실한 나는 아랑곳하지 않았다.

오른쪽 뒤통수, 경추 2번 부위에 몹시 아프고 걸리는 것이 있었는데, 천사봉을 갖다 대기만 해도 너무 아파 몸서리쳐졌다. 내 몸을 스스로 테라피하는 것이니 남들을 테라피하듯 인정사정 봐주지 않고 강하게 하기가 쉬운 일이 아니었다. 그러나 아플수록 그 부위에 문제가 있는 것이니 하루는 작심하고 걸리는 그 부분을 세게 마구 긁었다! 너무너무 아파서 정말 엉엉 울면서 풀었는데 뭔가 툭 터졌다. 꽈리 같은 게 매달려 있고 피도 났다. 꽈리 부위는 손도 댈 수 없게 아팠다. 아파서 떼어낼 수도 없고 그냥 매달고 살았다. 아파서 잠잘 때도 머리를 똑바로 눕지 못했다. 머리 감을 때도 꽈리를 살살 피하느라 조심했다. 그런데 꽈리의 크기가 차차 줄어들고 있었다. 말라가고 있었다. 아픔도 덜해졌다.

언제 떨어졌는지는 정확히 모른다. 어느 날 의식하고 보니 꽈리는 떨어지고 없었다. 그 자리는 그 후로도 한동안 아팠지만, 꾸준한 테라피로 점점 더 호전되었다.

그때의 두피는 마치 돌덩어리이거나 시멘트 바닥처럼 딱딱하고 단단했다. 돌대가리라는 말이 혹 혈액순환이 잘되지 않는 이런 상태를 두고 하는 말은 아닐까. 뇌의 근막이 굳어서 소통되지 않는 상태를 두고 하는 말은 아닐까. 그때의 일기 한 토막을 옮긴다.

"나도 모르게 침이 한쪽 입가로 흘러내린다든지, 밥을 먹으면서 (음식을) 흘린다든지, 침대에서 내려서는데 한쪽 다리 기운이 소실되어 기우뚱한다든지…."

　내가 왜 삭발을 했겠는가. 내 몸의 심각성을 정확히 알고 있었고, 또한 천사봉 테라피로 호전될 수 있다는 확신이 있었기 때문이다.

　밴드에 가입하고도 천사봉을 구입하지 못하는 1년이라는 시간 동안 밴드를 지켜보며 많은 회원의 사례를 보았고, 공부했고 확신이 있었다. 건강에 있어 균형의 문제가 중요함을 깨달았고 그 균형을 바로잡아 줄 치유가 간절할 때 유미테라피 천사봉과 인연이 되었다. 나를 살린 귀한 인연, 고마운 인연에 늘 감사드린다.

　아침마다 천사날개를 들고 화장실에 간다. 머리는 물론이고 몸의 곳곳을 문질문질한다. 옷 위로 직접 문질문질한다. 실천하기 좋은 습관이다. 그러다 가끔은 오일을 바르고 정식으로 테라피한다.

　몸과 삶은 서로 닮는다. 그동안 건강해지고 그동안 삶은 윤택해졌다. 건강으로 몸의 에너지가 변하면 삶의 에너지도 변한다. 나는 건강

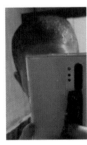 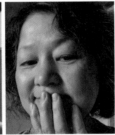

으로 운을 벌 수 있다고 믿는 사람이다. 실제 내 삶이 그것을 증명한다. 천사봉과 함께하는 삶은 더욱 건강하고 윤택해질 것임을 믿고 있다.

75) 교통사고 후유증에 큰 도움을 받았습니다
- 제주의 김○○ 님

안녕하세요. 천사봉 쓴 지 석 달이 다가오네요. 임 선생님의 소개로 구입해 한 달 옴팡지게 밀어 효과가 있다는 것을 체험하고 유럽 여행 길에 두 개를 들고 다니며 감기 기운 있을 때나 치통이 있을 때면 밀어 줍니다.

신기하게 효과가 있습니다. 유럽에 오기 전 한 달 동안 긴장성 편두 통이나 오래전 교통사고로 다리가 부러지면서 어혈이 뭉쳐 동상 걸린 것처럼 뼈가 녹아내리는 것 같은 증상이 괴로웠습니다. 피부는 차가웠 죠. 그런 증상들이 거의 없어지고 있습니다.

눈물 날 정도의 아픔을 참고 사가 올라오고 나면 통증이 가십니다. 고질병이던 얼굴이 꽉 조이는 증상도 턱에 뭉쳐 있는 덩어리를 풀어주 니 증상이 훨씬 덜합니다.

여행 중 치통이 생겨 너무 아파 이를 문지르니 많이 좋아졌어요. 정 말 신기합니다. 아직 군데군데 완전히 없어지진 않았지만 혼자 있을 때 열심히 하면 고질병에 시달리기 전으로 돌아갈 것도 같습니다.

– 2023년 7월 24일

2002년 교통사고 후유증으로 오래 고생했는데, 다리 아래쪽 통증이 없어졌어요. 자유로에서 눈길에 사고가 나서 다리 하나는 부러지고 반 대쪽은 금이 가 수술하고 3개월 깁스했었어요. 그 후 허리 아래로 동 상 걸린 것처럼 차갑고 뼈에 힘이 없었어요. 발이 너무 아파 구두는 물 론 쪼리 샌들도 못 신고 운동화도 약간만 불편해도 신지 못했어요.

1년 전 천사봉 구입 후 참 열심히 테라피한 결과 통증이 80% 정도 없어졌고, 얼마 전 발가락까지 테라피하고 나서는 쪼리 신고 종일 다

넀는데 정말 통증 없이 편안했어요. 정말 감사합니다. 다른 부분 호전
사례도 더 있지만 통증 없이 쪼리 신고 걸어 신기해서 올립니다~. ^^

76) 셀프건강법으로 여러 증세가 호전되었어요

(식은땀, 야뇨, 다리쥐남, 통증, 혹, 결절, 설사, 불면)

- 충주의 72년생 박석호 님

젊었을 때 밤낮을 바꿔가면서 무리하게 일을 하느라 일찍부터 온몸
이 만신창이가 되었습니다. 그 와중에 벌어놓은 돈도 주식과 사기로
다 잃고 나니 극심한 스트레스로 몸은 더욱더 망가져 갔습니다.

그러던 중에 우연찮게 천사봉 유미테라피를 알게 되어 처음으로 제
몸을 스스로 치료하게 되었습니다. 유미테라피를 만나기 전 제 증상은
아래와 같습니다.

① 밥만 먹어도 식은땀이 남

② 밤중에 소변보기 위해 자주 잠에서 깨어남

③ 거의 매일 새벽에 다리에 쥐가 나서 다리를 붙잡고 일어남

④ 일주일에 한 번씩 한의원에서 다리와 허리에 침을 맞음

⑤ 툭하면 목에 혹 같은 게 생겨서 병원 치료를 받음

⑥ 손과 손목에 결절종이 생기는 일이 잦음

⑦ 10년 이상 배변할 때마다 항상 설사를 함

⑧ 숙면을 잘 취하지 못함

천사봉으로 셀프건강법을 시행한 후 변화입니다.

① 단 한 번도 허리랑 다리가 아파서 병원에 간 적이 없습니다. 허리와 무릎 통증이 완전히 사라진 건 아니지만, 병원 치료를 받을 정도는 아닙니다.

② 밤중에 소변 때문에 일어나거나 다리에 쥐가 나서 일어난 적이 없습니다.

③ 목이 부어서 병원 간 일이 없습니다. 요즈음 제가 좀 게을러서 천사봉을 많이 못 해서 목이 좀 부어있는 상태지만 예전처럼 심하지는 않습니다.

④ 손목에 결절종이 자연스럽게 사라졌습니다.

⑤ 배변할 때 설사가 거의 안 나옵니다.

⑥ 식은땀이 나던 증상이 사라졌습니다.

⑦ 숙면을 취하게 되었습니다.

"최고의 의사는 우리 몸이다!"라는 유미테라피의 치료방법에 대한 접근방식이 저는 너무나 좋았고 가슴에 와닿았습니다. 이유미 원장님의 생명살림의 선한 마음이 세상을 사랑으로 밝히는 빛이 되기를 진심으로 기도하고 소망해 봅니다.

– 아프고 힘든 분들에게 수호천사가 되어주고 싶어요

어제는 새로운 두 분이 저희 집에 오셨습니다. 건설 일하면서 알게 된 분인데 몸이 안 좋다고 해서 천사봉 테라피를 해드렸습니다. 오늘 아침에 한 분이 몸이 개운해지고 잠도 잘 자고 몸이 너무 좋아진 것 같다고 감사하다고 전화가 왔습니다. 한 분도 어제 테라피하고 나니 몸이 한결 가벼워진 것 같다고 했습니다.

오늘은 영등포역 쪽방촌에 처음으로 복음전도 및 봉사하러 갔는데 몸이 아픈 분들이 너무 많았습니다. 이분들이 과연 천사봉을 설명드리면 받아들일까요? 천사봉이 과연 대한민국 가장 낮은 곳에서 생명살림의 수호천사가 될 수 있을까요?

될지 안 될지 또 제가 또 영등포 쪽방촌을 매주 방문을 할지 안 할지는 잘은 모르겠지만 주님이 인도하는 대로 가보려 합니다.

77) 담관협착으로 온 황달도 직접 다스릴 수 있어 좋아요
- 경남의 63년생 오〇〇 님

저는 어릴 때 담낭과 담도의 많은 부위 절개 수술로 자라지도 못한 장기손상이 가져온 후유증이 너무 커서 평생을 몹시 힘든 생활을 하였습니다! 어릴 때 병원에 가면 너무 많은 부위를 절개해서 호전시킬 도리가 없다고 해서, 나름 살기 위해 여러 자연요법과 민간요법 등 다양한 건강법들을 정말 많이 해보았습니다.

2023년 11월 2일에 지인의 소개로 천사봉을 만났을 당시, 담관 협착으로 황달이 와서 겨드랑이 와 다리에 두드러기가 올라와서 유미 원장님께 조언을 구하니 천사봉으로 열심히 문지르라고 하여 다른 대책이 없기에 수시로 문지르고 누워서도 하고, 잠이 안 오면 원장님의 유튜브를 켜두고 정말 열심히 문질렀습니다!

그러니까 겨드랑이에 알러지가 사라지면서 시꺼멓게 변하는 것 같아서 여쭤보니 염려 말라면서 곧 사라질 거라고 대수롭지 않게 말씀하셔서 전 사실 많이 당황했습니다. 왜냐하면 평소 같으면 알러지가 올라오면 시커멓게 변한 상태로 3개월에서 6개월까지도 사라지지 않는 적도 있었거든요. 그런데 신기하게도 천사봉으로 문질러 검게 변하는 듯하더니 불과 2~3주 만에 깨끗하게 사라진 겁니다.

원장님께서 약산소금물도 보내주셔서 처음엔 염분이 많은데 너무 마셔서 그런가 싶게 속이 매슥거리다가 꾸준히 먹었더니 속도 편안하고 가벼운 느낌이 들었습니다. 익숙해지고 나서는 단식 후 미네랄 부족 때문이었는지 꿀꺽꿀꺽 잘 마시고 편안했습니다.

요즘은 아침을 원장님의 유미테라피 유튜브로 시작합니다. 얼굴과 몸의 세포를 깨우는 자석건강법을 보면서 따라 하니 아파서 움츠렸던 나의 세포들이 깨어나 기분 좋은 아침을 맞이합니다. 만나는 사람들에게 저의 천사봉 체험담을 자랑하며, 일명 저질체력이지만 기력 나는 대로 지인의 손이나 팔을 천사봉으로 문지르게 됩니다. 좋은 것은 나눠야 하니까요.

나에게 천사봉과 유미테라피를 소개해 주고 사랑과 배려, 전화까지 해주며 관심과 사랑을 주신 고마운 분들, 댓글로 응원해 주신 유미테라피 회원들과 바쁘신 데도 연락할 때마다 따뜻하게 대해주시고 꼼꼼하게 지도해 주신 원장님께 정말정말 감사합니다. 열심히 테라피해서 나도 살리고 이웃도 함께 건강한 세상을 만드는 데 노력하겠습니다.

78) 52년생 우리 아빠, 셀프건강법으로 건강해지고 계십니다

(고혈압, 심장병, 다양한 노화현상에 도움)

- 용인의 윤희숙 님

저희 부부가 천사봉을 만나고 부모님께 선물해 드렸습니다. 자주는 못가도 가끔 부모님 댁에 가서 테라피해 드렸어요. 특히 아버지는 고혈압에 심장 스텐트 시술하셨고, 하지정맥에 무지외반증과 허리협착 상태로 염려하시던 차에 최근에 아주 열심히 테라피하시겠다는 의지로 천사오일까지 30병이나 주문하라고 하시더니 꾸준히 테라피하셔서 뒷목 주름이 펴지면서 상당한 변화가 보입니다.

쳐진 눈꺼풀이 올라가고 눈이 커지고 깊은 눈주름이 옅어지면서 젊어지고 미남이 되어가세요. 흰머리가 대부분이었는데 검은 머리카락도 난다고 자랑하시더라고요. 뭔가 변화가 보이니 이제 스스로 알아서 열심히 하시니 참 고맙네요.

천사봉 처음 하실 때는 시간이 없다면서 별로 열심히 안 하셨거든요. 항상 고혈압에 심장이 안 좋아 걱정했는데, 23년 10월 17일 건강검진에서 노화현상이 좀 보이는 것 말고는 양호하다고 하여 다행입니다. 아버지 젊으셨을 때 헬스 등 과하게 운동하시고 오랫동안 저염식 하신 게 특히 건강에 독이 된 것 같아요. 항상 곁에서 챙겨드리지 못하는데 그나마 천사봉으로 부모님끼리 테라피하시니 저도 참 안심이 됩니다.

79) 엄마♡ 건강하세요
- 거창의 신소원 님

나는 태어나면서부터 아팠던 몸이라 똑바로 걸어 다니기만 해도 건강할 거라는 막연한 생각 같은 게 있다. 그래서인지, 우리 엄마는 늘 나보다 건강할 거라 생각했다. 그동안 종종 아프다고 했던 다리, 팔, 눈, 목 때문에 어쩌다 병원에 동행하는 일, 그리고 온열찜질기, 각종 안마기를 안겨드릴 뿐 엄마를 제대로 살펴본 적은 없는 거 같다.

천사봉을 만나고서야 엄마 몸을 봤다. 아무것도 모르는 내가 봐도 여기저기 심하게 틀어진 게 보였다. 어릴 때부터 아팠던 나. 넉넉하지 못한 살림에 늘 일을 해야 했던 울 엄마. 그 삶의 무게가 몸에 고스란히 쌓여있는 거 같아 너무 슬펐다.

처음엔 테라피가 아프다며 올라온 사를 보며 기겁하고 안 한다고 하시더니, 이제 여기저기 아픈 곳을 내게 내보인다. 오늘은 안마베드에까지 누워주셨다. 하고 나니 좋다고, 다리도 팔도 덜 아프고, 어깨도 가볍다며 좋아하신다. 나에게 고맙다고, 사랑한다고 하신다. 아픈 나 땜에 몸 고생 마음고생 많은 우리 엄마. 이제라도 내가 해드릴 게 있어서 너무 감사하다.

천사봉을 알게 되고, 내가 좋아지고, 가족이 좋아지니 정말 눈물 나게 감사해요. 늘 걱정거리였던 막내딸이 이제 엄마의 든든한 버팀목이 되어갑니다. ^^ 집으로 돌아가는 엄마 뒷모습에 대고 "엄마! 내가 다~ 낫게 해줄게!" 큰소리 떵떵 쳤어요. 감사합니다, 대표님.♡

80) 췌장암 엄마로 알게 된 천사봉,
이제 나와 가족들을 모두 지켜줍니다(요통, 혀)
- 사이클 의류 제조업 '로드블리스' 대표 김수현 님

이유미 원장님과의 인연은 어머님의 췌장암(신경내분비세포종양)으로 항암 중이라 지푸라기라도 잡고 싶은 심정으로 어머니를 모시고 찾아뵌 게 첫 시작이었습니다. 그즈음 제 몸에 이상이 왔고 덜컥 겁이 났고 상의를 드렸어요. 사진처럼 저 위치에 돌이 하나 든 것처럼 무거운 느낌….

어머니도 아픈데 나까지 문제가 생기면 어쩌나 하는 생각에 덜컥 겁이 나더라고요. 그래서 다시 혼자서 찾아뵀었는데 생명 부지의 나를 위해주시는 마음으로 하나부터 열까지 다 몸을 체크해 주시더라고요. ㅠㅠ

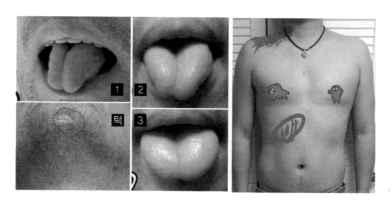

혀를 내밀라는데 내가 혀를 이상하게 내밀더라고요. 1번부터 3번이 순서가 제 혀의 변화입니다. 목 부위를 몇 번 천사봉으로 문지르는데 정말 눈물이 날 만큼 아팠는데 즉각 혀의 모양이 변화되는 겁니다. 너무 놀라운 변화에 깜짝 놀랐어요.

저는 원장님의 조언대로 횡격막 부분을 꾸준히 천사봉으로 테라피하고 있습니다. 2021년 1월 25일 간에 돌이 든 거 같은 느낌은 현재 많이 좋아졌고, 평소 많은 사이클 경기도 주관하고 사업도 하느라 무리도 하고 요통이 자주 왔는데 요통에도 정말 큰 도움을 받아서 열심히 주변 분들에게 전파하고 있어요. 처음엔 열심히 안 하던 와이프도 요즘은 잘 사용하고 있습니다. 정말 고마운 천사봉입니다.

4. 반려동물 관리사례

반려동물 인구 천만 시대. 핵가족을 넘어 비혼·비출산 시대로 1인 가구 천만 시대와 반려동물 인구 천만 시대가 동시에 왔다. 애완동물이란 펫(Pet)의 차원을 넘어 가족의 일원으로 울고 웃는 존재가 되었다. 인간보다 수명이 짧고 돌보는 사람에게 충성하는 반려동물에 대한 애정은 각별하다.

그러나 동물병원의 문턱은 너무 높고 사랑하는 반려동물의 질병회복과 건강관리에 천사봉은 타의 추종을 불허한다. 천사봉은 사랑하는 반려동물 병원비를 대폭 줄여줄 대안이 되어주고, 안전하게 건강관리를 해줄 수 있어 고마운 도구다.

반려동물의 천사봉 유미테라피 효과는 우리 인체와 비교할 수 없이 빠르고 강력하다. 동물은 인간보다 더욱더 자기장 변화에 민감한데, 체험을 통해 봐도 천사봉 유미테라피가 반려묘와 반려견 등에 매우 빠른 효과를 보인다.

1) 교통사고로 위험에 처했던 반려견 순이가 회복되다

– 대구 류외향 님

순이가 퇴원했다.

어제보다 훨씬 더 좋아져서 깜짝 놀랐다.

뇌출혈 소견이 있어 내복약으로 치료하기로 하고, 집에서 보살피는 게 낫겠다 싶어 퇴원 요청을 했다. 하루 만에 확 좋아진 건 아마도 어제 30분 동안 천사봉을 해준 덕분이 아닐까 한다. 역시 갓 천사봉~. ^^

교통사고로 죽는다던 반려견 순이가 가족들의 정성 어린 천사봉 테라피로 놀랍게 빨리 호전되었다. 고생했던 장염도 완치되어 퇴원했고, 교통사고로 어눌했던 행동도 거의 정상을 되찾았다. 의사들이 너무 회복이 빨라 놀라워하는데, 매일 천사봉 테라피한 덕분이다. 동물들이 자기장에 더 민감하게 반응해서 효과가 놀라운 듯하다.

2) 털 빠짐 회복되고 새 털이 나네요

– 이해윤 님

우리 강아지 전후 사진이에요. 테라피하면서 한 달 반 만에 털이 저렇게 자랐어요. 엉덩이랑 꼬리는 아예 털이 다 빠져서 나질 않았었는데, 털이 자라고 있어요.

강이지도 테라피하니 사가 엄청 나오더라고요. 그냥 움직임만 좋아져도 좋겠다 했었는데, 걷는 것도 겨우 걷던 아이가 가끔 폴짝거리며

뛰기도 해요.

천사봉 완전 마술봉이에요. 피부변색도 훨씬 좋아졌는데, 등쪽 변색된 부분은 피부가 한 꺼풀 벗겨지고 있어요. 동그라미 친 부분이 사가 올라온 부분이에요. 꼬리에서는 진물이 막 나왔었는데 그때 사진 못 찍었어요.

건강이 나빠지면서 살색이 다 변색되고, 털은 다 빠지고 특히 등의 털이 다 빠지더라고요. 포메 종한테 많이 나타나는 질병이라고 하더라고요. 털빠짐에 대해 약처방 해도 거의 불치병이라는데, 천사봉 앞에 불치병은 없습니다. 진짜 털 올라오는 거 보고 얼마나 신기했는지 몰라요.

코골이도 엄청 심하고 잘 때 숨도 너무 가쁘게 쉬었었는데, 척추랑 갈비뼈 부분 테라피해 주니 코골이도 좀 줄고 숨도 훨씬 편하게 쉬더라고요.

말도 못하고 그동안 얼마나 힘들었을까요. 사람은 아프다고 말이라고 하는데, 예민해서 건들면 막 으르렁거렸었는데 몸이 편해져서 그런지 성격도 좋아졌어요.

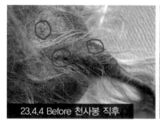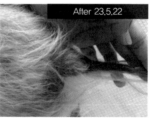

3) 입양한 반려견 '크림이' 기침 테라피
- 유수영 님

아이들 성화에 큰맘 먹고 유기견 센터에서 강아지를 입양했어요. 마음 같아서는 건강하고 튼튼하게 생긴 아이를 데려오고 싶었는데 막내가 이 아이를 꼭 원하는 바람에 좀 약하게 생겼지만 입양하게 되었어요.

저의 예감은 역시나였어요. 눈물이랑 눈곱도 많고 갈수록 이상한 기침을 하는 거예요. 병원 갔더니 감기 같다고 하는데 약도 안 듣고 갈수록 이상한 소리로 기침이 점점 심해지는데, 숨이 찬 건가 싶기도 하고 염려가 되었어요.

다행히 열나거나 콧물 가래가 나오는 건 아니고 밥도 잘 먹고 변도 잘 누웠어요. 네이버 검색해 보니 소형견은 타고나기를 기관지가 약하다고 먹이면 좋다는 꿀도 먹이고 도라지무청도 먹이고 황태도 먹이고 했는데도 이상한 기침은 멈추지 않고 오히려 심해지기에 목을 살펴보니 크게 부어있더라고요. 부은 목 쪽에는 털이 없었어요. 만지면 아파하지는 않고 가려운지 기침을 했어요.

유미테라피 밴드를 보니 반려동물들 테라피 후기들이 올라오는 거예요. 그래서 저도 해봤어요. 처음에는 목이 부어있어 천사봉으로 살살 해주다가 안 아파하고 좋아하는 거 같아서 천사의날개로 힘 있게 부은 목과 가슴 주변을 테라피해 주었어요. 날개로 팍팍 해준 다음 날 보니 부은 곳이 확 줄어들어 신기했고 그 부은 부분이 줄어들면서 이상한 기침이 확연하게 줄어들었어요. 진짜 신기했어요.

한동안은 일주일에 한 번씩 전체를 빗겨주듯 테라피해 주고 목, 가슴 부위와 눈 주변을 좀 팍팍 문질러주었어요. 이제는 기침도 안 하고 눈물도 안 흘리고 원래 털이 없는 줄 알았던 목에 지금은 털이 가득해요.

지금 생각해 보니 집단생활하면서 좀 큰 개한테 밥 먹을 때 목 같은 데를 살짝이라도 물려 목에 근육긴장이 있었던 거 아닌가 싶더라고요. 요즘은 천사의날개 덕분에 건강해져 테라피를 안 해주는데, 어제 사무실에 천사봉 가져가 제 머리를 문지르는데 앞에 와서 뚫어지게 쳐다보더라고요.

"왜~ 너도 문질러줘?" 그랬더니 앞에 앉더라고요. 오랜만에 한 번 문질러줬더니 좋은지 바닥에 드러누워 눈을 지그시 감더라고요. 사람

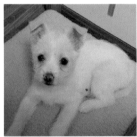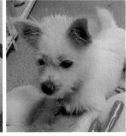

도 반려견도 모두 천사봉 유미테라피가 여러모로 도움이 됩니다.

4) 마비증세가 사라졌어요
- 남원의 누룩 전문가 정철기 님

강아지가 새끼 때 한쪽 발이 장애가 생겨, 성장 발육이 안 된 상태에서 가끔 사람으로 보면 쥐가 나듯이 발목부터 목까지 간혹 마비가 되어 고통이 심한 듯 보여 천사봉으로 다리와 목으로 한 달을 무작위로 비벼줬더니 어느 사이 마비가 오지 않게 되어 효과를 보았어요.

5) 반려견 뇌수막염 회복
– 정읍의 함형애 님

반려견 똘이가 천사봉으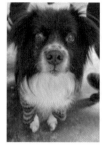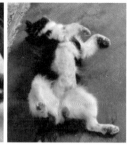
로 가장 큰 수혜를 입었어
요. 뇌수막염으로 수시로 머
리를 흔들고 토하던 고통에
서 벗어났어요. 테라피를 안
해주면 간절한 눈빛을 보내
요. 천사봉 해달라고요. 이젠 테라피 강도도 제법 높여서 해주는데 테
라피 받고 나면 곯아떨어지네요.

6) 토하고 비실대다가 살아났어요
– 김효주 님

1년 남짓 된 집냥이가 사나흘 전부터 소리가 허스키해지고 어제는
거의 종일 비실비실 잠만 자고 힘도 없고, 소리는 더 약해지고, 사료
몇 알 먹다 보면 우웩 하고 연거푸 뱉어놓는 거예요.

목 근육이 성대를 조이고 있겠구나 싶어 며칠 전 뒷목과 목덜미, 등
과 배를 천사봉으로 나름 밀어주었는데 별로 효과가 없었어요. 어젯밤
사료까지 못 삼킬 정도로 심각한 상황이어서 목덜미와 가슴을 문질렀
고, 천사봉으로 가슴팍을 내리미는데 두툼한 털가죽 아래로 엉김이 느

껴져서 넷 번을 팍팍 문질러줬어요. 다행히 잠자기 직전에 못 삼키고 토해내는 것 없이 사료를 제법 먹고 잠들었어요. 새벽에도 사료를 제법 잘 먹더군요.

오늘 아침 가슴의 엉김을 아플 정도로 몇 차례 문질러 줬어요. 흰털이 회색으로 바뀌네요. 그 후 밖에 내놓았는데 다행히 잘 뛰어다녀서 안심했어요. 소리도 제법 좋아졌고요.

7) 고양이 치은염 회복사례
- 송지우 님

작년 여름 제가 돌보는 냥이들이 여기저기 아팠어요. 그중에서도 막내는 아직 너무 아가라서 이빨이 안 좋을 거라는 생각을 못했다가 우연히 입을 열어봤는데 이빨 사이 염증이 있었어요. 구내염인 줄 알고 깜짝 놀라서 병원을 데리고 갔습니다.

의사 선생님이 치은염이라고 딱히 치료법이 없고, 구내염으로 발전할 확률이 아주 높으니 이빨을 잘 닦아주라고 하십니다. 집에 돌아와서 다른 고양이들 치은염 치료과정을 검색해 봤더니 치은염은 잘 낫지 않고 항생제 처방과 이를 닦아주는 것이 전부이고, 그러다가 전발치(이빨을 전부 뽑는 것)를 하네요. 고양이는 구내염, 치주염, 치은염 모두 치료과정이 전발치뿐!

고양이 입을 천사봉해 주는 것은 너무 힘들 거 같아서 그동안 입안을 안 들여봤던 까닭이기도 합니다. 고양이는 이빨이 너무 작고, 강아지들처럼 주인을 따르지 않아서 입 주변 마사지는 너무 힘들거든요. 아무튼 선택의 여지가 없었습니다.

치은염 발견 당시 사진입니다. 의사 선생님 소견은 아이가 사료를 못 씹을 만큼 아팠을 거라고 합니다. 막내는 그동안 사료를 갈아서 강급을 계속해 왔기 때문에 사료 씹을 일이 별로 없었고, 복막염이 낫고 나서 사료를 씹을 때 조금 이상해서 입을 열어봤었어요.

천사봉으로 입 밖 이빨 있는 부위를 강하게 마사지해 줬습니다. 2월 5일에는 이빨 사이 염증은 사라졌고 2월 11일엔 모든 염증이 사라졌습니다. 그런데 며칠 후 또 감기에 걸려 들여다보니 또 염증이 한 군데 생겼는데, 천사봉 마사지를 이틀 해줬더니 다시 염증이 사라졌습니다. 우리 막내 냥이는 한 달도 안 돼서 이렇게 좋아졌어요.

이렇게 염증 잘 생기는 고양이들은 평생 염증을 여기저기 안고 살아가야 하나 봅니다. 하지만 천사봉은 염증에 탁월하니 얼마나 다행인지 모릅니다. 그리고 복막염 후유증으로 막내는 높은 곳을 한동안 못 올라갔었는데 천사봉으로 엉덩이, 골반, 허벅지를 만져보니 아파해서 강하게 마사지 해줬더니 그것도 개선되었어요. 신통방통 천사봉입니다.

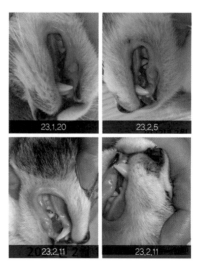

기적의 천사봉

초판 1쇄 인쇄 2024년 5월 4일
초판 1쇄 발행 2024년 5월 10일
지은이 이유미 · 김태훈 · 임희정 공저

펴낸이 김양수
편집디자인 안은숙
교정 연유나

펴낸곳 도서출판 맑은샘
출판등록 제2012-000035
주소 경기도 고양시 일산서구 중앙로 1456(주엽동) 서현프라자 604호
전화 031) 906-5006
팩스 031) 906-5079
홈페이지 www.booksam.kr
블로그 http://blog.naver.com/okbook1234
이메일 okbook1234@naver.com

ISBN 979-11-5778-644-2 (03510)